像院长一样思考™ 左华 著

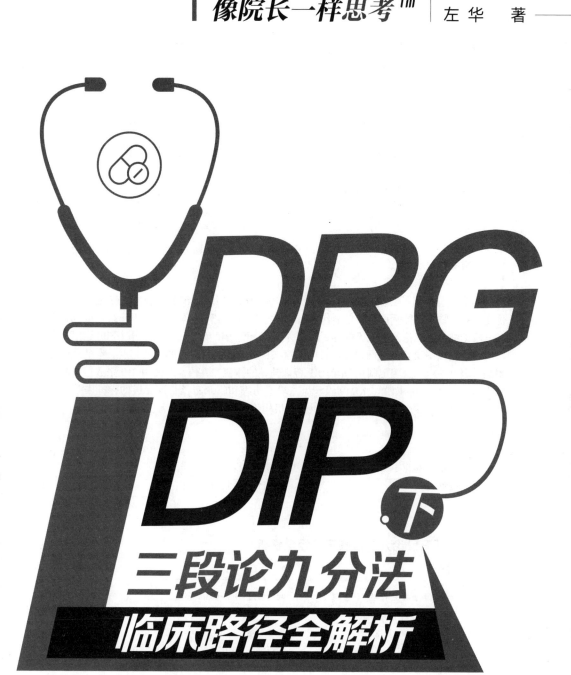

DRG
DIP 下
三段论九分法
临床路径全解析

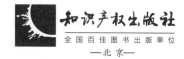

知识产权出版社

全国百佳图书出版单位

—北京—

图书在版编目（CIP）数据

DRG/DIP 下三段论九分法临床路径全解析 / 左华著 . —北京：知识产权出版社，
2023.7（2024.4 重印）
ISBN 978-7-5130-8790-2

Ⅰ.① D…　Ⅱ.①左…　Ⅲ.①医院—运营管理—研究—中国　Ⅳ.① R197.32

中国国家版本馆 CIP 数据核字 (2023) 第 105352 号

内容提要

本书系统介绍了 DRG/DIP 下局端测算体系、DRG 病组开包 DIP 病种临床路径建立与优化、病种临床路径听证会表单制作、临床科室精细化运营管理、DRG 下病组开包 DIP 病种三段论细分的理论及实践等内容，DRG 下病组开包 DIP 病种三段论九分法划分原则、为解决临床路径中变异问题而独特设计的诊疗项目系数化，是本书的两大亮点。本书是作者团队对超过 500 家医院定制化 DRG/DIP 咨询辅导的体会和感悟，共使用 219 张数据表格，给出 BR23、HC35、ET25、KD19 等病组三段论明细和临床路径听证会后的标准表单，讲解深入浅出，指导性和应用性强，可供医疗机构管理者和各科室参考。

责任编辑：刘亚军　　　　　　　　　**责任校对：**谷　洋
封面设计：高　宁　　　　　　　　　**责任印制：**孙婷婷

DRG/DIP 下三段论九分法临床路径全解析
左　华　著

出版发行： 知识产权出版社有限责任公司		**网　　址：** http://www.ipph.cn	
社　　址： 北京市海淀区气象路 50 号院		**邮　　编：** 100081	
责编电话： 010 – 82000860 转 8342		**责编邮箱：** 731942852@qq.com	
发行电话： 010 – 82000860 转 8101/8102		**发行传真：** 010 – 82000893/82005070/82000270	
印　　刷： 三河市国英印务有限公司		**经　　销：** 新华书店、各大网上书店及相关专业书店	
开　　本： 710mm × 1000mm　1/16		**印　　张：** 21	
版　　次： 2023 年 7 月第 1 版		**印　　次：** 2024 年 4 月第 2 次印刷	
字　　数： 350 千字		**定　　价：** 128.00 元	

ISBN 978-7-5130-8790-2

左华
DRG研究与实践联盟理事长

已经为500家以上的医院提供DRG/DIP定制化咨询辅导，参与多地医保局DRG/DIP局端系统平台的搭建，精通DRG/DIP局端实施和院端应用。社会兼职：江苏省张家港市医疗保障局特聘顾问，江西省九江市医院管理研究所特聘教授，陕西省咸阳市第一人民医院、河南省开封市中心医院绩效管理特聘教授，重庆大学附属江津医院、山东省东明县人民医院、山东省鄄城县人民医院、山东省聊城市东昌府人民医院、河南省光山县人民医院、河南省郑州仁济医院、江苏省昆山市中西医结合医院发展战略顾问，山东省曹县人民医院战略管理特聘教授，山东省平度市人民医院、山东省临沭县人民医院、四川省广安市岳池县人民医院、四川省广安市广安区人民医院、河北省清河县中心医院运营管理特聘教授，福建省南平市药学会DRG与合理用药研究项目顾问。

出版专著：《像院长一样思考：DRG下非临床服务的实战技能十八式》

李喜凤
资深咨询顾问/项目总监

DRG/DIP下大数据分析师，主导和参与百余场基于"DRG下病组开包DIP病种三段论九分法"而设计的医院高质量发展实战训练营，具体分三个版本：DRG运营管理版、DIP运营管理版、三段论临床路径全解析版。

更多DRG/DIP资料可以扫描二维码关注：

前 言

2021年，"十四五"全民医疗保障规划提出按DRG/DIP付费的住院费用占全部住院费用的比例达到70%。2021年11月，国家医保局印发《DRG/DIP支付方式改革三年行动计划的通知》（医保发〔2021〕48号），提出DRG/DIP支付方式覆盖所有统筹地区、所有符合条件的开展住院服务的医疗机构，基本实现病种、医保基金全覆盖的目标。

什么是流程？流程是基于时间线做完一件事的整个过程。流程是线性的、连贯的和客观的。流程优化，就是不断优化做一件事的过程，从本质上说，流程管理与流程优化都是为了更高效率地完成某件事情而进行的一些改变和优化。凡事皆有流程，只是效率有高低之分。

医院应对DRG/DIP的流程是什么？换句话说，应该分几个阶段，每个阶段的工作重点是什么？笔者认为应对DRG/DIP医院的工作分为三个阶段：第一阶段，抓好病案首页，确保拿回该拿的钱；第二阶段，持续做好基于DRG/DIP付费成本控制下的病组（种）临床路径；第三阶段，基于第二阶段的病组（种）临床路径，做病组（种）的成本测算和医院内部绩效方案优化。

DRG/DIP的根本目标是规范医疗服务行为，病组（种）临床路径是医院实施DRG/DIP最关键的流程，也是最好的切入点和着力点，做好病种临床路径标准表单，再进行病种成本核算及管控就更加准确可靠。本书正是针对DRG/DIP应对流程的第二阶段，手把手教大家做好病组（种）临床路径实施与优化。

本书的最大亮点是创造性地提出DRG下病组开包DIP病种的三段论九分法：采用DRG权重与DIP分值进行融合，实现两者特性的扬长避短，既避免DRG分组比较粗、无法充分细化医疗服务层级和技术难度的差异，又避免DIP分组比较细、无法有效约束诱导需求的问题，DRG下病组开包DIP病种实现一种"大"权重嵌套"小"分值的应用效果。经过三段论九分法划分后的具体病种，召开临床路径听证会，基于最佳临床实践实现病种最优有效收入比！

本书没有高深的管理理论，并非标准意义的学术著作，是笔者开展500多家医院定制化DRG/DIP咨询培训的体会和总结，其中有20多家医院已经在本书的系统指导下开展了从DRG病组开包DIP病种三段论九分法的细分，到病种临床路径标准表单的制作，再到临床路径听证会的举办，最后是临床路径的落地实施，均取得了非常好的效果。具体成效表现在：医院DRG/DIP付费下整体结付比（补偿比）稳步提高，药占比和耗占比明显下降，有效收入比大幅提升，平均住院日和住院均次费用合理下降，医院进入高质量发展的快速通道。

某种程度上，过程比结果更重要，临床路径实施与优化更多的时候不在于做出的结果，更重要的在于历史数据分析、院内外标杆值的对照、标准表单的制作、听证会的召开，在过程中提升所有人的规范医疗服务行为、降低成本、提高效率的理念。

无论是应用DRG点数法、DRG固定费率法、DRG浮动费率法，还是应用DIP，不同的支付体系下实施和优化病组（种）临床路径略有差异，但底层逻辑是一致的，都是基于最佳临床实践，在保证医疗质量前提下实现病种最优的有效收入比。

本书作为"像院长一样思考"系列的第二本，延续第一本《像院长一样思考：DRG下非临床服务的实战技能十八式》的文风，引用大量的实际辅导的医院案例，数据分析表格219张，给出BR23、HC35、ET25、LD13、KD19等多个典型病组详细的临床路径标准表单，供医院参考和使用。

书中虽然采用了虚拟的医院名称和数据，但案例的脉络基本是临床科室运营管理和临床路径实战训练营项目的真实投射。本书的同名课程"DRG/DIP下三段论九分法临床路径全解析"已经在线上线下讲授了近百场，得到广大学员的高度认可。

笔者作为一名医院管理咨询顾问，有两个特点：一是具有DRG/DIP落地实施的局端视角，擅长从医保局的角度审视支付改革的利弊；二是具有500多家医院的DRG/DIP咨询培训经验，笔者及团队不仅能看清山道、水流和方向，还亲自爬过山、涉过水，知道如何探路。

衷心感谢在本书编写过程中给予帮助和支持的各位领导、专家，尤其是江苏省张家港市医保基金中心吴军主任，吴主任是医卫战线的"老兵"，是医改领域的

"先锋"，于我而言"亦师亦友"，他从2019年开始推动的"清单式"临床路径是本书的起点。

我还要特别感谢聘请我担任长期管理咨询顾问的各家医院，正是你们的信任与鞭策，让我有持续前行的动力！感谢我们团队的资深顾问李喜凤老师，李老师作为DRG/DIP下大数据分析师，参与本书所有临床路径表单的分析整理与文字校正，并且给出了宝贵意见。

本书的出版得到知识产权出版社各位编辑老师的大力支持，感谢他们的精心策划设计，逐字逐句地审稿，使得本书顺利付梓。

DRG/DIP支付改革还在快速推进，新的政策也层出不穷，期待大家提出宝贵建议，期望本书修订的时候再增订相关的内容，以飨读者！

左 华

2023年6月6日于湖北武汉

目 录

第一章　DRG局端测算体系解读

第二章　DIP局端测算体系解读

第三章　DRG病组开包DIP病种临床路径建立与优化

第四章　病种临床路径听证会表单制作流程全解析

第五章　基于最佳临床实践实现病种最优有效收入比

第六章　DRG下病组开包DIP病种三段论细分从理论到实践

第一章
DRG局端测算体系解读

第一节　医保版DRG与卫健版DRG中相对权重异同解析

疾病诊断相关分组（DRG）的起源，可以追溯到20世纪20年代医疗服务中的一个实际问题，即"如何比较出医疗服务提供者的优劣，以便做出适当的选择？"回答这个问题的最大困难在于，疾病是个性化的，简单说就是不同的医疗服务提供者之间收治患者的数量和类型不同，难以直接比较。如何实现可以比较的标准化，为了应对这个问题，产生了"病例组合（Case-Mix）"的概念。"病例组合"将临床过程相近和（或）资源消耗相当的病例分类组合为若干个组别，组与组之间制定不同的"权重（Weight）"以反映各组的特征。于是，同组的病例可以直接比较，不同组的病例经过权重的调整后再进行比较。至20世纪60年代，涌现出多种有风险调整功能的病例组合工具，在医疗服务管理中应用最为广泛的当数DRG。

作为众多"病例组合"中的一种，DRG分组的基本理念是：疾病类型不同，应该区分开；同类病例但治疗方式不同，亦应区分开；同类病例同类治疗方式，但病例个体的特征不同，也应区分开。而且，DRG关注的是"临床过程"和"资源消耗"两个维度，分组结果要保障同一个DRG内的病例临床过程相似，资源消耗相近。为了实现上述分组理念，疾病类型通过疾病的"诊断"来辨别，治疗方式通过"手术或操作"来区分，病例个体特征则利用病例的年龄、性别、出生体重（新生儿病例）、其他诊断尤其是合并症、并发症等变量来反映。

20世纪80年代，美国将DRG应用于医疗保险定额支付，现今多数发达国家社会医疗保险采用这一工具进行预算、资源配置管理或购买医疗服务。从本质上讲，

DRG既能用于支付管理，也能用于预算管理，还能用于质量管理，是一套"医疗管理的工具"。

国内于20世纪80年代末出现了DRG相关的介绍，并开始了DRG的初步研究，认为国内病案承载的数据已经基本满足DRG分组需要。

经过20余年的发展，国内形成了四个主流权威版本：一是北京医疗保险协会的BJ-DRG，委托北京大学开展"建立医疗信息平台和引进DRG进行PPS的探索和医疗评估研究"项目，研发后已应用到12个省市，主要侧重于费用支付，兼顾医疗质量评价，充分反映了医保管理诉求；二是国家卫生健康委医政医管局和北京市卫生健康委信息中心联合制定的CN-DRG，目前应用到29个省市，主要侧重于医疗服务绩效评价和质量监管，并应用于部分城市费用支付，充分反映临床实际和需求；三是国家卫生健康委基层卫生司的CR-DRG，目前应用到7个省18个市县，主要面向地市级和县级医院，充分反映了基层疾病谱的特点和市县级医院的医保管理能力，适用于新农合和城乡居民的支付和管理；四是国家卫生健康委的C-DRG，2017年在深圳、三明、克拉玛依以及福建省三家医院开展"三＋3"C-DRG收付费改革试点，创新性地使用覆盖住院疾病谱的临床诊断术语和CCHI作为分组工具，分组规则以临床分组为主，数据分组为辅，之后根据31个省1400余家医院成本和费用数据确定最后分组结果和权重，住院患者收付费一体化，并作为CHS-DRG的观察点单位推进改革。

随着我国老龄化时代的到来，医疗保险短期收支平衡和长期收支平衡面临挑战，引进DRG这一管理工具，开始DRG支付方式改革，替代目前使用的按项目付费，能够使医、保、患三方达成共识，各自利益最大化，从而实现以患者为中心，提高医保基金使用效率，使医保管理部门和医疗机构实现医保购买谈判、财务收支平衡，调动广大医务人员的积极性，优化临床路径，规范诊疗行为，提高服务效率，促进医疗卫生事业可持续发展。

2017年，《国务院办公厅关于进一步深化基本医疗保险支付方式改革的指导意见》（国办发〔2017〕55号）要求推进按疾病诊断相关分组（DRG）付费国家试点，探索建立DRG付费体系。2019年，国家医保局、财政部、国家卫生健康委和国家中医药局联合印发的《关于印发按疾病诊断相关分组付费国家试点城市名单的通知》（医保发〔2019〕34号），提出深化医保支付方式改革，加快推动疾病诊断相关分组（DRG）付费国家试点工作，国家DRG付费试点工作组确定了30个城市为DRG付费试点城市。

按照"顶层设计、模拟测试、实际付费"三步走的思路，试点城市在2021年启动实际付费。考虑不同城市DRG付费改革和医保编码贯标的工作进度，为使DRG付费能平稳落地，编制了两套分组方案，并匹配国家医保疾病诊断和手术操作分类与代码（V1.0）（以下简称"医保编码1.0版本"）和国家医保疾病诊断和手术操作分类与代码（V2.0）（以下简称"医保编码2.0版本"），分别形成两个版本。本次编制的分组方案是在2020年6月出台的《关于印发医疗保障疾病诊断相关分组（CHS-DRG）细分组方案（1.0版）的通知》（医保办发〔2020〕29号）的基础上进行调整后制定而得，是临床意见与数据验证达成共识的结果，经过了中华医学会30个临床学科的论证，吸纳了试点城市的建议，使用了30个试点城市近三年历史数据校验，更加贴合临床实际。

DRG是把疾病的个性化变成可以比较的标准化工具，通俗来说就是"找相似"，通过分组器把千变万化的疾病变成一个一个可以比较的病组，同一个病组有相似的临床过程（住院天数、疾病复杂程度）和相似的医疗资源消耗（诊疗费用），不同的病组给予不同的相对权重（RW）。

分组器有很多版本，根据其应用的侧重点不同，分为两个：卫健版DRG和医保版DRG。卫健版使用的分组器通常有CN-DRG、C-DRG、上海申康DRG分组器等，医保版DRG使用的分组器是CHS-DRG。

在面对DRG的时候，医院始终无法回避的问题是"相对权重"，无论是评价也好，还是付费也好，始终存在着"相对权重"的影响，那两者是一样的吗？相信这一定是很多人的疑惑。接下来聊聊"相对权重"，解析两者的不同。

DRG相对权重（RW）是对每一个DRG依据其资源消耗程度所给予的权值，反映该DRG的资源消耗相对于其他疾病的程度。

DRG权重是反映不同DRG组资源消耗程度的相对值，数值越高，反映该病组的资源消耗越高，反之则越低。

DRG相对权重（RW）计算方法：

$$\text{DRG相对权重（RW）} = \frac{\text{该DRG中病例的例均费用}}{\text{所有病例的例均费用}}$$

式中，DRG组病例的例均费用数据来源如下。

①历史数据法。采用前三年住院病例的历史费用或成本数据计算权重，各DRG组权重是每一DRG组的平均住院费用与全部病例的平均住院费用之比。由于医疗费用数据比医疗成本数据更易获取，目前大多数DRG方案采用医疗费用历史数据法计算基础权重。

②作业成本法。由于当前医疗服务价格存在严重扭曲，其收费价格不能很好地体现医务人员的技术劳动价值，当前实际住院费用的结构并不能真实地反映医疗服务的成本结构。因此，作业成本法按照医疗服务的过程，将住院费用按"医疗""护理""医技""药耗（药品耗材）""管理"分为五类，对照国际标准的住院费用不同部分的成本结构，参考病组临床路径或专家意见确定每个DRG病组的各部分比例，进行内部结构调整，提高DRG权重中反映医务人员劳动价值部分的比例，并相对降低药耗部分病组的比例，再使用调整后的费用均值计算DRG权重值，因而能比历史数据法更好地反映出医疗服务的真实成本结构。

卫健版DRG在评价时更多地关注技术本身，而整个DRG病组中，由于各类收费价格的严重扭曲，故在实际应用中多数采用作业成本法，弱化药品耗材收入的占比，提升医疗、护理等的权重，使用调整后的费用均值计算DRG权重值，校正之后的相对权重可以较为科学地反映出技术所代表的难度，因此在区域评价中被广泛使用。

医保版DRG更多地关注付费本身，虽然整个DRG病组中各类收费价格严重扭曲，但此类价格扭曲本就是历史积淀的产物，在整个医疗服务价格严重低于市场价格的前提下，为了弥补医院亏损而造成的"以药养医""以耗养医"的局面，DRG付费改革必须基于现实去做长久性战略性调整，因此在做相对权重时采用的是历史数据法。只有认同当前的实际付费，在接下来的改革中做好结构性调整，才能真正提升技术性劳动价值。

卫健版DRG评价也会是长久存在的一种事物，对各家医疗机构的评价会伴随着医院长期存在。医疗服务价格不合理、药品耗材收入占比过高的状况，会随着DRG付费改革逐步趋于合理，我们要相信国家的决心和能力，DRG评价的相对权重会越来越合理。因此，医院管理要把DRG评价始终贯彻其中，培养各级人员的技术性意识，持续保障医院的技术性。随着医保支付改革的逐步深入，卫健版DRG和医保版DRG的相对权重会逐步趋同，对于当下的医院管理者而言，两者皆需兼顾，以轻重缓急来决定两者的导向即可。

第二节　DRG付费局端测算方案中权重费率法解读

一、费率计算方法及权重费率法的优缺点分析

医保版DRG在利用分组技术确定了每个DRG细分组的定价标准后，如何进行预算基金分配（PPS）有两种不同的方法：权重费率法和点数点值法。

DRG权重费率法是指参照各疾病诊断相关分组权重标准，根据预测的住院总费用和DRG总权重计算出分级费率，将年度医保住院统筹基金进行分配的方式。其计算逻辑为：在完成DRG分组后，首先根据各DRG组例均住院费用与所有病例的例均住院费用之比，计算并调整得出各DRG组权重；然后，以调整后的DRG组权重为基础，根据历史数据测算各级别医院预计DRG出院患者数和总权重，并根据医保年度预算基金额度和预期支付比例推算出年度医保患者总费用，再以总权重为系数将年度患者总费用分配到每一权重上，即计算出各级别医院的基础费率；最后，根据各DRG组的权重和所属级别医院的基础费率，即可计算出各个医院某DRG组的付费标准。

DRG权重费率法中的费率如何确定：按照在历史数据基础上平稳过渡的原则，根据参保人员待遇水平和医疗机构诊疗服务提供情况，DRG付费按各类别医疗机构费率执行，分别为A类医疗机构费率、B类医疗机构费率、C类医疗机构费率，采用历史数据测算，确定月度不同类别医疗机构费率。

基础病组统一执行B类医疗机构费率。费率取值应保留整数。年度各类别医疗机构费率可根据年度实际结算基金作适度调整。

某险种同类别定点医疗机构住院费用总额 = 某险种同类别定点医疗机构住院正常病例费用总额 + 某险种同类别定点医疗机构住院费用极高病例（费用极高单议病例超过本期本院出院人次比例上限以外的病例）费用总额

某险种同类别定点医疗机构付费总权重 = 某险种同类别定点医疗机构住院正

常病例总权重＋某险种同类别定点医疗机构住院费用极高病例（费用极高单议病例超过本期本院出院人次比例上限以外的病例）病组权重＋某险种同类别定点医疗机构住院费用极高病例（费用极高单议病例超过本期本院出院人次比例上限以外的病例）追加权重

某险种各类别医疗机构费率＝某险种同类别定点医疗机构住院费用总额/某险种同类别定点医疗机构总权重

DRG权重费率法的优缺点分析如下。

一是费率法与基金偿付直接关联，基础费率根据基金预算确定，易被医疗机构接受，让医院有一个稳定的诊疗服务收入预期，有利于医院合理安排各项运营管理活动。

二是基础费率确定过程，需要在年初预测统筹区住院医疗总费用、年度住院人次增长情况，而如何预测，当地医保部门需要精确的总额预算设计，并进行精准的医院费用和人头人次增长测算。

三是费率法容易导致基金超支，由于基础费率固定、透明，加上医保"结余留用，合理超支分担"的激励约束机制，医疗机构的超支风险较大。如果要控制基金的出超风险，在年终清算时，需要对DRG权重进行调整，这对医保控费和建立公开、民主及各方认同的权重调整规则提出了更高要求。

因此，各地医保局选择权重费率法的政策管理侧重点在于精准的基础费率预测、医疗费用控制和超支情况下的权重干预与调整。

二、模拟一个医保统筹区，计算该地区的RW和医疗机构的CMI

假设某医保统筹区有三家医院（都是三级医院），分别是甲医院、乙医院和丙医院。某一个月，甲医院住院入组病例数450例，乙医院750例，丙医院1350例，通过CHS-DRG分组器进行分组后，具体的入组情况见表1-1。

三家医院里全部DRG组1的例均费用＝（100×3000＋200×3500＋400×3000）/（100＋200＋400）＝3142.86（元）

三家医院的整体例均费用＝（100×3000＋150×2000＋200×1000＋200×3500＋250×2500＋300×1500＋400×3000＋450×1500＋500×2000）/（100＋150＋200＋200＋250＋300＋400＋450＋500）＝2137.25（元）

表1-1　甲、乙、丙三家医院的分组情况

医院	组别	病例数	例均费用/元
甲	DRG组1	100	3000
	DRG组2	150	2000
	DRG组3	200	1000
乙	DRG组1	200	3500
	DRG组2	250	2500
	DRG组4	300	1500
丙	DRG组1	400	3000
	DRG组3	450	1500
	DRG组4	500	2000

DRG组1的权重 = 三家医院里全部DRG组1的例均费用/三家医院的整体例均费用 = 3142.86/2137.25 = 1.47

同样的方法计算：DRG组2的权重 = 1.08；DRG组3的权重 = 0.63；DRG组4的权重 = 0.85。

权重只在区域内有意义，只算某一家医院的权重没有意义。相对权重（RW）是衡量每一个DRG组资源消耗相对水平的价值指标：RW＞1，该DRG组资源消耗大于平均水平；RW＜1，该DRG组资源消耗小于平均水平。

有了权重，我们就可以计算每一家医院、每一个科室甚至到每一位医生的病例组合指数（CMI）值。

CMI =（∑某DRG组相对权重×医院某DRG组病例数）/医院总出院例数

RW反映的是一个DRG组的特征，而CMI反映一个服务提供单位的收治病例的总体特征，CMI为平均难度，仅与结构有关，与例数无直接关系。CMI越大，收治病例技术难度越大，资源消耗越多。

甲医院有两个临床科室，分别为科室A和科室B，具体见表1-2。

表1-2　甲医院的科室入组情况

科室	所包含DRG组	病例数	总费用/万元
A	DRG组1	100	30
	DRG组3	100	10
B	DRG组2	150	30
	DRG组3	100	10

甲医院的CMI＝（DRG组1的权重×DRG组1的例数）+（DRG组2的权重×DRG组2的例数）+（DRG组3的权重×DRG组3的例数）/总例数

甲医院的CMI＝（1.47×100＋1.08×150＋0.63×200）/（100＋150＋200）＝0.97

甲医院科室A的CMI＝（1.47×100＋0.63×100）/（100＋100）＝1.05

甲医院科室B的CMI＝（1.08×150＋0.63×100）/（150＋100）＝0.90

可以看到，A、B科室的医疗收入都是40万元，科室A出院病例数200例，科室B出院病例数250例，科室A的CMI值更大，表明该科室收治患者的难度更高。

为什么使用CMI？仅把出院患者数作为工作量指标是不真实的，其原因在于患者与患者、病情与病情以及诊疗与诊疗是不一样的，患者数里面涵盖了疾病复杂程度的变异。因此，为了将其分离出来，可以使用权重数与出院人次数开展比较，进而得到例均权重，即反映特定范围的病例相对于平均病例的资源消耗比，此比值反映了患者疾病的复杂程度或资源的消耗水平高低。

我们可以评价一下甲、乙、丙哪家医院更好（表1-3）？

表1-3　甲、乙、丙三家医院评价指标比较

医院	出院数量/例	例均费用/元	CMI
甲	450	1777.78	0.97
乙	750	2366.67	1.09
丙	1350	2129.63	0.96

过去，我们肯定会说丙医院最好，出院数量多，例均费用不高。加入CMI指标后，乙医院的表现更好，虽然出院数量不是最多，但是CMI值最高，说明该医院技术难度最高，结构更合理。

笔者常常把过去医保总额控制下的按项目后付制比喻为"排队分果果"，医院有医保基金的总额控制，甲医院今年2亿元，乙医院今年3亿元，丙医院今年5亿元，就这个总额，花完了就没了，这就常常会出现医院上半年医保资金充足，下半年纷纷反馈没有预算额度了，甚至会出现年底拒绝医保患者入院的情况。按项目后付制最大的问题是，大家都会选择略超一点，因为大家都在想，如果今年省一点，2亿元的额度，只花了1亿9千万元，明年的额度会不会下降，区域内所有医院都这么想，大家都超支，医保的压力巨大。

笔者把DRG和DIP的预付制比喻为"喂金鱼",大家去公园喂过金鱼吧,池塘里面有很多条金鱼,掰了一块蛋糕扔进去,所有的金鱼一起扑上去抢食。如果跟以前"排队分果果"比,有的医院可能多拿,也有可能少拿,多拿了结付比就大于1(盈利),少拿了结付比就小于1(亏损)。DRG付费带来的最大变化是医院的盈亏问题,或者从医保局的角度是每家医院的结付比不同。最后解释一下什么是"掰了一块蛋糕",我们知道医保是以收定支,收支平衡,医保每年都有预算总额,这个总额包括门诊、住院、慢性病、精神专科医院等多个类别,DRG和DIP针对的都是住院患者,具体是1天以上、60天以内的短期和急性期住院病例,这部分患者会有对应的医保基金预算额度,这就是医保局掰了一块蛋糕的意思。实施DRG和DIP付费,医保基金会增加穿底的风险吗?当然不会,掰的"蛋糕"的大小与整个医保基金的总额预算有关。

通过DRG支付改革引起医院之间的竞争,有个假设是以前发生的费用是合理的,今天或明天是不合理的也没有关系,后天总归有可能归为合理。今天,同级别的某医院多开了检查,明天可能隔壁某医院还在多开检查,但长期来看肯定会被迫改为合理,DRG付费是一个区域的概念,是区域里所有医院在"较劲"的事情,所有的医院都会想把自己病组的例均费用降下来,不管手段是什么,降低药耗,减少检查,降低平均住院日,总会有医院打破这个界限,甲医院降了费用,乙医院就会跟着降,所以它是一个区域内部医院的博弈过程,总会有一条"鲶鱼"出现,引起事情向正确的方向发展。

我们可以进一步对医院的每一位临床医师进行比较(表1-4)。

表1-4　不同的临床医师的评价指标比较

医生	分组结果	病例数	例均费用/元
A	DRG组1	100	3000
	DRG组2	200	2000
B	DRG组3	100	1000
	DRG组4	200	3000

前面已经计算了每一个病组的权重:DRG组1的权重 = 1.47,DRG组2的权重 = 1.08,DRG组3的权重 = 0.63,DRG组4的权重 = 0.85。

如果不考虑DRG组的权重，那么A医生和B医生都是治疗300例患者，医疗收入都是70万元，如果没有DRG的指标，我们可能会认为这两名医生的表现是一样的。结合病组权重来计算一下他们的CMI，A医生CMI为1.21，B医生CMI为0.78，首先是分出了高下，接下来是对病案首页的考验，B医生会思考，为什么我的CMI会低？他会质疑：治的病都差不多，为什么人家入的是DRG组1和2，而我入的是DRG组3和4，这样思考会落到病案上，进而引发对分组和编码的提问。

三、稳定病组和非稳定病组的权重计算

权重数，是一个工作量内涵的指标。在传统的医疗服务评价指标中，我们利用出院患者数来评价工作量的多少，而在DRG应用中，我们用权重数来替代出院患者数，以体现更好的工作量同质性。

既往的出院患者数指标在可比性上较差，因为同样100个出院患者，100个肺炎患者和100个急性心肌梗死患者之间的资源消耗肯定是天壤之别的。因此，单纯的出院患者数比较变得不太科学。权重数则解决了这个问题。权重是同质的，因此非常适合对工作量进行测量。权重数等于每一个DRG组的权重与该组病例数乘积的和，权重数不仅可以单独作为工作量计算，也可以配合其他指标进行转换，进而实现对医疗服务的效率、质量等维度进行量化的测量。

1. 病组分类

基于病组稳定所需病例的最大化需求，病组分为稳定病组和非稳定病组。

（1）稳定病组　病组内例数符合大数定理要求界值，或者例数>5且CV≤1的病组。若例数>5且CV>1的病组，经中间区段法再次裁剪后，例数>5且CV≤1的纳入稳定病组，否则纳入非稳定病组。

（2）非稳定病组　例数≤5的病组。

2. 权重计算

稳定病组和非稳定病组的权重计算公式如下：

稳定病组的权重＝该DRG组中病例的例均费用/所有病例例均费用

非稳定病组的权重＝该DRG组中病例的中位费用/所有病例例均费用

权重保留四位小数。

3. 稳定病组内病例分类及计算

稳定病组内病例分为费用极高病例、费用极低病例、正常病例。费用极高病例和费用极低病例判定参考国家版标准进行优化调整，具体定义如下。

费用极高病例：①稳定病组中，权重≤1且实际合规费用高于同类别医疗机构DRG组平均费用3倍的病例；②稳定病组中，1＜权重≤2且实际合规费用高于同类别医疗机构DRG组平均费用2.5倍的病例；③稳定病组中，2＜权重≤3且实际合规费用高于同类别医疗机构DRG组平均费用2倍的病例；④稳定病组中，3＜权重≤5且实际合规费用高于同类别医疗机构DRG组平均费用1.8倍的病例；⑤稳定病组中，权重＞5且实际合规费用高于同类别医疗机构DRG组平均费用1.5倍的病例。

费用极低病例：稳定病组中实际合规费用低于同类别医疗机构DRG组平均费用0.3倍的病例。

正常病例：除费用极高病例和费用极低病例以外的入组病例。

对于费用极高病例，为了保证急重症患者得到及时有效的治疗，鼓励医疗机构收治危重患者，此类患者特病单议后，部分病例按项目付费方式进行结算。费用超高结算人次不得超出当期本院出院人次的上限比例，A类医疗机构不超过6%，B类医疗机构不超过5%，C类医疗机构不超过4%，按照住院总费用高于DRG支付标准的差额从高到低进行排序，取排序在上限比例内的人次所对应的费用按项目付费方式结算，超过上限比例的给予一定的补偿，具体公式如下。

（1）费用极高单议病例超过本期本院出院人次比例上限

费用极高病例权重（超过本期本院出院人次比例上限）=对应病组权重＋追加权重

费用极高病例追加权重 = 追加倍数×对应病组权重

追加倍数 =（该病例实际发生医疗费用−不合理费用）/同类别医疗机构本DRG例均费用）−病组极高病例判定倍率

（2）费用极高单议病例不超过本期本院出院人次比例上限

费用极高病例单议后扣除不合理费用后按项目付费，无须计算权重。

费用极低病例按项目付费，无须计算权重。

整组单议病例扣除不合理费用后按项目付费，无须计算权重。

四、案例分享：某省级试点DRG城市权重费率法测算后反馈给医院的数据

DRG付费进入模拟测算阶段后，当地医保局会反馈所有上传的三年病案的具体入组情况。表1-5所示为职工医保患者A，出院科室为神经介入病区，住院18天，医疗总费用为156947元，其中个人自付为81392元，基本医疗保险报销费用为75554元。该病例主要诊断名称为颈内动脉狭窄脑梗死，入BE29病组，该病组权重为10.0121，该地区职工医保费率为8950元，支付标准就是用权重×费率＝89608元。DRG医保支付费用＝支付标准−个人自付＝89608−81392＝8216元，该病例为亏损病例，亏损费用为67339元。

表1-5 患者A入组情况表

医疗机构编码	人员大类	出院科室名称	就诊流水号	身份证号码	姓名	住院床日	入院时间	出院时间
300052	职工	神经介入病区			A	18		

医疗费用总额/元	基本医疗费用/元	个人自付/元	DRG编码	DRG名称	主要诊断编码	主要诊断名称
156947	75554	81392	BE29	脑血管介入治疗	I63.201	颈内动脉狭窄脑梗死

权重	费率/元	支付标准/元	DRG支付金额/元	盈亏费用/元	费用倍数
10.0121	8950	89608	8216	−67339	1.75

表1-6为居民医保患者B，出院科室为心内二科病区，住院27天，医疗总费用为81198元，其中个人自付为39169元，基本医疗保险报销费用为40830元。该病例主诊断名称为急性右室心肌梗死，入FM19病组，该病组权重为5.0807，该地区职工医保费率为8350元，支付标准就是用权重×费率＝42424元。DRG医保支付费用＝支付标准（费率×权重）−个人自付＝42424−39169＝3255元，该病例为亏损病例，亏损费用为38774元。

表1-6　患者B入组情况表

医疗机构编码	人员大类	出院科室名称	就诊流水号	身份证号码	姓名	住院床日	入院时间	出院时间
300052	居民	心内二科病区			B	27		

医疗费用总额/元	基本医疗费用/元	个人自付/元	DRG编码	DRG名称	主要诊断编码	主要诊断名称	
81198	40830	39169	FM19	经皮冠状动脉支架置入	I21.206	急性右室心肌梗死	

权重	费率/元	支付标准/元	DRG支付金额/元	盈亏费用/元	费用倍数	
5.0807	8350	42424	3255	−38774	1.91	

表1-7为居民医保患者C，该患者为DRG零支付患者。该病例入组BE29，支付标准为83601元，而该患者已经自付92340元，理论上DRG医保支付为−8739元，应该倒扣医院8739元，按照当地具体DRG支付政策规定不倒扣，直接为零支付。

表1-7　患者C入组情况表

医疗机构编码	人员大类	出院科室名称	就诊流水号	身份证号码	姓名	住院床日	入院时间	出院时间
300052	居民	神经介入病区			C	17		

医疗费用总额/元	基本医疗费用/元	个人自付/元	DRG编码	DRG名称	主要诊断编码	主要诊断名称	
154459	56811	92340	BE29	脑血管介入治疗	I67.100x016	颈内动脉眼动脉段动脉瘤	

权重	费率/元	支付标准/元	DRG支付金额/元	盈亏费用/元	费用倍数	
10.0121	8350	83601	0	−56811	1.85	

五、DRG权重费率法中同城同病同价基础病组的设定

1. 国家DRG试点城市江苏省无锡市的基础病组设定

费率 = 该层级医疗机构年平均住院费用结算总额/该层级医疗机构年付费总权重

其中，三级医院职工医保费率14872元；三级医院居民医保费率12929元；市二级医院职工医保费率9826元；市二级医院居民医保费率8318元；区二级医院职工医保和居民医保费率7745元。同时，为了促进分级诊疗，实施轻症基层病组同病同价结算，初步选定了20组作为基础病组，全市所有试点医疗机构基础病组的费率统一设置为区二级费率，基础病组数量和层级费率每年根据实际情况可作适度调整（表1-8）。

表1-8 江苏省无锡市基础病组表

序号	DRG编码	DRG名称	权重	给付费率/元	支付标准/元
1	FT25	高血压不伴并发症或合并症	0.5542	7745	4292
2	GH25	肛管、肛门及肛周手术不伴并发症或合并症	0.7932	7745	6143
3	XS29	随访（不含恶性肿瘤诊断）	0.6120	7745	4740
4	NE19	阴道、宫颈、诊断性刮宫及外阴手术	0.5210	7745	4035
5	IT25	慢性炎症性肌肉骨骼结缔组织疾患不伴并发症或合并症	0.6673	7745	5168
6	JT15	蜂窝组织炎及其他感染性皮肤病不伴并发症或合并症	0.5205	7745	4031
7	BR49	短暂性脑缺血发作	0.6768	7745	5242
8	FS25	冠状动脉粥样硬化不伴并发症或合并症	0.6636	7745	5140
9	KR15	糖尿病（≥35岁），不伴并发症或合并症	0.6722	7745	5206
10	GH19	肛瘘、痔疮手术	0.9303	7745	7205
11	GV15	食管炎、胃肠炎不伴并发症或合并症	0.4504	7745	3488
12	LS25	肾及尿路感染不伴并发症或合并症	0.5002	7745	3874

续表

序号	DRG编码	DRG名称	权重	给付费率/元	支付标准/元
13	FU35	心律失常及传导障碍不伴并发症或合并症	0.5927	7745	4590
14	RV15	恶性增生性疾病治疗后的随诊检查不伴并发症或合并症	0.5729	7745	4437
15	GE15	腹股沟及腹疝手术不伴并发症或合并症	0.9817	7745	7603
16	NS19	女性生殖系统感染	0.4097	7745	3173
17	GD15	合并复合诊断的阑尾切除术不伴并发症或合并症	0.9544	7745	7392
18	CZ15	其他眼疾患不伴并发症或合并症	0.5790	7745	4484
19	ES15	呼吸系统感染/炎症不伴并发症或合并症	0.6827	7745	5288
20	GR15	消化系统恶性肿瘤不伴并发症或合并症	0.7350	7745	5693

通俗来说，对于这个城市的所有级别医院，治疗这20个基础病组，医保给付的价格是全市统一的，这样会导致什么结果？大医院再收治这些基础病组，有可能收一例亏一例，这些基础病组的大量患者会转入基层医院治疗，这也符合分级诊疗的期望，但对于大部分三级医院甚至二级医院来说，病源量依旧是大问题，还没有到可以挑选患者的程度。对于这些医院，如果还想继续收治以上基础病组的患者，只剩下一个选择，就是对这些病组做基于DRG付费成本控制下的病组临床路径，确保该基础病组盈利。

2. 浙江省促进分级诊疗实行DRGs支付同病同价

为进一步深化医改，促进分级诊疗，2021年9月6日，浙江省医疗保障局印发《关于促进分级诊疗实行DRGs支付同病同价的通知》，对全省住院支付中50个病组实行同病同价（表1-9），按疾病诊断相关分组（DRG）同病同价支付是促进分级诊疗，推进县域医共体建设，深化DRG支付改革的重要举措。按照DRG支付基本原理，同一个病组的支付标准在所有的医疗机构是相同的。由于不同医疗机构原有收费标准不同，治疗成本控制能力不同，导致历史费用（成本）差异较大。因此，在做住院支付改革时，如果一步到位，按照同一病组同一标准去支付，会用力过猛，导致DRG支付方式改革在医院推进的阻力较大。

表1-9 浙江省第一批不设差异系数DRG病组目录

序号	DRG编码	DRG名称
1	CB23	虹膜手术，伴一般并发症或合并症
2	CB25	虹膜手术，不伴并发症或合并症
3	DE25	扁桃体和/或腺样体切除手术，不伴并发症或合并症
4	DT13	中耳炎及上呼吸道感染，伴一般并发症或合并症
5	DT23	会厌炎、喉炎及气管炎，伴一般并发症或合并症
6	DT25	会厌炎、喉炎及气管炎，不伴并发症或合并症
7	DW13	口腔、牙齿有关疾患，伴一般并发症或合并症
8	ET23	慢性气道阻塞病，伴一般并发症或合并症
9	EX13	哮喘及喘息性支气管炎，伴一般并发症或合并症
10	FV25	高血压，不伴并发症或合并症
11	FV35	晕厥及/或虚脱，不伴并发症或合并症
12	FV43	胸痛，伴一般并发症或合并症
13	GD25	阑尾切除术，不伴并发症或合并症
14	GE13	单侧腹股沟及腹疝手术，伴或不伴并发症或合并症
15	GE25	疝其他手术，不伴并发症或合并症
16	GF13	肛管、肛门及肛周手术，伴一般并发症或合并症
17	GF15	肛管、肛门及肛周手术，不伴并发症或合并症
18	GU23	其他消化溃疡，伴一般并发症或合并症
19	GV15	消化道梗阻或腹痛，不伴并发症或合并症
20	GW13	食管炎、胃肠炎，伴一般并发症或合并症
21	GZ13	其他消化系统诊断，伴一般并发症或合并症
22	HC33	胆囊切除手术，伴一般并发症或合并症
23	HC35	胆囊切除手术，不伴并发症或合并症
24	HU15	急性胆道疾患，不伴并发症或合并症
25	IS23	除前臂、腕、手足外的损伤，伴一般并发症或合并症

序号	DRG编码	DRG名称
26	IS25	除前臂、腕、手足外的损伤，不伴并发症或合并症
27	IU23	颈腰背疾患，伴一般并发症或合并症
28	IU25	颈腰背疾患，不伴并发症或合并症
29	IZ23	骨骼、肌肉、肌腱、结缔组织的其他疾患，伴一般并发症或合并症
30	IZ25	骨骼、肌肉、肌腱、结缔组织的其他疾患，不伴并发症或合并症
31	JB25	乳腺切除手术，不伴并发症或合并症
32	JC13	颜面及其他皮肤、皮下组织成形术，伴一般并发症或合并症
33	JC15	颜面及其他皮肤、皮下组织成形术，不伴并发症或合并症
34	JT13	乳房、皮肤、皮下组织创伤，伴一般并发症或合并症
35	JT15	乳房、皮肤、皮下组织创伤，不伴并发症或合并症
36	JU15	感染性皮肤病，不伴并发症或合并症
37	JV15	皮肤、皮下组织的非恶性增生性病变，不伴并发症或合并症
38	KS15	糖尿病，不伴并发症或合并症
39	KZ13	其他代谢疾患，伴一般并发症或合并症
40	LU13	肾及尿路感染，伴一般并发症或合并症
41	LU15	肾及尿路感染，不伴并发症或合并症
42	LX13	尿路结石、阻塞及尿道狭窄，伴一般并发症或合并症
43	LX15	尿路结石、阻塞及尿道狭窄，不伴并发症或合并症
44	MC15	阴茎手术，不伴并发症或合并症
45	MS15	男性生殖系统炎症，不伴并发症或合并症
46	NF13	外阴、阴道、宫颈手术，伴一般并发症或合并症
47	NF15	外阴、阴道、宫颈手术，不伴并发症或合并症
48	OF23	早期流产手术操作，伴一般并发症或合并症
49	OF25	早期流产手术操作，不伴并发症或合并症
50	VR13	损伤，伴一般并发症或合并症

2020年，浙江省在做DRG支付改革时，对不同医疗机构等级、历史费用、治疗疾病难度、人次人头比、自费比例等因素是做了综合考虑的，支付时设置了一个调节因子（差异系数），体现在不同医疗机构同一病组的价格还是有一定差异的。差异系数存在也有其不合理性，原来费用高的医疗机构，医保局继续支付高的费用，原来费用低的医疗机构，医保局继续支付低的费用。这就导致大医院争抢本应由小医院治疗的低难度患者。大医院人满为患，小医院门可罗雀，影响了分级诊疗和医联体建设。

选择一些病组按照同一病组同一标准支付，同一病组的价格是由这一病组内不同医疗机构所有病例平均治疗费用计算出来的。一般情况下，三级医院费用高于二级及以下医疗机构，相当于减少对三级医院支付价格，提高二级及以下医疗机构的支付价格。三级医院可能接诊权重低的患者时赚不到钱，二级医院则可以获得更高的收益。用经济杠杆让三级医院不与二级医院争抢患者，从而进一步深化医药卫生体制改革，有效促进分级诊疗，发挥医保支付在调节医疗资源配置中的杠杆作用。

首批不设差异系数DRG病组目录形成后，杭州等地对2020年的数据进行了测算，结果显示，取消50个病组差异系数后，浙江省有1.2亿元医保基金将从等级高的医疗机构流向等级低的医疗机构。

3. 江苏省南京市关于基础病组的细则解读

2021年12月15日，《南京市基本医疗保险按疾病诊断相关分组（DRG）点数法付费暂行办法》印发。为支持分级诊疗制度落实，遴选部分临床诊疗成熟、技术差异不大、医疗费用稳定的病组，适时予以调整，统一确定级别系数，推动实现同病同价。具体36个病组见表1-10。

表1-10　江苏省南京市基础病组表

序号	DRG编码	DRG名称
1	GW19	食管炎、胃肠炎
2	GK39	结肠镜治疗操作
3	KS13	糖尿病，伴并发症或合并症
4	KS15	糖尿病，不伴并发症或合并症
5	GF15	肛管、肛门及肛周手术，不伴并发症或合并症
6	GZ15	其他消化系统诊断，不伴并发症或合并症

序号	DRG编码	DRG名称
7	FV25	高血压，不伴并发症或合并症
8	GE15	腹股沟及腹疝手术，不伴并发症或合并症
9	DT19	中耳炎及上呼吸道感染
10	FV23	高血压，伴并发症或合并症
11	RW13	恶性增生性疾患治疗后的随诊检查，伴并发症或合并症
12	IF59	骨科固定装置去除/修正术
13	GD25	阑尾切除术，不伴并发症或合并症
14	NF19	外阴、阴道、宫颈手术
15	GK25	胃镜治疗操作，不伴并发症或合并症
16	NS19	女性生殖系统感染
17	DE29	扁桃体和/或腺样体切除手术
18	XS23	随访（不含恶性肿瘤诊断），伴并发症或合并症
19	XS25	随访（不含恶性肿瘤诊断），不伴并发症或合并症
20	GU25	其他消化溃疡，不伴并发症或合并症
21	KT15	内分泌、营养、代谢疾病，不伴并发症或合并症
22	LU15	肾及尿路感染，不伴并发症或合并症
23	GK23	胃镜治疗操作，伴并发症或合并症
24	FU23	心律失常及传导障碍，伴并发症或合并症
25	JU15	感染性皮肤病，不伴并发症或合并症
26	DT29	会厌炎、喉炎及气管炎
27	MS15	男性生殖系统炎症，不伴并发症或合并症
28	KT13	内分泌、营养、代谢疾病，伴并发症或合并症
29	EX15	哮喘及喘息性支气管炎，不伴并发症或合并症
30	FR35	心绞痛，不伴并发症或合并症
31	JV15	皮肤、皮下组织的非恶性增生性病变，不伴并发症或合并症
32	EX13	哮喘及喘息性支气管炎，伴并发症或合并症
33	GD23	阑尾切除术，伴并发症或合并症
34	KZ15	其他代谢疾患，不伴并发症或合并症
35	FV33	晕厥及/或虚脱，伴并发症或合并症
36	OF29	早期流产手术操作

4. 山东省烟台市关于同等费率病组和总量控制病组的细节解读

山东省烟台市印发《2021年烟台市按疾病诊断相关分组（DRG）付费结算办法（试行）》，给出了同等费率病组（表1-11）和总量控制病组（表1-12）。

表1-11　山东省烟台市同等费率病组

序号	DRG编码	DRG名称	权重
1	DT19	中耳炎及上呼吸道感染	0.2342
2	ES33	呼吸系统感染/炎症，伴并发症或合并症	0.6689
3	ES35	呼吸系统感染/炎症，不伴并发症或合并症	0.3916
4	ET23	慢性气道阻塞病，伴并发症或合并症	0.7308
5	ET25	慢性气道阻塞病，不伴并发症或合并症	0.6611
6	EV15	呼吸系统症状、体征，不伴并发症或合并症	0.5127
7	EX23	百日咳及急性支气管炎，伴并发症或合并症	0.4031
8	EX25	百日咳及急性支气管炎，不伴并发症或合并症	0.2697
9	FF19	大隐静脉和小隐静脉手术	0.9165
10	FR43	冠状动脉粥样硬化/血栓/闭塞，伴并发症或合并症	0.5444
11	FR45	冠状动脉粥样硬化/血栓/闭塞，不伴并发症或合并症	0.5298
12	FV23	高血压，伴并发症或合并症	0.5726
13	FV25	高血压，不伴并发症或合并症	0.5174
14	GE15	腹股沟及腹疝手术，不伴并发症或合并症	0.9907
15	GF19	肛管、肛门及肛周手术	0.7194
16	GW19	食管炎、胃肠炎	0.5128
17	KS15	糖尿病，不伴并发症或合并症	0.6371
18	LU13	肾及尿路感染，伴并发症或合并症	0.5458
19	LU15	肾及尿路感染，不伴并发症或合并症	0.4099
20	MS15	男性生殖系统炎症，不伴并发症或合并症	0.4335
21	NS19	女性生殖系统感染	0.4861

表1-12　山东省烟台市总量控制病组

序号	DRG编码	DRG名称	总控人次
1	BR23	脑缺血性疾患，伴并发症或合并症	15923
2	BR25	脑缺血性疾患，不伴并发症或合并症	17611
3	BX29	脑神经/周围神经疾患	5790
4	BZ13	神经系统其他疾患，伴并发症或合并症	12314
5	BZ15	神经系统其他疾患，不伴并发症或合并症	11094
6	DT19	中耳炎及上呼吸道感染	9758
7	ES33	呼吸系统感染/炎症，伴并发症或合并症	6262
8	ES35	呼吸系统感染/炎症，不伴并发症或合并症	12784
9	EV15	呼吸系统症状、体征，不伴并发症或合并症	1808
10	EX23	百日咳及急性支气管炎，伴并发症或合并症	2220
11	EX25	百日咳及急性支气管炎，不伴并发症或合并症	5729
12	FR43	冠状动脉粥样硬化/血栓/闭塞，伴并发症或合并症	1711
13	FR45	冠状动脉粥样硬化/血栓/闭塞，不伴并发症或合并症	2104
14	FV23	高血压，伴并发症或合并症	3025
15	FV25	高血压，不伴并发症或合并症	2982
16	GW19	食管炎、胃肠炎	12862
17	GZ13	其他消化系统诊断，伴并发症或合并症	4823
18	GZ15	其他消化系统诊断，不伴并发症或合并症	8141
19	IU29	颈腰背疾患	7476
20	KS15	糖尿病，不伴并发症或合并症	13303
21	RW19	恶性增生性疾患治疗后的随诊检查	3432

1）同等费率病组

和前面讲的同城同病同价病组是一个意思，文件明确指出，为引导医疗机构合理定位，促进医疗资源有效下沉，促进分级诊疗体系建设，根据《山东省人民政府办公厅关于贯彻国办发〔2015〕70号文件推进分级诊疗制度建设的实施意见》（鲁政办发〔2015〕55号）文件及DRG分组及权重情况，对部分病组实行同等费率管理（即二级、三级医疗机构执行相同单位权重费率）。同等费率组随着DRG付费改革的进行及分级诊疗体系建设情况适时调整，2021年同等费率病组，其中职工医保费率确定为：8950元/权重；居民医保费率为：8350元/权重。

可以看到，同等费率病组具有两个特征：一是权重都比较低，在1以下，甚至0.5以下；二是大部分是不伴并发症或合并症的病组。

2）总量控制病组

烟台市DRG付费方案的特色是设立了总量控制病组，具体是对历史数据中结算量排名靠前且存在轻症入院、分解入院、诊疗不足等风险的部分高人次DRG组实行病组总量控制。根据历史数据、就诊人次增长率及烟台市医保基金实际情况，对DRG付费医疗机构设定高人次DRG病组的总量控制指标（总权重）。在一个付费年度内，总量控制病组总权重超出控制指标时，在总权重不变的前提下，调整相应的DRG病组付费权重。总量控制病组随着DRG付费改革的进行及医保基金支出情况作适时调整，2021年总量控制病组共计21个。

可以看到，总量控制病组都是例数非常多的病组，简单理解就是这个病组可能年初给的权重和年底结算权重不一样，如果例数超了，就会降低该病组的权重，如BR23年初给的权重为0.7927，到年底如果该病组总病例数超了，BR23最终结算权重就会低于0.7927。因此，医院在选择什么样的病组做临床路径时，总量控制病组都属于竞争病组，必须要做临床路径，严格控制病组成本。

第三节　DRG付费局端测算方案中点数点值法解读

一、DRG点数点值法的测算方法及特点

DRG点数点值法是参照各疾病诊断相关分组权重标准，运用工分制原理，建立不同疾病组医疗费用与权重之间的相对比价关系，换算出每个DRG组的点数，并以病组点数来分配区域内医保基金的付费方式。其计算逻辑为：在完成DRG分组后，首先根据过去两年或三年的各DRG组例均住院费用，除以所有病例的例均住院费用，再乘以100或1000，得出各DRG组的基准点数；然后，根据过去两年或三年各级别医院例均住院费用，除以统筹区所有医院的例均住院费用，得到成本调整系数，各

DRG组的基准点数乘以成本调整系数即得到各级别医院各DRG组的病例点数；最后，根据医保月度预算，除以所有医院月度实际入组病例的总点数，确定每个月的浮动点值作为月度预付依据，根据医保年终决算除以所有医院年度实际入组病例的总点数，确定最终的清算点值，病例点数乘以点值即为各个医院某DRG组的付费标准。

DRG点数点值法的特点：一是点数点值法不与医保基金偿付直接关联，运用工分原理，月度点值浮动，清算点值根据基金实际支出预算确定，医疗机构最终能从医保得到多少费用结算，需要年终清算才知道，理论上不必担心基金超支风险，医保能够做到年度的基金收支平衡；二是点数点值法的工分制原理有利于区域内所有医院对总额预算基金的充分竞争，优者优得，产生区域内的良好竞争局面；三是由于点数点值法不与基金偿付直接挂钩，医院没有明确的收入预期，相对费率法更容易产生冲量和冲点行为，更容易产生点值下降的政策风险。因此，对于医保部门而言，选择点数点值法的政策管理侧重重点在于如何控制住院数量的增长，即管控好人数人次比的增加。

DRG点数点值法是中国医保人的本土创新和因地制宜的智慧创造，2016年7月1日起始于浙江省金华市。金华医保人在引进美国MS-DRG分组方法和学习江苏淮安点数法基金分配方式基础上，探索出了DRG本土创新版本的改革经验。试点改革第一年，当地出现"穿底"风险的医保基金便得到有效管控，当年基金结余311万元，同时全市住院次均费用下降170元，医疗机构提质控费、合理诊疗、资源下沉、调整成本结构和优化临床路径等支付杠杆的引导效果明显。

随后，金华经验被柳州、佛山、攀枝花、红河州、台州、衢州、徐州等地区借鉴，涌现出更多的结合本地实际的政策创新样本。目前，DRG点数点值法的覆盖城市50余个，比实施权重费率法的城市要多且更具有统筹区的代表性，既覆盖了发达地区、欠发达地区、老工业城市和新型发展城市，也被浙江省和广西壮族自治区在省（自治区）域内全面推广，为国家DRG付费方式改革积累了丰富和宝贵的地方探索经验。

二、某省级DRG试点城市使用点数点值法局端测算解读

1. 某省级试点DRG城市点数点值法测算后反馈给医院的数据

前面讲过各DRG组例均住院费用除以所有病例的例均住院费用再乘以100或1000得出各DRG组的基准点数，本案例中的基准点数是乘以100。

表1-13为一亏损的居民医保正常病例，该病例的出院科室是内2（四楼），主要诊断是肺恶性肿瘤，入ER15呼吸系统肿瘤，不伴并发症或合并症，该病组权重为0.96，基准点数是权重乘以100的结果，基准点数为95.54，该病组在该医院的成本系数（根据过去两年或三年各级别医院例均住院费用，除以统筹区所有医院的住院例均费用，得到成本调整系数）为0.81，最终该病例的拨付点数为77.05，每点数费用（或者叫点值）为75.94元。最终计算得出该病例所属DRG病组的拨付金额（支付标准）为5851.18元。该病例实际医疗总费用为6403.53元，盈亏额为-552.35元，盈亏率为-8.63%。

表1-14为一盈利的居民医保正常病例，该病例的出院科室是内2（五楼），主要诊断是2型糖尿病伴多并发症，入KS15糖尿病不伴并发症或合并症，该病组权重为0.8，基准点数是权重乘以100的结果，基准点数为79.67，该病组在该医院的成本系数为0.71，最终该病例的点数为56.29，同一家医院的病例，所以每点数费用都是75.94元。最终计算得出该病例所属DRG病组的拨付金额（支付标准）为4274.66元。该病例实际医疗总费用为4263.06元，盈利11.60元，盈亏率为0.27%。

表1-15为职工医保的高倍率病案，该病例有追加点数98.84，总医疗费用为16785.42元，亏损5518.62元，需要进行成本控制，找到亏损的原因。

2. 为什么要在基准点数的基础上设置成本系数？

从前面的案例中可以看到，每一个病组有基准点数，还有一个成本系数，为什么要在基准点数的基础上设置成本系数？

在推行医保按DRG/DIP付费的初始阶段，为了提高医疗机构参与医保按DRG/DIP付费的支付方式改革的积极性和主动性，尽量减少在实施过程中可能出现的阻力和障碍，确保工作顺利开展和有效推进，合理体现不同等级医疗机构之间医务人员的技术劳务价值和运营成本，许多地方基于现阶段的实际情况，在病种支付标准中根据医疗机构的不同等级设置了不同的成本系数，或者叫等级系数。

成本系数的计算方法主要有两种：

第一种为单系数设置。对所有DRG病组同一等级医疗机构设置同一的成本系数。计算公式如下：

成本系数 = 某等级医疗机构所有DRG病组的例均费用/统筹区内所有DRG病组的例均费用

表1-13　患者A入组情况表

住院号	参保人姓名	基金类型	病例类型	分组编码	分组名称				
125880	A	居民	正常病例	ER15	呼吸系统肿瘤，不伴并发症或合并症				
RW	基准点数	成本系数	病例点数	追加点数	扣除点数	人工调整点数	拨付点数	每点数费用/元	拨付金额/元
0.96	95.54	0.81	77.05		0		77.05	75.94	5851.18
医疗总费用/元	盈亏额/元	盈亏率	统筹基金支出/元	结算入院诊断	结算出院诊断	主要诊断编码	主要诊断名称	主要手术编码	主要手术名称
6403.53	-552.35	-8.63%	3973.27	肺恶性肿瘤	肺恶性肿瘤	c34.900	肺恶性肿瘤		
入院日期	出院日期	出院结算日期	人员类型	参保类型	参保人ID	参保人	出院科室	床位号	医生
2020/12/26	2021/1/6	2021/1/6	城乡居民医疗	基本医疗	4283824	A	内2（四楼）	32	左医生

表1-14　患者B入组情况表

住院号	参保人姓名	基金类型	病例类型	分组编码	分组名称	人工调整点数	拨付点数	每点数费用/元	拨付金额/元
125898	B	居民	正常病例	KS15	糖尿病，不伴并发症或合并症				
RW	基准点数	戒本系数	病例点数	追加点数	扣除点数		56.29	75.94	4274.66
0.8	79.67	0.71	56.29		0				
医疗总费用/元	盈亏额/元	盈亏率	统筹基金支出/元	结算入院诊断	结算出院诊断	主要诊断编码	主要诊断名称	主要手术编码	主要手术名称
4263.06	11.60	0.27%	2347.97	糖尿病	特指糖尿病	e11.700	2型糖尿病伴多并发症		医生
入院日期	出院日期	出院结算日期	人员类型	参保类型	参保人ID	参保人	出院科室	床位号	
2020-12-26	2021-01-02	2021-01-02	城乡居民医疗	基本医疗	4419246	B	内2（五楼）	31	左医生

表1-15　患者C入组情况表

住院号	参保人姓名	基金类型	病例类型	分组编码	分组名称	人工调整点数	拨付点数	每点数费用/元	拨付金额/元
125916	C	职工	高倍率病例	QT19	凝血功能障碍，伴或不并发症或合并症				
RW	基准点数	成本系数	病例点数	追加点数	扣除点数	统筹基金支出/元	结算入院诊断	结算出院诊断	
0.57	57	1	56.8	98.84	0	13136.49	155.64	72.39	11266.80
统筹拨付金额/元	中心报销奖罚金额/元	追加金额/元	医疗总费用/元	盈亏额/元	盈亏率	出院结算日期	血小板减少症	血小板减少症	
7155.62		7155.62	16785.42	−5518.62	−32.877%	2021-01-11			
主要诊断编码	主要诊断名称	主要手术编码	主要手术名称	入院日期	出院日期				
d69.300	特发性血小板减少性紫癜	99.03001	输血	2020-12-27	2021-01-11	2021-01-11			
人员类型	参保类型	参保人ID	参保人	出院科室	床位号	医生	申诉说明	分组调整原因	期望主要诊断名称
基本医疗	基本医疗	4430927	C	内2（五楼）	54	左医生			

第二种为多系数设置。对不同DRG病组在同一等级医疗机构设置相对应的成本系数。计算公式如下：

同等级医疗机构某DRG病组成本系数 = 同等级医疗机构的某DRG病组的例均费用/统筹区内某DRG病组所有病例的例均费用

尽管按第二种办法设置成本系数可能会更加合理一些，但根据已经实施DRG付费的地区来看，为了操作简便，选择第一种的地方更多一些，医疗机构大多也能够接受。

上面对设置成本系数的必要性进行了分析，主要是为了体现不同等级医疗机构之间医务人员的技术劳务价值和运营成本。事实上，对于一些本地普遍开展、临床路径明确、并发症或合并症少、诊疗技术较为成熟的病组，不同等级医疗机构医务人员的技术劳务价值其实大致相当（举个例子，对于一般成年人来说，肌内注射的技术劳务价值在一级、二级、三级医疗机构之间其实并没有太大差别），区别是不同等级医疗机构的运营成本。

在实施DRG的起步阶段，根据医疗机构的不同等级设置不同的成本系数，有其现实必要性。随着DRG付费的广泛开展，不同医疗机构对基础病组会取消成本系数的设置，实现"同城同病同价"，通过发挥医保支付的"杠杆作用"和"指挥棒效应"，从而助推分级诊疗，可能是未来的发展趋势。目前，有部分地区正在积极开展探索和试点，也初步取得了一些成功经验，具体在前面一节已经详细介绍。

为了保证工作的顺利开展，在积极推进的同时要稳妥操作，分步实施。实施的第一阶段应当是对一些临床路径明确、并发症或合并症少、诊疗技术较为成熟的病组，在不同等级医疗机构之间设置相同的成本系数，从而助推分级诊疗工作的开展。在经验逐渐成熟之后，逐步扩大取消成本系数设置的病组范围，实现"同城同病同效同价"，进而助推医疗机构不断加强内部改革和提升精细化管理水平，从而为人民群众提供更高质量、更有效率的医疗服务。

3. 高倍率病例点数计算方法及案例分享

高倍率病例的界定：该病例能够正常入组，但其住院总费用高于本DRG病组次均住院费用的高倍率界值。高倍率界值的设定实行阶梯倍率：病组基准点数＜100的病组，高倍率病例界值定为病组例均费用的3倍；病组基准点数≥100

且＜250的病组，高倍率病例界值定为病组例均费用的2倍；病组基准点数≥250的病组，高倍率病例界值定为病组例均费用的1.5倍。

高倍率病例的点数＝该DRG病组基准点数×成本系数＋追加点数

其中，追加点数＝［（该病例实际发生住院总费用−该病例不合理费用）/所有试点医疗机构该DRG病组历史次均住院费用−高倍率界值］×该DRG病组基准点数

案例分享：神经内科典型高倍率病例盈亏计算。某病例，住院41天，总费用28170.46元，当地职工医保。主诉：左下肢活动不利2天伴言语不利9小时。主要诊断：脑干梗死，主要手术：肠内高营养。分组：BR25，脑缺血性疾病，伴或不伴并发症或合并症。基准点数99.38，成本系数0.84，所有医疗机构该病组次均费用7837.59元，该病组在该医院的实际费用为28170.46元，费用倍率3.594，属于高倍率病例。

按照高倍率病例的点数计算公式：

高倍率病例的点数＝99.38×0.84＋（28170.46/7837.59−2）×99.38＝241.89

该病例的点数为241.89，该地区每点数的值为82.99元，DRG支付价＝241.89×82.99＝20074.45（元），该病例盈亏为：20074.45−28170.46＝−8096.01（元）。

4. 典型低倍率病例及点数计算方法

表1-16为居民医保的低倍率病例。低倍率病例的界定：该病例能够正常入组，但其住院总费用低于本DRG病组次均住院费用的低倍率界值（试点阶段暂定为0.4倍）及住院天数小于2天的病例。

低倍率病例的点数＝该DRG病组基准点数×（该病例实际发生住院总费用/所有试点医疗机构该DRG病组历史次均住院费用）

最高不超过对应病组基准点数×低倍率界值，其中住院天数小于2天的病例最高不超过对应病组基准点数。

5. 无法正常入组病例的点数计算方法

整组单议病例（非稳定病组、新技术组、年度新增病组）、历史缺失病组、未入组病例、大于60天病例的点数＝（该病例实际发生住院总费用−该病例不合理费用）/全部DRG住院次均费用×100

表1-16　患者D入组情况表

住院号	参保人姓名	基金类型	病例类型	分组编码	分组名称	人工调整点数	拨付点数	每点数费用/元	拨付金额/元
126366	D	居民	低倍率病例	ES13	呼吸系统感染/炎症，伴并发症或合并症		32.82	75.94	2492.35
RW	基准点数	成本系数	病例点数	追加点数	扣除点数	主要诊断编码	主要诊断名称		
0.83	83.32	0.69	32.82	0.00	0.00	j98.414	肺部感染		
医疗总费用/元	盈亏额/元	盈亏率	统筹基金支出/元	结算入院诊断	结算出院诊断	参保人ID	出院科室		
2588.59	-96.24	4%	1084.24	肺部感染	肺部感染	4253654	医生		
入院日期	出院日期	出院结算日期	人员类型	参保类型	参保人	床位号			
2021-01-08	2021-01-11	2021-01-11	城乡居民医疗	基本医疗	D	23	左医生		

6. 月度点值计算

月度点值 =［月度DRG医保基金住院预算总额 +（月度DRG结算住院总费用−月度DRG结算按项目付费统筹支付总额）］/试点医疗机构住院月度总点数

若该月度DRG医保基金住院预算总额大于月度DRG结算按项目付费统筹支付总额，该月度DRG医保基金住院预算总额调整为月度DRG结算按项目付费统筹支付总额，当月预算基金结余额滚存累积至次月预算基金额度内。

7. 试点医疗机构DRG月度拨付额计算

病例月度预拨金额 =［（月度点值×该病例的预拨点数）−（该病例住院总费用−该病例按项目付费统筹支付费用）］×预拨比例

各试点医疗机构DRG月度住院拨付额 = $\sum$ 各试点医疗机构当月病例月度预拨金额−各医疗机构当月审核扣款

对于参保人员在出院后7日内，再次以同一DRG住院的，前一次住院的医疗机构获得该病例的费用减半计算（精神类疾病除外）。

原则上，每月以各试点医院DRG住院结算金额的80%进行实际拨付（拨付比例按考核办法相关标准进行动态调整）。

三、医保版DRG与DIP最终融合到DRG点数法

从国家医保"十四五"规划和DRG/DIP三年行动计划来看，"十四五"期间，DRG和DIP将结合各统筹的改革基础条件实际进行双轨扩面，以完成"四个全覆盖"和"降低按项目付费占比"的改革目标。

单病种收费仅仅覆盖有限的疾病分类，执行中，医院很容易以各种借口将医疗资料耗费多的病例从单病种补偿体系中剔除，以实现单病种的盈利，所以单病种收费是试行于服务项目收费改革的初级阶段，虽然我国有些省份开始实行，但到目前为止，世界上尚没有一个国家实施基于单病种的全面医保付款方案。DIP本质上是拆分得更细的单病种点数付费，将既定发生的真实医疗费用数据折算成各细分病种分值，比DRG简单且易操作。特别对病案数据质量比较差、实施DRG不成熟的统筹地区而言，选择DIP付费，可以夯实改革基础，为向DRG付费转化做前置准备。同时，国家在短期内推行DIP付费的另一重要原因在于，DIP是采取点数法，与费率法相比更有利于管控医保基金的超支风险。

　　DRG点数法既体现了DRG权重费率法在科学分组方法和DIP有效管控医保基金方面的优点，又避免了分组过细、临床参与不足和医保基金超支风险，还利于建立统一的综合点数法管理体系，推进地方医保的精细化管理创新。

　　相对于年初根据预测的统筹基金预算和医疗机构总权重测算出各级别医疗机构的基准费率，浮动费率法多了一道操作程序，即年初测算的基准费率只供月度预付参考，医保年末DRG清算时，会重新根据支出预算额度测算各级别医疗机构的实际结算基准费率。实质上，浮动费率法类似于点数法，也类似DIP的分值单价中预算单价和结算单价的逻辑，医疗机构年末才能知道实际的病组定价标准。江苏省无锡市和湖北省武汉市是该转化路径的典型代表城市，且两个城市都是国家DRG试点城市。

　　以无锡市为例，该市从2017年开始推行DRG付费改革，2018年正式启动实施"DRGs-PPS"项目试点，2019年入选国家DRG付费改革试点城市。为了防范DRG固定费率法可能出现的基金超支风险，无锡市在国家试点初期进行制度设计时，印发了《无锡市按疾病诊断相关分组（DRG）付费国家试点工作实施方案》和《无锡市2020年DRG付费结算办法（试行）》，将DRG固定费率转向为DRG浮动费率，即级别医疗机构的基础费率根据该级别医疗机构年住院费用的实际结算总额确定。

　　由于DRG固定费率法明确了每个病组的定价标准，对比按项目付费结算，可能存在导致医保基金超支更严重的政策风险，且如果出现超支，医保需要进行权重调整，也可能出现与医疗机构的矛盾问题。因此，实践DRG固定费率法的统筹区可能会向DRG点数法转化。云南省大理白族自治州是该转化路径的典型代表。

　　大理州于2018年启动了DRG费率法改革工作，初期选择了全州15家二级以上公立医院（不含民营、专科、中医和妇幼保健）和职工医保基金进行模拟运行。在2020年医保年度实际结算时，DRG费率法出现了试点医院诊疗人数大幅增长、基金超支严重等问题，同时医保中心在月度结算时，经常进行人工调整权重及费率，管理较为混乱。因此，自2020年下半年开始，大理州医保局多次召开DRG改革研讨会，并赴金华、柳州等DRG点数法改革城市调研学习。在2020年年底，大理州将DRG费率法向DRG点数法转化，并于2021年1月25日印发《大理州基本医疗保险住院费用按疾病诊断相关分组（DRGs）点数法付费实施细则（试行）》，启动DRG点数法对全州所有医疗机构、所有医保项目全覆盖的结算模式。

DIP向DRG点数法转换是相对容易的，分值和分值单价的逻辑与点数和点值的逻辑完全一致，第二章对DIP的解读中也会谈到。前期实践DIP付费的统筹地区，已经具备了点数付费和点数管理经验，最大的转化工作是按CHS-DRG分组标准重新进行病例组合，即技术分组转化，或者通俗来说"套个分组器"。江西省南昌市和广东省汕尾市是该转化路径的典型代表城市。

以汕尾市为例，该市于2018年按照广东省人社厅的病种分值付费改革要求，启动DIP付费改革。经过2018年和2019年共两年的试点探索，汕尾市在技术分组、分值谈判、政策制定等方面积累了一定经验。为了更好地实现精准支付，汕尾市于2020年开始实施DIP向DRG点数法的探索工作。2020年下半年，汕尾市医保局向广东省医保局申请由DIP付费转向为DRG点数法付费，并得到省医保局同意，成为广东省DIP付费向DRG点数法付费转化的唯一省级试点城市。经过2021年的调研学习、改革培训、DRG分组、点数测算、结算办法和经办规程等政策制定，汕尾市已经实现了DIP付费向DRG点数法付费转化。

再看南昌市，《南昌市2020年度基本医疗保险"总量控制下病组分值付费"结算办法中〈病组分值表〉、基准病组住院总费用、〈费用系数表〉、医疗服务质量系数考核指标项目及权重》的通知中，明确2020年基准病组为"阑尾切除术，不伴有并发症或合并症"，分值为1000分，基准病组上年度定点医疗机构住院总费用为11020.10元，每分值金额为11.02010元（前三年数据测算），每年度根据实际预算和分值重新测算。

具体测算出的部分病组分值如表1-17所示。

同时，明确了2020年度二级、三级定点医疗机构《费用系数表》、医疗机构编号、医疗机构名称、病组编号、病组名称及费用系数。南昌市总量控制下病组分值付费对医疗机构的医疗服务质量考核指标项目、计算公式及权重的规定也非常细，包括：重复主要增长率、人均住院费用增长率、实际报销比例、平均住院天数增长率、疾病诊治编码数据上传准确率，以上五个指标项目权重占比分别为20%、20%、25%、25%、10%。

表1-17　南昌市病组分值表

病组编码	病组名称	病例数	医保对应分值	医院费用系数	DRG支付价/元
ES11	呼吸系统结核，伴有严重并发症或合并症	276	1219	1.1463	13437
ET23	慢性气道阻塞病，伴有一般并发症或合并症	210	807	1.2165	8897
ET21	慢性气道阻塞病，伴有严重并发症或合并症	171	983	1.1729	10833
ES23	呼吸系统感染/炎症，伴有一般并发症或合并症	148	692	1.1688	7625
EJ11	呼吸系统其他手术，伴有严重并发症或合并症	147	1723	1.1143	18991
EJ13	呼吸系统其他手术，伴有一般并发症或合并症	144	1354	1.1141	14925
ES13	呼吸系统结核，伴有一般并发症或合并症	135	1060	1.1665	11680
RW13	恶性增生性疾患治疗后的随诊检查，伴有一般并发症或合并症	42	469	1.0824	5172
RE13	恶性增生性疾患的化学和/或靶向、生物治疗，伴有一般并发症或合并症	39	1292	1.1475	14237
YR11	HIV相关疾患，伴有严重并发症或合并症	37	1529	1.1041	16847
ES21	呼吸系统感染/炎症，伴有严重并发症或合并症	30	1095	1.1430	12070
RU13	与化学和/或靶向、生物治疗有关的恶性增生性疾患，伴有一般并发症或合并症	30	933	1.1242	10279
FN11	外周动脉经皮血管内检查和/或治疗，伴有严重并发症或合并症	28	4860	1.0894	53560
RU15	与化学和/或靶向、生物治疗有关的恶性增生性疾患，不伴有并发症或合并症	27	793	1.1466	8744
HZ13	其他肝脏疾病，伴有一般并发症或合并症	26	713	1.1371	7862
ES25	呼吸系统感染/炎症，不伴有并发症或合并症	23	416	1.2377	4587
ET25	慢性气道阻塞病，不伴有并发症或合并症	21	697	1.1455	7686

第四节　DRG付费下中医治疗如何体现特色疗效价值

一、中医医保支付方式的探索

国家重视中医发展，一直积极探索中医的DRG支付，"中西医并重"是自1997年起确立的卫生工作方针。深化医药卫生体制改革进程中，政府对中医医院（民族医院）投入持续倾斜，统筹考虑中医药特点，建立有利于中医药特色优势发挥的运行新机制，初步形成了包含中医医院、中西医结合医院、民族医医院、中医骨伤医院、中医专科医院（不含中医骨伤医院）在内的中西医结合医药卫生体制。

党中央、国务院高度重视发挥医保对促进中医药传承创新发展的作用。2019年印发的《中共中央 国务院关于促进中医药传承创新发展的意见》明确提出"完善中医药价格和医保政策"。在此前出台的医改相关政策性文件中也都明确提出医保鼓励中医药服务提供和使用的政策措施，如2015年国务院办公厅印发的《关于全面推开县级公立医院综合改革的实施意见》等文件明确要求"逐步扩大纳入医保支付的医疗机构中药制剂、针灸、治疗性推拿等中医非药物诊疗技术范围"，2017年国务院办公厅印发的《关于进一步深化基本医疗保险支付方式改革的指导意见》明确提出"探索符合中医药服务特点的支付方式，鼓励提供和使用适宜的中医药服务"。

在医疗服务价格方面，我国一贯重视支持中医药事业的继承发展，明确要求各地在推进医疗服务价格改革的过程中，应重点提高包括中医在内的技术劳务类医疗服务价格。"十三五"期间，各省份已设立中医医疗服务价格100～300项不等，绝大部分省份上调了半数以上的中医医疗服务项目价格。2019年12月，国家医保局会同相关部门印发《关于做好当前医疗服务价格动态调整工作的意见》（医保发〔2019〕79号），指导各地按照"设置启动条件、评估触发实施、有升有降调价、医保支付衔接、跟踪监测考核"的基本路径，整体设计本省份动态调整机制。

在诊疗项目管理方面，国家层面采取排除法制定了基本医疗诊疗项目目录，除了非疾病治疗和辅助性治疗等项目，其余符合规定的治疗性中医诊疗项目可由医疗保险基金按规定予以支付。

2018年国家医保部门确定了130个按病种付费推荐病种，没有排除对这些病种治疗使用中医方法，同时考虑中医特点，专门提出了8个中医特色病种，包括混合痔外剥内扎术、环状混合痔切除术、高位复杂肛瘘挂线治疗、肛周脓肿一次性根治术、肱骨干骨折手法整复术＋骨折夹板外固定术、闭合性桡骨远端骨折手法整复术＋骨折夹板外固定术、锁骨骨折非手术治疗、髋关节骨折非手术治疗。

此外，国家医保部门支持各地根据当地实际，逐步扩大中医特色病种按病种付费范围。目前在广东、山东等省的一些统筹地区，中医按病种付费开展较好，在保证医疗服务质量和水平的同时，有效控制了医保支出和患者负担。

2019年9月，国家医保局有关负责同志专门赴中国中医科学院，与相关医疗机构代表、专家等开展座谈，深入交流了中医按病种付费的现状和未来方向，并确定开展基于医保支付的中医优势病种项目研究，在现有的工作基础上深入研究，形成适应医保管理需求的具有中医优势特色的病种分组方案，供有条件的地区选择应用。

为了支持中医药服务发展，按疗效价值付费的基础是中西医治疗同病同效，确保医疗质量，确保治疗效果，确保患者对治疗效果做出"有效"的评判。通过严格病案质量管理，强化出入院指征考核，细化患者疗效评判考核，对"分解住院""挂名（床）住院""不符合入出院指征住院""高套点数"等量化考核奖罚点数指标，规范运行，逐步扩大和调整按疗效价值付费病种，促进传统中医药健康发展。

二、DRG付费下中医治疗特殊性分析

1. DRG分组编码系统的特殊性

目前，DRG分组使用的是医保编码系统，RW计算中提取的数据是区域内所有医疗机构的数据，在这些医疗机构中，西医综合医院占有绝对多的比例，这样测算出的RW更多倾向于西医综合医院，中医院重点特色项目（中医及民族医诊疗类七大类收费项目）属于中医临床诊疗术语，在ICD-9中无对应编码，导致该诊疗类收费无法被DRG分组器识别和读取，如果没有单独的政策和措施，在DRG分组中将无法体现出中医特色，而且这些特色项目所在的DRG组，因为操作编码未被读取，相比较西医院的病案，会显得费用较高，未来将可能导致入组费用出现极值异常，这个在后面会以"桡骨骨折"患者入组为例来详细解读。因此，DRG是西式产物，中医从某种程度来说难以适从。

我们整理一下，共有202条中医及民族医诊疗类项目在ICD-9中无对应编码，具体如表1-18所示。

2. 某大型省级中医院亏损病种前12位分析

某DRG国家试点城市，当地最大的中医院分组测算的数据显示（表1-19），较为集中的病组都是中医特色项目开展较好的病种，如果未来各地级市医保按照这样的支付方式执行付费，中医院将会有巨大的风险，更会深刻影响中医药事业的发展。

表1-18　中医及民族医诊疗类项目表

中医及民族医诊疗类项目		项目数
（一）中医外治		13
（二）中医骨伤		16
（三）针刺与灸法	灸法	12
	针刺	32
	拔罐法	7
	其他针灸治疗	18
（四）推拿疗法		67
（五）中医肛肠		22
（六）中医特殊疗法		10
（七）中医综合		5
合计		202

表1-19　某大型省级中医院预测收入降低的前12位DRG组（入组病例数＞300例）

序号	DRG	DRG中文名称	入组病例数	总收入变化/万元
1	BR29	脑缺血性疾患	5784	−1859
2	IU29	颈腰部疾患	4328	−1086
3	BZ13	神经系统其他疾患，伴并发症或合并症	1223	−559
4	BR13	颅内出血性疾患，伴并发症或合并症	1128	−136
5	GW19	食管炎，胃肠炎	923	−492
6	IU19	骨病及其他关节病	726	−226
7	RU19	与化学和/或靶向、生物治疗有关的恶性增生性疾患	720	−227
8	GZ19	其他消化系统诊断	657	−258
9	IZ29	骨骼、肌肉、肌腱、结缔组织的其他疾患	402	−100
10	BZ11	神经系统其他疾患，伴严重并发症或合并症	333	−52
11	KS19	糖尿病	323	−142
12	BZ15	神经系统其他疾患，不伴并发症或合并症	306	−202

从入组病例数＞300例的病组，可以看到这12个病组全部为亏损病组，亏损额度最高的是BR29脑缺血性疾患，总共5784例，例均亏损3214元。

3. 某县级中医院整体测算盈亏情况分析

1）按基金类型盈亏分析（表1-20）

表1-20　某县级中医院医保反馈表（按基金类型）

按基金类型	住院人次	医疗总收入/元	DRG付费核算费用/元	盈亏额/元	盈亏率/%
职工	2013	13335576	12388777	−946799	−7.10
城乡居民	7366	48640419	48977644	337225	0.69
全院	9379	61975995	61366421	−609574	−0.98

该医院2021年全年出院病例数9379人，医疗总收入61975995元，DRG付费核算费用为61366421元，亏损609574元，略亏0.98%。职工医保患者亏损率7.1%，城乡居民医保略有盈利，盈亏率0.69%。

2）按病例类型盈亏分析（表1-21）

表1-21　某县级中医院医保反馈表（按病例类型）

病例类型	住院人次	医疗总收入/元	核算费用/元	盈亏额/元	盈亏率/%
高倍率病例	56	4785983	3164571	−1621412	−33.88
低倍率病例	2557	7911003	7404011	−506993	−6.41
正常倍率病例	6585	45552113	48218915	2666802	5.85
单议病组病例	1	29722	19097	−10624	−35.75
康复1	172	3616521	2517610	−1098912	−30.39
康复2	8	80652	42218	−38435	−47.65
全院	9379	61975995	61366421	−609574	−0.98

可以看到，主要的亏损来自高倍率病例，56例高倍率病例产生了1621412元的亏损，全院的亏损总额为609574元，只要解决了高倍率病例的亏损，全院就可以实现DRG付费的盈利。

3）按科室的盈亏分析（表1-22）

表1-22　科室盈亏分析表

科室名称	住院人次	医疗总收入/元	核算费用/元	盈亏额/元	盈亏率
ICU	195	7792839	6651734	−1141104	−14.64%
特需病区	5	404791	246661	−158129	−39.06%
妇产科	1319	7474357	7209672	−264685	−3.54%
骨科	798	6106686	5930950	−175736	−2.88%
内1	2984	13444729	15201560	1756831	13.07%
内2	1962	9685958	10164402	478444	4.94%
外科	1922	13105486	13189922	84435	0.64%
康复	192	3956623	2767266	−1189357	−30.06%
眼科	2	4524	4253	−271	−6.00%
全院	9379	61975995	61366421	−609573	−0.98%

从科室角度分析，ICU的亏损金额为1141104元，但ICU的考核主要不是盈亏，更多应该关注该科室患者的抢救成功率、死亡率等指标。康复科的亏损金额也比较高，达到了1189357元。对康复类病例，该地区的DRG付费政策有单独的付费标准，具体见表1-23。

表1-23　康复类病例日点数法付费标准

康复类型	康复阶段	床日均费（需折合成点数）/（元/天）
中枢神经损害，如脑损伤、脑卒中后康复、脊柱损伤后康复	1～40天（第一阶段）	450
	41～90天（第二阶段）	250
	>90天（第三阶段）	150
有明显功能障碍的周围神经性肌肉损伤、急慢性肌肉萎缩的康复以及骨折后康复（大关节）	1～20天（第一阶段）	300
	21～90天（第二阶段）	150

注：康复病例按同一参保人同一康复类型累计康复住院时长，不同康复类型不进行累计。

该地区康复类病例的支付政策还是好的，但不是每个地区都是上述政策，很多地区对于康复类病例没有单列支付标准，还是统一列入DRG支付，或者略微给予一定的调节系数。

4. 广西柳州中医DRG按疗效价值付费实践

柳州市作为DRG付费先行先试的地区，对中医按疗效价值付费进行了全方位的探索实践。

2020年12月27日，86岁的柳州市民陈如君（化名）在商场上楼梯时跌倒，右髋部、右腕部着地，肿胀疼痛持续了4个小时后，她来到了离家最近的柳州市中医医院就诊。西医和中医的双诊断得出了一致的结果：桡骨远端骨折。

X线片确定骨折位置后，她经过一名有25年从业经历的骨外科出身中医的手法复位，用透气性好的沙树皮夹板固定，住院12天。在5000元左右的医疗费用中自付15%（750元左右）后，她不会想到，这次不需要二次住院取钢板、仅在复位时感到几十秒钟疼痛的住院治疗，将同时给自己和医保基金节省数千元，医院也获得了1万多元的"利润"（医保基金结余留用）。

这是柳州市在2017年7月实行DRG医保付费以来，又在2018年开始尝试的"中医疗效价值付费"。这种新的医保支付方式，是以西医为主的DRG医保支付的补充。它将和西医取得同样效果但成本更低的一些中医治疗方式纳入了医保支付体系，节省医保费用和患者花费，医院赚取更多的结余留用资金，这样不仅留存了一些传统的中医治疗方式，而且发扬光大。

多年以来，骨科住院的骨折患者中有1/3需要动手术，2/3的患者不需要手术，保守治疗（既包括中医的手法复位治疗，也包括西医的石膏外固定治疗）即可以康复。外科手术和中医保守治疗双管齐下，一直是中医院的优势，科室医生大多持有中医执证，既可以做骨折的外科手术，也可以做中医的手法复位；但是在西医院，有同等资质的中医医生很少，即使在西医院的中医科，医生大多也不是骨科专业，因此，遇到达到手术指征的骨折患者，西医为主的医院大多是手术治疗。采用中医保守治疗的骨折患者，不需要手术放钢板、取钢板，不仅住院时间短，患者痛苦少，花费也少。

2018年年初，柳州市的DRG支付已经囊括了所有病种，在中医如何入组问题上，相关疾病的病例首页需要填写双诊断结果，以骨折为例，中医诊断为骨折病和气滞血瘀证，西医则诊断为具体的掌骨骨折或桡骨远端骨折等，最后疾病的支付则按照西医的诊断编码入组。

DRG是一种起源于西方、基于西医的疾病诊断库进行分组付费的工具，一个重要的分组规则是基于治疗的成本，分为手术组和非手术组。一般情况下，手术组的费用都比非手术组高，也就是说，同一种疾病，如果最终的治疗结果是一样的，那么手术组的成本会高于非手术组，医保支付的总额，手术组也大于非手术组。

这样带来的问题是：中医的复位手法治好了骨折患者，出院填写病案首页，治疗方法只能进入内科的DRG分组，而内科组的点数基本上只有手术组的1/10。同样把骨折治好，得到的医保支付只有西医的1/10。事实上，在实施DRG点数法付费之前，这种现象同样存在，只是采取DRG点数法后，中医医院在心理上觉得更加不公平。如果不做改变，那么在骨折患者的治疗上，不管是以西医为主的医院还是中医院，都倾向于手术的方式。

这意味着，如果陈如君这样的骨折患者在2018年进了中医院，她面临的治疗很可能和西医倾向的方式一致：手术、打钢板，在打钢板后一年左右，又要进行第二次手术，取掉钢板。

两种治疗方式的费用差距是10倍！骨折手术的DRG支付价是3万元左右，如果用中医的复位、夹板非手术方法治疗，只能入组内科，DRG支付价只有手术组的1/10即3000元左右。

只要骨折手术的成本少于3万元，差价就是医院"赚取"的，一般而言，骨折手术医院能赚1万元左右；而骨科的保守治疗，医院的利润下降到几百元甚至是亏本的。在收入差距数倍的情况下，医院显然倾向选择收入高的那一种。

而陈如君这样的患者，如果做骨折手术，自付金额上涨到6000元，比仅采用复位手术贵了5000元，而且她这样的86岁老人还要经受两次手术的痛苦，并面对不可预测的并发症。

我们不能因为做了DRG之后造成一种导向，医院都去做手术，中医的优势项目就会慢慢消失。在柳州市实行DRG三年多以来，医院和医保的谈判机制已经成为DRG固有的一个环节。作为医保支付方，柳州市医保局希望减轻参保群众个人负担和医保基金的支出压力，也希望通过医保支付支持中医的一些特色专科。

当柳州市中医疗效价值付费方案放到讨论桌上时，却遭到了部分西医医院的反对，首先在病种的选择上，双方就有不同意见。中医院选出本院的中医优势学科，把治疗的临床路径、成本费用、疗效评估等一一算好。医保部门组织该专科的中西医专家对相关数据和方案进行分析论证，最后由医院代表对方案进行表决，表决通过即确定为疗效价值付费病种。在柳州市中医院最初提交的方案中，共有80多个病种，但是经过几轮筛选之后，最后表决通过的只有10个——近90%的病种被否决。

这10个病种，骨科病种有7个，包括桡骨远端骨折、锁骨骨折等不同部位的骨折类疾病6个，加上腰椎间盘突出症；肛肠科病种2个，分别为血栓性外痔和混合痔；妇科病种1个，为异位妊娠。对这10个病种，能制定清晰明确的疗效评估的方法，像骨折类疾病，对位对线功能恢复通过影像检查能够直观看到。

以陈如君的桡骨远端骨折为例，在最后落地执行的方案中，中医采取手法复位、外固定治疗及调整、外敷中药膏剂以及中药离子导入治疗4种基本治疗方法。出院的疗效判断则有3个评判标准：骨折局部肿胀减轻、疼痛缓解；外固定有效固定骨折；连续三次规律复查X线检查，骨折对位对线稳定，达到功能复位标准。

病种确定后，另一个争议是病种准入标准，即什么样的患者能入组。

医保部门担心的是轻病患者住院，如腰椎间盘突出症这样的疾病，发病的人群很大，如果医院为了增加收入，将门诊患者收入院治疗，那么会浪费大量的医保基金。

对西医院来说，在全市一个病种总费用固定的情况下，一个病组入组多了，点值就变小，医院在医保端的收入会下降。

最后的解决方法是，能入组"疗效价值付费"的所有病例都要达到入院手术的指征。以腰椎间盘突出症为例，收入住院的指征包括：视觉模拟疼痛指数≥4；影像学检查和西医手术指征同样的标准；在医保定点医疗机构门诊或住院规范治疗1周以上无效等。同时，医保部门将对申报的每一份中医疗效价值付费病历做到专岗审核，专人管理。

此外，入组的中医疗效价值付费，医院还需要接受疗效"保质期"：如果中医疗效价值付费的病例，出院后3月内，患者出现重新住院治疗的，医保报销的费用全部退还；24个月不出现重新住院的，医保才能支付100%。如果患者在3～24个月内出现重新住院，医保支付按固定时间段只报销25%、50%和75%。

在柳州市医保局最初的设计思路里不管用什么方式治好这个病，医保就给多少钱。再以陈如君的桡骨远端骨折治疗为例，如果通过西医手术治疗，医保支付20000元，那么中医的手法复位治疗，医保同样支付20000元。当时西医的专家大多数反对，中医的专家都同意。两种态度背后是成本的迥异。这2万元对于中医院和西医院来说，成本大相径庭。中医手法复位治疗的成本除了医师的人力成本、住院成本，只要用一些活血化瘀的药物，按照DRG付费，医院将在医保上结余留用很多钱。

但是中医的手法复位治疗，按照住院总天数≥12天的限制，住院总费用只要五六千元，如果医保按照100%拨付（两年内患者不重新住院治疗），剩下的都是医院的利润。如此高额的利润，西医院有意见并不让人意外。最后决定中医疗法按西医80%拨付。

2018年6月1日，柳州市医保局发布48号文，包含10个病种的中医疗效价值付费正式落地。

三赢局面之下，政策还需不断完善。从2018年6月到2019年6月的一年时间，柳州市中医医院共开展了576例按疗效价值付费病例——在严格的准入指征和疗效保质期的规范下，之前医保局和西医院担心的入组例数暴增的问题并没有出现，病例数量一直稳定。产生了医保、医院和患者三赢的局面：576例病例，实际产生医疗总费用为294.71万元，平均每例治疗费用为5000多元，节约医保基金近142万元；2019年患者的个人自付费用平均减少1900元；576个患者还将给医院在医保上带来了上百万元的医保结余留用收入，而这些钱都将作为绩效给到相关科室。

这无疑会让医院更积极地探索中医适宜技术的应用。2019年7月起，又新增7个疗效价值付费病种，全部为骨折类疾病，至此，病种数扩展到了17个。出院后，为了避免患者复发再就诊，医院被扣除相应的点数。两年时间内，柳州市中医医院对每一个按照疗效价值付费的患者，都安排专人负责，定期打电话随访。医院要对患者做随访和宣教工作，以使此项改革在不断行进中完善。

5. 四川省攀枝花市中医疗效价值DRG付费实施试点解读

国家医保部门在制定完善各项基本医疗保险政策的过程中，十分注重支持和保护传统中医药。各地也积极开展探索，发挥医保在促进中医药传承创新发展中的关键性作用，如有的地区降低中医医院报销起付线，提高中医药服务报销比例；有的地区遴选中医优势病种开展收付费方式改革试点，探索中西医治疗同病同费。

2020年7月，攀枝花医保局率先实施按中医疗效价值付费，《攀枝花市按中医疗效价值DRG付费实施办法（试行）》已经正式印发，标志着将DRG付费改革探索范围向纵深推进，充分体现传统中医的价值。这也是攀枝花市率先把传统中医住院治疗纳入DRG付费改革范围。

该实施办法首批将外痔病、肛肠病（混合痔病）、骨折病等9个传统中医药治疗的病种按照疗效对应DRG病组等值付费，支持发挥中医药治疗部分疾病的独特优势，稳步推进以DRG付费为主的医保支付方式改革持续深入。

这一做法体现中医优势，确定了按中医疗效价值付费的范围。市内定点医疗机构具有开展中医药住院治疗服务资质，遵循传统中医药服务路径治疗同种疾病，中医药治疗成本低于西医治疗成本并达到相同治疗效果，可选择按中医疗效价值付费，可确定为按中医疗效价值结合病组点数付费的病种，纳入DRG付费结算管理，并根据临床及运行逐步扩大病种范围。

坚持DRG付费，制定办法。在发布的按疗效价值付费病种范围内，对医疗机构收治的符合相应诊断标准、住院治疗遵循中医药服务特点、达到西医治疗同等疗效的病种，实行中西医同病同效同价，按疗效价值付费结合DRG付费，对照医疗机构西医治疗相应DRG病组等量点数、系数，按"按月预付、年终清算"的方式进行结算，纳入攀枝花市病组点数法付费一并支付。

明确临床路径，确保疗效。严格把握收入院标准，明确中医诊断及对应的西医诊断，并根据病情采取相应的中医辨病辨证治疗、中西医结合治疗，实施辨证施护，规范化住院治疗，按西医治疗综合评价疗效指标，达到临床同等疗效标准。同一次住院期间，如中医药治疗失败转西医治疗，则纳入DRG付费。因中医药治疗失败再次入院治疗的，已按疗效价值付费拨付的点数予以全部扣减。

按疗效价值付费结合DRG付费的方式，一般情况下按照以下四步进行。

第一步，选取病种，按照中医药治疗优势特色明显、诊疗规范、路径清晰、疗效确切、风险可控的原则，参考国家中医药管理局科技司的"2020年中医药古籍文献和特色技术传承专项"选取的25个中医优势病种（感冒、咳嗽、心悸、胸痹、不寐、头痛、眩晕、胃痛、泄泻、便秘、消渴、水肿、淋证、哮喘、中风、腹痛、黄疸、痹证、郁证、虚劳、痿证、痫证、癫狂、血证、痰饮），以及各地的实践经验，如青岛市先后选择了面瘫、带状疱疹、丹毒、肛痈、外痔、痛经、便秘病、咳嗽病、面痛病、鼻衄、胆胀、盆腔炎、腰痛病、灼口综合征、口蕈、重度牙周炎16个中医门诊优势病种，结合各地市医保基金负担情况，选定用于中西医关联的病种。

第二步，运用中西医病名对照，厘清已达成共识的中西医病名及对应的ICD-10编码和中医病证诊断编码，形成相应的映射疾病包，以此形成中西医编码关联的依据，对中医病案首页进行核验。

第三步，可以建立中医优势病种的中西医关联，即"出院中医诊断"中的"主病"与"出院西医诊断"中的"主要诊断"和"其他诊断"相关联。以此为抓手，可以改善中医住院病案首页的内容准确性、诊断明确性、治疗规范性，提升病案首页数据质量。

第四步，将中医临床诊疗术语"第3部分：治法"纳入DRG分组，需要对HIS收费数据中的中医特色项目进行补充编码，应在国中医药医政发〔2020〕3号文件中印发《中医病证分类与代码》和《中医临床诊疗术语》的基础上，统一映射各地级市各个医院的首页数据，采集地级市过去3年的历史数据，重新生成DRG分组，重新测算费用标准。

6. 浙江省杭州市DRG对于中医院设置的中医政策系数

杭州市DRG实施政策规定，差异系数是测算基金分配的重要参数，能够衡量同一病组在不同医疗机构之间的平均费用相对高低程度。以下是杭州市的病组差异系数计算公式：

医院病组差异系数 = 60%医院等级系数 + 30%医院成本系数 + 2%CMI值 + 6%个人负担水平标化值 + 2%人头人次比

在国家公立医院绩效考核中，中医院考核激励系数，其中中治率特别重要，可以看到中治率权重为75%，其他各项都是5%，而且只有中治率达标才能得到中医政策系数，否则就是0。具体考核指标见表1-24。

对于中医院来说，杭州市DRG在原有公式基础上增加了中医政策系数。

中医院病组差异系数 = 60%医院等级系数 + 30%医院成本系数 + 2%CMI值 + 6%个人负担水平标化值 + 2%人头人次比 + 中医政策系数

表1-24　中医院的具体考核指标

维度	考核指标	同类均值/%	考核分
患者占比	出院患者中中药饮片使用率	52	5
	出院患者使用中医非药物疗法费用比例	62	5
费用占比	中药饮片收入占药品收入比例	22	5
	住院中医医疗服务项目收入占住院医疗收入比例	4	5
	中药制剂收入占药品收入比例	0.75	5
中治率	中医药治疗收入（中药饮片收入＋住院中医医疗服务项目收入＋中成药收入）占住院医疗收入比例	5	75

2020年获得中医政策激励点数的医院共有42家，增加点数128万点，增加金额约1.8亿元。不仅如此，其他DRG相关指标也有改善：入组率从99.92%升至100%，平均CMI从0.82升至0.95，平均住院日从11.93天降至11.47天，例均费用从14137元降至14013元。简单地说，中医院通过DRG中医政策系数，不仅控制了整体费用，还比西医院获得了额外的资金支持。

7. 对中医院的补偿机制

江苏省常州市医保局高度重视中医药发展，对中医项目专项认证，在DRG方案中制定"中医调节系数"补偿方案，具体如下：

中医调节系数＝1＋本院住院费用中治疗性中医费用占总费用比

治疗性中医费用包括中药（包括中成药和饮片）和中医诊治项目费用，其中中药占比按超出非中医院占比部分计算，中医诊治项目应符合江苏省医疗收费规定中的治疗性诊治项目，经专家评估确定并根据工作实际适时调整。中医调节系数采用谈判协商机制确定，中医医院自愿提出年度中医调节系数目标，未达目标时按实际占比计算。其中，中医医院经中医调节系数后总结付率不超过100%。

第二章
DIP局端测算体系解读

第一节　DIP测算方法及与DRG异同分析

一、病种分值付费在中国的起源与发展

国家医疗保障局在2020年10月14日发布了《区域点数法总额预算和按病种分值付费试点工作方案的通知》（以下简称《试点工作方案》），正式拉开了我国医保基于大数据的病种（big data diagnosis-intervention packet，DIP）分值付费改革的帷幕。

医保病种分值付费从2002年开始已经在全国多个地方进行了尝试，现在推出的方案也是在总结前面的经验基础之上形成的。

医保病种分值付费的"雏形"源于2002年的黑龙江省牡丹江市。江苏省淮安市在调研学习牡丹江点数法改革经验后，于2003年启动，2004年结合总额预算开始在市直医保实际施行。淮安市运用"工分制"原理，通过总额预算管理和点数法相结合方式，将单病种的绝对金额转变为不同病种之间的相对价值，一方面体现了"量入为出"的医保基金分配理念，另一方面点数法实施后，医保不再给单个医疗机构分配总额指标，强化了区域内的医保预算竞争，可以将所有医疗机构的利益捆绑在一起，鼓励医疗机构相互进行竞争与监督。据公开数据显示，淮安市的改革效果显著，2004—2013年定点医疗机构次均住院费用年均增幅只有2.88%，控费效果明显，化解了改革之时的基金穿底风险。

2010年，广东省中山市在学习淮安做法的基础上，分组时增加了疾病治疗方式，引入高低费用异常分值并细化医疗机构系数，形成了病种分值付费改革的中山

样本。2013年，江西省南昌市结合淮安做法和上海、杭州的分等级医疗机构预算管理经验，形成了独具特色的病种分值付费改革的南昌样本。

2013年，宿迁在职工医保中引入病种分值付费；2014年，芜湖在职工医保、清远在基本医保中引入病种分值付费；2015年，东营在城乡居民医保、新余在职工医保、银川在基本医保中引入病种分值付费；2016年，石嘴山、长沙也引入病种分值，东营将实施范围扩大到职工医保；2017年，淄博、安庆、邢台、汕头、珠海和宜昌引入病种分值付费。

2017年11月，广东省在总结中山、清远、汕头三个城市病种分值付费改革经验基础上，出台了《关于进一步深化基本医疗保险支付方式改革实施方案》，提出2017年年底各市实行按病种分值付费病种数不少于1000个。2018年，广东省人社厅联合卫健委印发《关于全面开展基本医疗保险按病种分值付费工作的通知》《按病种分值的病种参考目录》，收录4051个病种，作为各市制定病种范围的参考，同时出台了500个基层病种参考范围，实行同病同价。从2018年起，除深圳和佛山，广东省开始全面实施按病种分值付费，病种数平均超过4000个。

2018年5月，铜川市全面推进病种分值付费；2018年10月，厦门市更新结算办法引入病种分值付费；2018年11月，成都市也开始在基本医疗保险范围内实施病种分值付费。

综合上述改革历程来看，相较于我国的DRG-PPS付费改革探索，我国病种分值付费的起源更早、覆盖的统筹区更多、改革资源差异的代表性城市更为广泛，目前已在各地"遍地开花"，积累的政策经验丰富。特别是广州市引入了基于真实大数据的按病种分值结算做法，即DIP分值付费后，政策改革效果明显，广州市2018年全市新增参保人数86万，增长率7.4%，同期医保住院（含按病种分值付费、指定手术单病种和异地就医住院）总人次146.37万，同比增长7.07%；住院人次人数比从1.81降至1.69，住院总费用增长率从10.71%降低至8.35%，住院总人次增长率从10.75%降低至7.07%。

二、病种分值付费原理及五大核心要素分析

病种分值付费原理可以归纳为五大核心要素：筛选病种、测算每个病种的分值、确定医疗机构系数、辅助目录校正系数的设定和计算病种分值单价。根据这五

大核心要素确定病种分值库，体现出不同病种之间的相对权重，确立医疗机构诊疗病种费用与支付价之间的比价关系，医保再根据区域总额预算确定每个分值的单价，分值乘以单价则是医保对定点医疗机构的基金支付额度。

（一）核心要素一：筛选病种

在筛选病种方面，先行先试地区的主要差异体现在病种范围和归类方法等。

淮安市遵循解决常见病和多发病支付原则，只将这些病例纳入病种分类范围。改革伊始，淮安市将前三年定点医疗机构所有患者的病种及数据（剔除不在医保支付范围内的病种），按照ICD-10进行统一编码，将年度发病率在10例以上的病例（剔除了儿科和产科）纳入病种分值结算，当年为500多种，后来拓展到近900种，这些病种涵盖了当地90%的住院病例。

中山市从2010年7月起借鉴淮安经验开始改革，在淮安做法基础上考虑了疾病的诊疗方式，收集前两年所有定点医疗机构出院患者数据（除产科分娩）约70万份（涵盖参保和非参保），对发生一定例数以上的病例，按主要诊断的ICD-10编码小数点后1位（亚目），再区分不同治疗方式（操作按ICD-9-CM-3）对病种进行归类；在一定例数以下的病例，作为一个特别病种，依此确定分值库。中山市将诊疗方式分为普通和特殊两大类，普通治疗方法分为保守治疗、传统手术、微创手术和介入治疗四种，涵盖96.6%的住院人次和94.5%的住院服务分值。每种疾病按照四种不同治疗方式分别统计平均费用。对因治疗方式特殊且费用较高的某些疾病，增加人工肝治疗、透析治疗、干细胞移植、机械通气、超声乳化、适形放疗、适形调强放疗、体外碎石等14种治疗方式作为特殊治疗方式。

2018年，中山市按ICD-10确定的病种数为2409种，诊治编码数为5562个，最终确定的病种分值库病种数为4655种。中山市的做法后来被其他城市广泛借鉴，这种分类方法的价值在于病种分类过程中体现出同病种之间由于治疗方式不同产生的成本差异。在病种分类过程中，这些城市注重医保与医疗机构之间的沟通，一般会经历3~5轮，而开展较晚的城市则更注重大数据、第三方力量和分类模型的使用。

珠海市于2017年开始实施病种分值付费，选取2013—2016年医保结算病例，按出院临床第一诊断（ICD-10编码标准），对病例数和结算费用累计百分比从高到低选取不少于85%的病种（525种），再结合手术与操作的ICD-9-CM-3编码，采用回归决策树单枝优选法，建立病种手术分组模型，确定了769个病种的分值库。

广州市推进的大数据病种分值付费是在2018年将前三年出院病例的临床主要诊断编码（ICD-10国际版）和手术操作编码（ICD-9-CM-3广东版），通过对术式分类，按照第一诊断及主要手术操作及辅助操作，多轮收敛和合并确定病种分值，确定了12030个病种，包括12005个核心病种和25个综合病种，涉及疾病诊断1688个。与中山市不同的是，广州市没有将治疗方式进行分类，除广州市和珠海市外，广东省其他病种分值付费城市借鉴中山市经验，对治疗方式进行了分类，只是治疗方式的分类和数量不同，像清远市、阳江市、云浮市和韶关市将治疗方式分为18种，江门市分为20种，潮州市分为21种。

在2018年年底实施病种分值付费的成都市，则进一步考虑了并发症与合并症的资源消耗差异，进一步完善分类方法，是最接近DRG做法的地区。成都市以全市定点医疗机构近3年基本医疗保险住院病例的ICD编码为基础，关联第一诊断、疾病主要诊疗方式、合并症或并发症以及患者年龄四个因素，对累计发病例数超过一定数量的疾病进行分组，其中主要操作手术280个、放疗40个、介入治疗34个、化疗43个、活检术3个、肠镜检查4个、内镜下治疗19个、血液透析6个、其他748个，手术及年龄分组8个、年龄分组6个、年龄及并发症分组2个。

（二）核心要素二：测算每个病种的分值

1. 病种分值的测算方法

先行先试地区测算每个病种分值的方法亦有所不同，包括固定参数法和基准病种法两种。

固定参数法是指以历史上该病种的次均医疗费用或次均医保结算费用除以一个固定参数所得的值，即该病种分值＝次均医疗费用/固定参数。在实操过程中，这个固定参数是一个不规则的数值，其目的是防止医生能够简单推算各个病种的费用，防止其依照病种费用治疗疾病和收治患者的道德风险。以江苏省淮安市为例，其固定参数是87元，广东省中山市是61.8元，广东省清远市是98元。

后来改革的城市基本上选择基准病种法。基准病种法是指先确定一个临床路径明确、合并症少、费用相对稳定、发病例数多的病种作为基准病种，以基准病种的次均医疗费用作为基数。基准病种的分值一般设定为1000，即病种分值＝各病种的平均住院医疗费/基准病种的平均住院医疗费×基准病种分值。比如，南昌市的基准病种为胆囊结石伴慢性胆囊炎、银川市为急性化脓性扁桃体炎、长沙市为胆囊结石伴慢性胆囊炎、广州市为阑尾炎经腹腔镜手术、珠海市为腹腔镜下阑尾切除术、成都市为急性化脓性阑尾炎行阑尾切除术。

病种分值根据每一病种费用均值与所有病种的费用均值关系来确定，为综合反映历年疾病及费用的发展趋势，费用均值按照前三年数据1：2：7加权计算。

某病种分值＝该病种组合内病例的平均住院费/全部病例平均住院费×1000

以急性阑尾炎为例，处于该病种组的患者因为接受不同的治疗手段，病种分值也截然不同。

第一种情况：该病种组采取的治疗方式为保守治疗，此时该病种组的平均住院费为4099.00元，全市急性阑尾炎的平均住院费为13385.13元，该病种组的分值为4099.00/13385.13×1000≈306；

第二种情况：该病种组采取的治疗方式为阑尾切除术，此时该病种组的平均住院费为9173.00元，与第一种情况计算方式一致，该病种组的分值为685；

第三种情况：该病种组采取的治疗方式为经腹腔镜阑尾切除术，此时该病种组的平均住院费为13385.00元，同样的计算方式，该病种组的分值为1000。

具体参见表2-1。

表2-1　主要诊断为急性阑尾炎的不同手术操作的分值

病种代码	病种名称	平均住院费/元	全市平均住院费/元	病种分值
K35.9	急性阑尾炎保守治疗	4099.00	13385.13	306
K35.9＋47.0901	急性阑尾炎＋阑尾切除术	9173.00	13385.13	685
K35.9＋47.0101	急性阑尾炎＋经腹腔镜阑尾切除术	13385.00	13385.13	1000

为每个DIP病种设定不同的分值及付费标准——同一个类目下同一治疗方式，不同亚目的病种，其分值不同。以病种I63脑梗死采取保守治疗为例（分值仅供参考），见表2-2。

表2-2　不同亚目病种的分值（以I63脑梗死采取保守治疗为例）

DIP病种	临床诊断		部位	病因	分值
I63.0入脑前动脉血栓形成引起的脑梗死	I63.001	基底动脉血栓形成脑梗死	入脑前动脉	血栓	610
	I63.002	颈动脉血栓形成脑梗死			
	I63.003	椎动脉血栓形成脑梗死			
I63.1入脑前动脉栓塞引起的脑梗死	I63.101	基底动脉栓塞脑梗死		栓塞	710
	I63.102	颈动脉栓塞脑梗死			
	I63.103	椎动脉栓塞脑梗死			
I63.2入脑前动脉未特指的闭塞或狭窄引起的脑梗死	I63.201	颈内动脉狭窄脑梗死		闭塞或狭窄	850
	I63.202	颈总动脉狭窄脑梗死			
	I63.203	颈动脉狭窄脑梗死			
	I63.205	基底动脉闭塞脑梗死			
	I63.207	椎动脉闭塞脑梗死			
I63.3大脑动脉血栓形成引起的脑梗死	I63.301	血栓形成性脑软化	大脑动脉	血栓	550
	I63.302	血栓性偏瘫			
I63.4大脑动脉栓塞引起的脑梗死	I63.400	大脑动脉栓塞引起的脑梗死		栓塞	690
	I63.401	栓塞性偏瘫			
	I63.402	脑栓塞			
I63.5大脑动脉未特指的闭塞或狭窄引起的脑梗死	I63.501	大脑动脉狭窄脑梗死		闭塞或狭窄	640
	I63.502	大脑动脉闭塞脑梗死			
I63.8其他脑梗死	I63.801	腔隙性脑梗死	其他	其他	310
I63.9未特指的脑梗死	I63.900	脑梗死	面积/部位	面积/部位	520
	I63.901	脑干梗死			
	I63.902	大面积脑梗死			
	I63.903	出血性脑梗死			
	I63.904	小脑梗死			
	I63.906	基底节脑梗死			
	I63.907	丘脑梗死			
	I63.908	创伤性脑梗死			

为每个DIP病组设定不同的分值及付费标准——同一个亚目病种依不同的治疗方式，形成若干个病组，不同病组因采取治疗方式（手术操作或保守治疗）不同，其分值不同。以亚目病种I21.1下壁急性透壁性心肌梗死为例，叠加组合不同的治疗方式，形成若干个病组（分值仅供参考），具体如表2-3所示。

表2-3　同一个亚目病种的不同治疗方式的分值
（以I21.1下壁急性透壁性心肌梗死为例）

ICD-10亚目	病种名称	治疗方式	分值
I21.1	下壁急性透壁性心肌梗死	药物洗脱冠状动脉支架置入 ＋单根导管的冠状动脉造影术	3980
		经皮冠状动脉球囊扩张成形术 ＋药物洗脱冠状动脉支架置入 ＋单根导管的冠状动脉造影术	3950
		单根血管操作 ＋置入一根血管支架 ＋经皮冠状动脉球囊扩张成形术 ＋药物洗脱冠状动脉支架置入 ＋两根导管的冠状动脉造影术	3910
		经皮冠状动脉球囊扩张成形术 ＋冠状动脉药物涂层支架置入术 ＋单根导管的冠状动脉造影术	3555
		冠状动脉药物涂层支架置入术	3500
		单根血管操作 ＋置入一根血管支架 ＋冠状动脉药物涂层支架置入术 ＋单根导管的冠状动脉造影术	3400
		单根导管的冠状动脉造影术	2555
		经皮冠状动脉球囊扩张成形术 ＋单根导管的冠状动脉造影术	2445
		保守治疗	805
		气管内插管	685

毫无疑问，手术操作难度越大，技术水平越高，病情越严重、越复杂且采取手术治疗等，分值越高。气管插管有时候比保守治疗的分值要低，这是从临床实践和循证医学的实际情况出发的，比如严重心衰，如果气管插管后没多久即临床死亡，医疗资源消耗有时候没有保守治疗多。

分值高并不意味着一定有盈利。分值高只是一个方面，重点是要看如何规范诊疗和提升医疗质量，增加盈利。因为有些时候，即使进入高分值病组，如果诊疗不规范或医疗质量不高，还是会超支，如术后出现感染等并发症。

因病情危重、治疗复杂、长期住院等导致医疗费用高出该病种上年度同级别医疗机构医疗费用均值2倍及以上的高倍率病例，以其医疗费用为基础计算并核定其分值，公式为：

高倍率病例分值 = 该病种分值×［（该病例实际发生医疗总费用/同级别医疗机构该病种次均医疗总费用−2）+1］

对于因低标准入院、治疗中断等导致医疗费用低于该病种上年度同级别医疗费用均值50%的低倍率病例，以其医疗费用为基础计算并核定其分值，公式为：

低倍率病例分值 = 该病种分值×（该病例实际发生医疗总费用/同级别医疗机构该病种次均医疗总费用）

医保部门可以根据实际政策执行情况，适时调整高倍率病例和低倍率病例的计算公式。

不稳定病种的分值计算公式为：

病种分值 = 该病种医疗总费用/地区加权均费×100

2. 病种分值的三种校正方法

从上述病种分值的具体计算方法中，我们可以了解到在医疗服务价格尚未理顺、医疗服务行为尚存在一定程度扭曲的情况下，采用的是平均住院费用前三年的数据，病种分值受历史数据影响，药耗占比大，这些都会导致病种分值与合理诊疗下的数值存在不同程度的偏差。因此，建立病种分值校正机制，对于规范和优化DIP标准尤为重要。

1）确定病种费用结构属性层次

（1）具体方法　通过对全病种费用明细类别占比进行聚类，结合相同病种各类别的费用聚集性，确定病种属性分层。根据各地病种数据，可分为重点类别监控病种和稳定病种两大类。重点类别监控病种主要为某一个到两个费用类别决定医疗费用水平的病种，例如药品核心病种、耗材核心病种等。

（2）校正目的　只有科学合理地确定病种的属性分层，才能针对不同属性的病种制定出合理的校正方式。一般来说，对于费用集中度较好的重点类别监控病种以及不同类别费用相对均衡的稳定病种，通过测算不同明细费用类别付费标准，最终结合明细类别权重等因素拟合形成校正后病种分值；对于费用离散度较高的重点类别监控病种，可结合临床路径，通过专家评议和医保医院协商沟通的方式校正病种分值。

2）专家评议和协商沟通

（1）具体方法　建立专家评议和医保医院之间的协商沟通机制，为费用离散度较高或本地重点监控病种制定合理的分值。

（2）校正目的　促进按病种付费在推动学科发展建设、鼓励新技术应用发展、发挥医疗服务质量和价值评估等方面的专业引导作用。

3）临床路径

（1）具体方法　以诊疗方案和入院标准比较明确、诊疗技术比较成熟、临床路径稳定、综合服务成本差异较小为原则，选择不少于10%的付费病种，制定以临床路径为依据的分值校正系统。

（2）校正目的　充分发挥临床路径对病种分值的规范和引导作用，最终建立合理支付标准以及加强医保基金精细化管理能力。

（三）核心要素三：确定医疗机构系数

为了合理补偿各等级医疗机构之间的成本差异，先行先试地区会进行医疗机构系数设置。定点医疗机构等级系数是指各定点医疗机构之间治疗同种疾病所需次均住院费用的比例关系。市医保部门按照不同级别定点医疗机构历史基金平均支出比例关系，测算医疗机构等级系数，在实际运行中为防止等级系数偏差过大，医保部门应根据医疗资源重大结构性调整、学科建设、新技术新项目开展等情况适时进行调整，探索建立基于医保等级系数的动态调整机制。

在DIP中引入医疗机构等级系数主要是为了合理补偿在现行定价体系下各医疗机构之间的成本差异，促进DIP改革的顺利过渡。国家医疗保障局提出要建立医疗机构等级系数动态调整机制，综合考虑定点医疗机构的级别、功能定位、医疗水平、专科特色、病种结构、医保管理水平、协议履行情况等相关因素，设置医疗机构等级系数，区分不同级别、不同管理服务水平的医疗机构分值并动态调整。科学合理确定医疗机构系数，关系着医保基金支付的公平性与合理性。

医疗机构等级系数是指按病种分值付费，为体现不同类别和等级医疗机构之间的医疗水平、医疗资源消耗程度差异而确定的医疗机构权重系数，又称医院权重系数、医疗机构调整系数等。可视为不同医疗机构收治参保住院患者时综合资源消耗的比例关系。

等级医疗机构系数设置做法源于淮安,淮安根据三个级别医疗机构的成本数据测算出成本系数,如三级医院为1、二级医院为0.85、一级医院为0.6。宿迁则将医疗机构系数进行了细分,如三级甲等为1.0、三级乙等为0.95、其他三级为0.9、二级甲等为0.85、二级乙等为0.8、其他二级为0.75、一级甲等为0.65、一级乙等为0.6、其他一级为0.55。

不同于淮安和宿迁,清远是按集团进行医疗机构系数设置的,如三级医疗机构为第一集团,二级医疗机构为第二集团,一级医疗机构为第三集团,依据该医疗机构住院次均费用除以所属集团住院次均费用算出每个集团的成本系数,各医疗机构集团的医疗机构系数上限为1.00,第一集团的下限为0.93,第二集团、第三集团的下限均为0.90。

珠海的做法进一步考虑了同级别医疗机构间的成本差异,结合医院级别、收治患者病种、年龄和性别、险种等因素,依统计学方法组间差异最大、组内差异最小原则,设立医院系数,目前40家医院的成本系数被分为8类,并进行年度调整。

设定医疗机构等级系数的三种主要方法及做法介绍如下。

1. 等级系数法

这种方法是指综合考虑各定点医疗机构级别、类型、病种次均基本医疗费用的客观差异以及医保部门对医疗机构进行绩效考核情况等因素,确定不同医疗机构系数。如将三级医疗机构系数设为1,把其他医疗机构病种费用与三级医疗机构比较而形成不同档次的系数。若部分地区三级医疗机构数量较少,可考虑以二级医疗机构的费用情况作为基准,通过比例关系设置各医疗机构的等级系数。

2. 基本系数和加成系数结合法

广州地区采用此种方法。这种方法是指对于市内定点医疗机构数量多的城市,不同医疗机构在参保人病情、提供医疗服务过程中所消耗的医疗资源、重点专科建设特色等方面存较多的差异性,因此在确定医疗机构系数过程中除了确定基本的等级系数,还需引入一些其他指标作为加成系数。其中,基本系数用于体现不同级别医疗机构不同的资源消耗水平;加成系数用于多维度调节费用,主要通过与医院沟通,同时考虑与历史费用之间的关系。其目的在于引导医疗机构回归功能定位，从"多劳多得"向"优劳优得"转变，并保证特殊人群的就医需求。

具体做法为：一是设定基本系数，将三级定点医疗机构基本系数设置为1，其他级别基本系数以相同病种（不含综合病种）的实际费用和三级医疗机构的比例关系确定；二是设定加成系数。

相关指标包括：①医疗机构系数（常见病种vs.基层病种），要考虑医院等级和收费等级；②CMI系数；③老年/儿童患者占比系数，当定点医疗机构6岁（含）以下儿童住院人次占比大于或等于全市平均水平时，加成1个百分点，平均水平每增加0.1，依次多加成1个百分点，最高加成5个百分点；④长期住院患者占比系数；⑤重点专科（技术水平）系数，有国家、省或市卫生部门评定的重点专科的定点医疗机构加成0.5个百分点，重点专科只定性，不计数，同一证照的，则各院区均加成，否则只加成获得认证的院区；⑥频繁转院占比扣减系数。

医疗机构调整系数根据医疗机构级别、病种结构类型、综合水平、成本等相关因素，按照等级系数和医疗机构系数相结合的方式，为不同级别的医疗机构设置相应的医疗机构调整系数。医疗机构调整系数高于同级等级系数1.2倍的，以同级等级系数的1.2倍作为该医疗机构的调整系数；低于同级等级系数0.8倍的，以同级等级系数的0.8倍作为该医疗机构的调整系数。

某地DIP实施，按照上述医疗机构系数测定方案，最终确定三级医院系数1.1884、二级医院系数0.8701、一级医院系数0.6004。

3. 病种医疗机构等级系数法

此种方法是指针对每个病种对各级各类医疗机构设定不同医疗机构系数。该做法能更好地体现不同病种的特点和差异性，设定更加科学合理。但其流程复杂，需要较为成熟的信息系统支持，暂不适用各试点城市。

某病种（组）的支付标准 = 该组分值 × 每分值价格 × 医疗机构等级系数

例：阑尾炎手术治疗，分值 = 100，每分值价格 = 100元，三级医疗机构等级系数 = 1.1，二级医疗机构等级系数 = 0.9，则三级医院支付标准 = 11000元，二级医院支付标准 = 9000元。

（四）核心要素四：辅助目录校正系数的设定

在主目录病种分组共性特征的基础上，建立反映疾病严重程度与违规行为监管个性特征的辅助目录。在统一标准体系下，对疾病收治、诊疗行为的过程合规性进行快速识别与科学评价，与主目录关联，对其中对应分级目录的支付费用进行校正，促进医疗费用的精确预算、精细管理与精准支付。

基于大数据建立的以主目录为基础、以辅助目录为修正的DIP目录库，既能反映疾病共性特征又能兼顾个体差异，在复杂的医疗体系中建立了客观、可量化的评价机制。疾病严重程度辅助目录对应于收治患者复杂程度，是基于疾病复杂性、多样性，在主目录的基础上结合次要诊断、年龄等相关因素，对病种分组内不同类型病例反映出来的个性化规律进行挖掘，进而形成细化分类，以更精准地还原成本，促进对医疗机构收治每一个病例资源消耗的客观评价，从源头上降低医疗机构因利益驱动而选择患者的风险。疾病严重程度辅助目录包括CCI指数、疾病严重程度分型、肿瘤严重程度分型、次要诊断病种以及年龄特征病种五类。

在DIP的设计中，当同一病案中有多个手术操作分类与编码时，可将各编码叠加作为新的分类。但对同一个病案中有多个并发症/合并症的情况没有进行处理。CCI指数是为了解决当一个病例有多个严重程度较高的并发症/合并症时，如何更好地反映医疗成本，对病例进行精准支付的问题所构建的辅助目录。CCI指数通过大数据建模技术，采用大量数据拟合不同分类下病例费用随诊断数量及诊断前4位编码的变化关系，测定每个诊断前4位编码的严重程度权重值。当一个病例有多个并发症时，可以通过严重程度权重值的数学组合对本次住院的并发症/合并症进行定量描述，从而使得原本大量的并发症/合并症编码转变为病例严重程度和资源消耗的数学度量，变不可比为可比。通过CCI指数，可以将病例的并发症/合并症严重程度分为极严重、严重、一般和无四个等级。

1. 疾病严重程度分型

疾病严重程度分型辅助目录可根据是否有并发症/合并症、并发症/合并症危及范围及死亡状态等数据特征，将DIP内的病例严重程度区分为中度、重度及死亡三级，客观反映疾病的复杂程度以及资源的消耗水平，进一步降低组合变异系数（CV），更好地契合成本，避免交叉互补。

（1）死亡病例（Ⅳ级） 死亡病例以住院天数3天为界分为两组，其中住院天数3天及3天以下的作为Ⅳ-A级，住院天数3天以上的作为Ⅳ-B级。

（2）重度病例（Ⅲ级）　重度病例的病情较为严重，除主要诊断，同时具有"功能衰竭、休克、菌血症、脓毒血症"等全身系统性并发症/合并症的次要诊断，且住院天数为3天以上。

（3）中度病例（Ⅱ级）　中度病例除主要诊断，同时具有"重要器官病损 + 重要脏器感染"等局灶性并发症/合并症的次要诊断，且住院天数为3天以上。除根据以上规则已明确严重程度的病例，将剩余病例作为Ⅰ级病例纳入"次要诊断病种辅助目录"进行评价与管理。

2. 肿瘤严重程度分型

肿瘤严重程度分型辅助目录针对肿瘤DIP的特异化校正目录，在疾病严重程度分型辅助目录的基础上叠加肿瘤转移、放化疗等，将病例按照严重程度分为5级，以不同治疗方式对应的疾病发展阶段，更加精准地反映疾病严重程度对资源消耗的影响。

（1）死亡病例（Ⅵ级）　死亡病例以住院天数3天为界分为两组，其中住院天数3天及3天以下的作为Ⅵ-A级，住院天数3天以上的作为Ⅵ-B级。

（2）放化疗病例（Ⅴ级）　放化疗病例是肿瘤放化疗对资源消耗有显著影响，住院总费用明显高于同DIP其他病例的严重病例，其中Ⅴ-A级作为放疗严重病例，Ⅴ-B级作为化疗严重病例。

（3）转移病例（Ⅳ级）　转移病例是肿瘤有转移或在其他部位有并发肿瘤（次要诊断中含有肿瘤的诊断，所属类目与主要诊断不同），且住院天数为3天以上。

（4）重度病例（Ⅲ级）　重度病例是病情较为严重，除主要诊断，同时具有"功能衰竭、休克、菌血症、脓毒血症"等全身系统性并发症/合并症的次要诊断，且住院天数为3天以上。

（5）中度病例（Ⅱ级）　中度病例是除主要诊断，同时具有"重要器官病损 + 重要脏器感染"等局灶性并发症/合并症的次要诊断，且住院天数为3天以上。

除根据以上规则已明确严重程度的病例，将剩余病例作为Ⅰ级病例纳入"次要诊断病种辅助目录"进行评价与管理。

核心病种组内差异CV值大于0.7，且按照CCI指数、疾病严重程度分型、肿瘤严重程度分型、次要诊断病种、年龄特征病种等因素分型后，病组例数仍大于5例，该病种分值需要进行疾病严重程度辅助目录系数校正。

疾病严重程度辅助目录校正系数 $= m_j/m_i$，其中m_i是指第i类病种组合内病例的平均住院费用，m_j是指第i类病种组合下第j类分型病例的平均住院费用。

（五）核心要素五：计算病种分值单价

病种分值单价包括月度预算单价和年度结算单价。DIP通过年度医保可支付基金额、医保支付比例及DIP病例总分值计算分值单价，再根据每个病种组合的分值形成支付标准，结合DIP辅助目录，对不同级别的医疗机构建立分值单价调节机制，依据医保目录以及不同人群的医保待遇政策，通过月度预付和年度考核清算等兑现医保基金支付。DIP的分值单价根据数据来源和适用场景分为预算单价和结算单价。

DIP预算单价在每年年初确定，基于该支付方式覆盖的住院总费用，建立医保资金的预估模型，支撑医保基金全面预算管理，是定点医疗机构落实医保过程控制的重要指标。DIP结算单价在每年年终或第二年年初确定，以医保总额预算为前提，用于计算支付标准，与定点医疗机构进行年度清算。

医保经办机构每月25日前，按医疗机构确认的结算范围内病例确定医疗机构月度总分值，以医保报销金额为基数，确定各医疗机构的月预拨付额度。

各定点医疗机构月预结算费用按以下公式计算：

月度分值单价 =（医疗机构月度住院总费用－月度实际发生统筹基金＋月度预算总额）/医疗机构月度预核总分值

月度预拨付金额 =（月度预结总分值×月度分值单价－其他统筹之外费用）×各医疗机构核拨比例－违规金额

核拨比例：三级医疗机构为97%，二级及以下医疗机构为95%。

本年度应结算给定点医疗机构的年度清算额按以下公式计算：

年度清算分值单价 =（医疗机构年度住院总费用－年度实际发生统筹基金＋年度预算总额）/医疗机构年度实得总分值

医疗机构年度实得总分值 = 医疗机构年度应得总分值×年度考核系数

医疗机构年度清算拨付费用 = 年终清算分值单价×医疗机构年度实得总分值－其他统筹之外费用－累计月度预拨付金额

当年度实际发生统筹基金额度小于年度预算总额时，按照实际发生额度进行清算；当年度实际发生统筹基金额度大于年度预算总额时，按照年度预算进行清算。

当年度实际发生统筹基金额度超出预算10%（含）以内，医保机动基金承担70%，医院承担30%；当年度实际发生统筹基金额度超出预算10%～20%（含），医保机动基金承担30%，医院承担70%；当年度实际发生统筹基金额度超出预算20%以上，医保基金不再承担。

正是由于月度预算分值单价和年度结算分值单价的存在，给医院的控费带来未知和不明确。医疗临床诊断不是标准ICD码，医生并不知道该患者属于哪个病种、病种分值、病种定额、是否超额等情况，医保局年终才会给出分值单价。

DIP是区域总额控制下的结算方式，病种分值库相对固定，但每一分值的费用计算要在年终才能知道，即全市病种每分值费用＝全市年度按病种分值付费住院医疗费用总额/全市定点医疗机构年度分值总和。医院在整个治疗过程中并不知道每一病种的费用支付标准。

医院的控费目标是按照医保的基本原则，在保证医疗质量、安全的前提下，根据合理检查、合理诊疗、合理用药、合理收费（四个合理）的原则，按照历史数据，结合按病种分值付费的政策，进行预测，达到少花钱、医好病的目的。

三、DIP分值付费对医院、医保、医生、患者四方的影响分析

1. 对医院（医疗服务供方）的影响：高可操作性下的激励机制

首先，区域内点数总额预算可以提高医院提供医疗服务的积极性。当前，我国对于医院的管理方式主要是总额控制，而DIP试点方案中的一项重要内容是对区域内所有定点医疗机构进行总额预算，而不再限制单家医疗机构的总额指标。医院做得好、做得多，可以在所处的统筹区域内形成相对优势，从而获得更高的医保支付额。

其次，必须考虑到，在多劳多得的激励下，若保持区域内总额控制，当所有的定点医疗机构都做得更多、更好时，每家医疗机构可以分得的"蛋糕"不一定会变多。高考就是一个很好的参照，某个省内的招生名额限定，当所有学生都努力学习时，便会拉高分数线，实际上并不改变单个学生考取名校的机会。但是，相比于原先对每个医院的总额限制，在某区域内进行预算总额控制，至少让医院不必为了控制额度而束手束脚。医院能放开手脚工作，就会有更高的服务积极性，真正做得好的医院也会获得更多的医保支付。

案例分享：某医院当年完成2000万个DIP分值，可以拿到多少医保额度？

先要看某市医保年度一共有多少住院报销费用（总额），再看某市定点医疗机构一共完成多少住院医疗服务分值（分值总量），最后计算出某市每个分值能够得到多少医保支付（分值单价），每个定点医疗机构的分值乘以分值单价，就是该医院获得的医保支付额。

具体来说：假设某市居民医保总额40亿元，当年居民医保分值总数8亿元（某市参与DIP统筹测算的100家医疗机构产生的DIP医保分值总数），当年结算分值单价5元，某医院完成2000万个分值，该医院获得的医保支付额为1亿元。假设某市参与DIP统筹测算的100家医疗机构产生的DIP医保总分值达到10亿，那么当年结算分值单价是4元，该医院如果还是完成了2000万个分值，则该医院实际获得的医保支付额为8000万元。

在现实操作方面，DIP分值付费也比按诊断相关组付费方式（DRG）更适合国情。DRG在逻辑上要求医院之间采取标准化的诊疗路径。现实情况是，在我国，一个地级市内的不同医院，甚至同科室不同医生之间所采取的诊疗路径都可能有差异，这无疑加大了DRG在中国落地的难度。相比之下，DIP采取按病种付费的方式，病种划分更加容易，同一病种在不同地方可以有不同的诊疗路径，但不影响该病种的相对分值。因此，无论是对于医院、医生或是医保部门，要实现DIP分值付费的技术难度和约束都更小，可操作性更强，是一种更务实的选择。

2. 对医保的影响：更超然的管理

对于医保部门来说，DIP分值付费的实施让他们更加超然。根据DIP分值付费方案，在单一统筹地区筹资水平既定的情况下，对区域内的定点医疗机构实行总额预算控制，按分值结算，实际上形成了对医疗机构"做多、做好，才能多得"的激励。在这种模式下，控费的重点不再是医保与每家医院讨价还价，而是医院之间的相互竞争。医院相比之前有了更大的自主权和积极性，医保部门也不必再把自己置于第一线，很多矛盾也得以避免。让医保部门超然的另一个因素在于，相比DRG支付方案，DIP分值付费方案对数据的要求更加简单。

3. 对医生的影响：更高的自由度，更低的绩效收入影响

DRG几乎是一个针对目前中国医改问题的完美解决方案。这个解决方案的成

功实施还需要考虑一个非常重要的问题，就是谁来保护医生群体的利益。在1983年DRG在美国开始实施之前，美国人先采取了一项至关重要的行动。

1982年，美国国会通过税收公平和财务责任法案。在这个法案中，医生的专业服务被从医院服务中剥离了出来，分别形成了美国医保支付的PART A、医院服务支付（采用DRG支付模式）的PART B和医生劳务支付（当时依然采用传统支付方式CRP，后来转换为RBRVS支付方式）。这个法案将医生收入排除在DRG支付之外，从而保障了医生的收入不受影响。可想而知，如果没有这个法案出台在先，DRG势必会遭到医生群体的全力反击而胎死腹中，在与医生群体的斗争中，美国政府几乎没有完胜的先例。

事实上，即便是将医生服务纳入DRG，对美国医生的收入影响依然是有限的，因为美国医生是执业状态，他们能够自己决定自己的服务价格，而且有广阔的商业保险市场可以通过私营医疗服务获得丰厚的收入。中国医生从医院获得收入，这使他们不得不与医院共存共荣，医院的利益受损也意味着医生个人利益的受损。成本规模巨大的三甲医院无疑在DRG模式下将受到严酷的挑战，于是三甲医院的专家提出了一个缓解压力的方案，这个方案就是DIP。DIP是一个中国特色的产品，并未在其他国家有过应用经验。

4. 对患者的影响：更优质的医疗服务

患者也成为此次DIP分值付费试点工作的受益者。当区域内医保总额限定但医院额度不限时，患者"用脚投票"成为医院之间竞争的关键因素。医院为了获得更多的医保支付，愿意服务更多的患者，也愿意接收更多的疑难杂症、危急重症以获取更高的分值。在多劳多得、优劳优得的激励下，受益的是患者。另外，新的医保付费方式下，为了提高总分值，医院医生推诿患者的现象也会减少，医疗服务的可及性将提高。

值得一提的是，DIP分值付费的实施可能会促进医院之间的专业分工和良性竞争。在低水平的重复竞争下，各方处于"囚徒困境"的博弈中，技术水平一致、服务趋同，若做得越多，则该病种的分值越低。此时，若有医院提供差异化的医疗服务，如提供疑难杂症、危急重症或某专科疾病的高质量诊疗服务，便可以凭借高分值的优质服务形成优势，从而获得更多的医保支付。

表面上看，DIP分值付费方式的实施并没有增加总的医保支付数额，区域内的医保总额依旧是确定的，但是改变了现有的市场格局，给予医院和医生更大的自由度，且降低医疗服务提供方的技术门槛，医保的管理难度下降，医保部门更加超脱，而患者可以从中受益，可以达成供方、需方与政府三方的利益协调，实现三方的合作治理。

四、DIP分值付费改革的现实意义与效果预期

作为一个操作性更强的改革方案，DIP分值付费更适合中国当下的国情。如前文所述，DRG支付方式推行标准化的诊疗路径，对于医院、医生以及医保部门的技术要求都更高。在我国当前各级医疗机构的诊疗方式、路径都有所差异的背景下，DRG的实施提高了医保监管的难度，而DIP具备更高的可操作性，更易实现。在看得见的未来，DIP分值付费在医保支付方式中应该会占据更高的比重。

值得注意的是，DIP分值付费并不完全是DRG的替代品，两者可以并行存在。比如前面谈到的天津就是DRG与DIP并存，三级定点医疗机构和住院例数较多的二级定点医疗机构主要推行DRG付费，其他一级、二级定点医疗机构主要推行DIP分值付费，逐步实现对符合条件定点医疗机构的全覆盖。

实际上，推行DIP付费方式的重要现实意义在于有利于形成科学合理的分级诊疗模式。医疗机构之间可以根据自身的特长、比较优势、专科发展方向，自发形成分工协作的格局。例如，擅长疑难杂症、危急重症的医院会更专注于这类疾病的治疗，而其他医院因为不具备技术水平或难以接受更高的成本，而不得不选择放弃或缩减该部分的服务量。由此，该病种的分值不会因为医院之间的竞争加剧而被摊薄，擅长做此类疾病诊疗的医院便能以更低的成本、更好的服务质量、更多的服务数量，获得更高的医保支付。久而久之，各级别、各类型医院都可以找到适合自身的病种服务，从而形成标准的分级诊疗模式：三级医院专注疑难杂症、危急重症，专科医院关注专科病种，而基层医疗机构主要负责常见病、多发病的诊疗。

在DIP改革形成的竞争格局中，也不必担心高等级医院会形成过度的优势。根据试点工作方案，对于相同的病种，不同级别的医院获得的分值是一样的。相比之下，等级低的医院在人工等各方面的成本更低，利润率更高，比等级高的医院更有

优势。各方都可以利用自身的相对优势与专科特长，自然地形成分工协作。但是，这一理想的分工协作格局是否能真正实现，还与现有的医疗资源配置和管理格局有关。

在新的竞争格局下，一些原来既追求杂症重症和专科治疗，又借助自身病床多、医务人员多承接常见病、多发病治疗的大医院，便有可能会因为成本问题面临部分业务被市场淘汰的局面。举例来说，三甲医院规模大，业务覆盖面广，按照同样服务同样付费的标准，因为缺乏成本优势，便有可能在一些常见病、多发病及普通门诊上被专科医院及一级、二级医疗机构挤出市场。如果不是公立医院，这部分业务与人员就可能被分流到其他地方，医院转而集中力量做自身有优势的疑难杂症、危急重症诊疗，分级诊疗的市场格局则自然形成。

在DIP局端测算方案中把所有的病种分为基层病种、核心病种和综合病种。具体如表2-4所示。

表2-4　基层病种、核心病种和综合病种的分类

病种种类	分类规则	分值影响因素	病种的确定方法	病种数
基层病种	对适宜在基层治疗的病种，不受机构系数影响，采用同一分值结算	不受机构系数影响，所有机构采用同一分值结算	对手术及操作编码（ICD-9-CM-3）按照一定的规则进行归类处理，形成不同的诊治方式，最后再按照患者出院主要诊断的疾病名称，（ICD-10编码）与不同的诊治方式进行组合而形成的确定病种分值库的方法	通常在10000种以上
核心病种（常见）	排除基层病种后，统筹地区全年实际发展病例数达到一定数量（如5例或15例以上）的病种	受机构系数影响，结算分值不一		
综合病种（特别病种）	综合病种或称特别病种，是指将不属于常见病种的疾病，发生例数较少而在建立病种分值库时未单列的病种，归为一个病种，并使用统一的分值的情况	受机构系数影响，结算分值不一		

其中，基层病种不受机构系数影响，所有机构采用同一分值结算，这将避免大型医疗机构出现医保基金"虹吸现象"，有利于分级诊疗。

表2-5是某DIP试点城市选定的部分基层病种，可以看到这些基层病种分值都很低，都是常见病。

表2-5　基层病种分值及标准例均费用

序号	基层病种代码	基层病种名称	分值	标准例均费用/元
1	B00.2	疱疹性龈口炎和咽扁桃体炎	18.84	1883.58
2	B01.9	水痘不伴有并发症	27.18	2717.94
3	B02.7	播散性带状疱疹	39.71	3971.45
4	B02.8	带状疱疹伴有其他并发症	38.03	3803.43
5	E87.6	低钾血症	27.69	2769.28
6	F01.9	血管性痴呆	62.53	6252.93
7	F03.X	痴呆	79.65	7964.94
8	G40.6	癫痫大发作（伴有或不伴有小发作）	33.29	3328.58
9	G45.0	椎基底动脉综合征	57.31	5730.97
10	G45.8	短暂性大脑缺血性发作和相关的综合征，其他的	51.08	5107.84
11	G45.9	短暂性大脑缺血性发作	65.05	6505.13
12	G51.9	面神经疾患	77.21	7721.00
13	G57.0	坐骨神经损害	45.71	4571.05
14	G72.3	周期性瘫痪	25.68	2568.21
15	H00.0	睑腺炎和眼睑的其他深部炎症	18.75	1875.20
16	H02.8	眼睑其他特指的疾患	25.46	2545.79
17	H16.8	角膜炎，其他的	23.82	2381.57
18	H61.1	耳郭非感染性疾患	18.29	1828.66
19	H65.9	非化脓性中耳炎	32.94	3294.21
20	H66.0	急性化脓性中耳炎	23.50	2350.11
21	H66.3	慢性化脓性中耳炎，其他的	24.30	2429.97
22	H66.4	化脓性中耳炎	39.64	3964.36

再看另一个DIP试点城市设定的基层病种23个，具体如表2-6所示。

表2-6　基层病种汇总

序号	诊断编码	诊断名称	操作类型
1	B08.4	肠病毒性水疱性口炎伴有疹病	保守治疗组
2	B08.5	肠病毒性水疱性咽炎	保守治疗组
3	B18.1	慢性乙型病毒性肝炎，不伴有δ因子	保守治疗组
4	C50.8	乳房交搭跨越恶性肿瘤的损害	保守治疗组
5	D69.0	变应性［过敏性］紫癜	保守治疗组
6	E11.4	非胰岛素依赖型糖尿病伴有神经的并发症	保守治疗组
7	E11.9	2型糖尿病不伴有并发症	保守治疗组
8	E14.9	糖尿病不伴有并发症	保守治疗组
9	G45.0	椎底动脉综合征	保守治疗组
10	H25.0	老年性初期白内障	保守治疗组
11	I10.x	特发性（原发性）高血压	保守治疗组
12	I25.1	动脉硬化性心脏病	保守治疗组
13	I69.3	脑梗死后遗症	保守治疗组
14	I83.9	下肢静脉曲张不伴有溃疡或炎症	保守治疗组
15	J04.0	急性喉炎	保守治疗组
16	J04.1	急性气管炎	保守治疗组
17	J04.2	急性喉气管炎	保守治疗组
18	K35.3	急性阑尾炎伴局限性腹膜炎	保守治疗组
19	K81.0	急性胆囊炎	保守治疗组
20	N20.1	输尿管结石	保守治疗组
21	N40.x	前列腺增生	保守治疗组
22	R42.x	头晕和眩晕	保守治疗组
23	T58.x	一氧化碳的毒性效应	保守治疗组

当然，基层病种数量不能太多，通常为地区整体测算总病种数的10%，如某地区DIP测算总病种数量为5904种，符合国家DIP病种1.0版本目录病种（国标组）2932个；本地组2889个，综合组83个。基层病种478个，占当地总病种数的8%。具体见表2-7。

表2-7　某地区的病种分类统计

组类	基层病种	核心＋综合病种	总计
国标组	380	2552	2932
本地组	98	2791	2889
综合组	—	83	83
总计	478	5426	5904

　　某DIP试点地区为了鼓励中医院的发展，单独设立了中医优势病种，具体见表2-8。

表2-8　某地区的中医优势病种

序号	诊断	诊断名称	中医主病编码	中医诊断名称
1	I25.1	动脉硬化性心脏病	A04.01.01	胸痹心痛
			A04.01.02	真心痛
2	G45.0	椎底动脉综合征	A17.07	眩晕
			A17.06	头痛
3	E11.9	2型糖尿病不伴有并发症	A06.09	消渴类病
4	I10.x	特发性（原发性）高血压	A17.07	眩晕
5	E11.4	非胰岛素依赖型糖尿病伴有神经的并发症	A06.09	消渴类病
6	I69.3	脑梗死后遗症	A07.01.01.01	缺血性中风
			A07.01.01	中风病
7	E11.5	2型糖尿病伴有周围循环并发症	A06.09	消渴类病
8	I69.1	脑内出血后遗症	A07.01.01.02	出血性中风
			A07.01.01	中风病
9	E11.2	非胰岛素依赖型糖尿病伴有肾的并发症	A17.45	水肿
			A17.44	尿浊
			SSB	肾衰病
			A06.09	消渴病
10	K29.3	慢性浅表性胃炎	A17.30	胃脘痛
			A04.03.15	胃瘅病
11	J47.x	支气管扩张（症）	A04.04.01	咳嗽

序号	诊断	诊断名称	中医主病编码	中医诊断名称
11	J47.x	支气管扩张（症）	A17.21	咳血
			A04.04.08	肺痈
12	I20.0	不稳定型心绞痛	A04.01.01	胸痹心痛
13	C20.x	直肠恶性肿瘤	A17.36	腹痛
			A17.41	便血
14	E11.1	2型糖尿病伴有酮症酸中毒	A06.09	消渴类病
15	K81.0	急性胆囊炎	A17.33	胁痛
			A17.36	腹痛
16	E11.3	非胰岛素依赖型糖尿病伴有眼的并发症	A06.09	消渴类病
			A11.02.09	消渴内障
17	M48.0	椎管狭窄	A03.06.04.06.03	腰椎管狭窄
			A03.06.04.05.04	颈椎管狭窄
			A07.06.19	腰痹
			A07.07.07	膝痹
			A07.06.04	筋痹
			A07.06.10	肢痹
18	N80.0	子宫内膜异位症	A09.02.02.08	痛经
			A16.01	积聚类病
19	K21.0	胃-食管反流性疾病伴有食管炎	A17.35	吐酸
			A17.32	嘈杂
20	K29.4	慢性萎缩性胃炎	A17.30	胃脘痛
			A04.03.15	胃痞病
21	M25.5	关节痛	A17.46	关节痛
			A07.06.17	腰痹
			A07.06.19	膝痹
			A07.07.07	筋痹
			A07.06.04	肢痹
22	K35.3	急性阑尾炎伴局限性腹膜炎	A17.36	腹痛

在新医保支付制度下，医院可以全力投入建设重症医学科，内科也不再是累赘了，因为评判科室发展能力的标准变了，是否选择给予某专科发展空间的首要标准，从收入高低转变为对医疗费用控制的能力。

既往医院学科布局中，一般会首先考虑科室的盈利能力，所以在按项目付费的医保支付方式下，手术科室是首选，带操作的内科位居其次，重症医学科只要满足外科需求即可。因为重症医学科、内科都是"不盈利"的科室，而现在不一样了，做好两件事，科室就能"盈利"：一是做好"强专科"，二是做好费用控制。而在按项目付费的医保制度下，这两项工作意义并不深远。手术科室无论学科水平如何，都会有"盈利"空间，都是医院发展的重点；而重症医学科无论学科水平如何，都没有太大的"盈利"空间，能做好手术科室保障工作就行。现在完全不一样了，学科规模和实力才是学科评价的首要标准。所以说，医保支付制度改革是真正推动医院改革的力量，也确实撬动了医生的利益取向，是医改成功的关键。

在DIP分值付费改革下，医院学科建设强专科分三个层次。

第一个层次是做地区"学科老大"。根据按病种分值或者DRG付费，其核心都是以费用为基础进行的大数据统计。如果某医院专科特别强，某个病种数量占到全地域的30%以上，这家医院的均次费用会成为地区标准。如果这家医院费用高，其他医院是跟着一起"沾光"的。如某家儿童医院，其肺炎患儿数量占到该地区30%以上，且每个患者均进行呼吸镜检查，那么其他医院的同病种患者均次费用就会根据这个费用标准进行支付，其他医院可以赚取"额外利润"。所以，强专科的第一个层次是做到最大，就自然取得了市场定价权。

第二个层次是质量优等。如果做不到"学科老大"，或者该病种在地区的数量分布较均匀，就必须通过大力推进创新，通过新技术、新治疗方法给予患者更好的治疗，以获得重新定价的机会。如果做不到，就要做到患者来源充沛，这样在疾病类型、治疗方法上可尽量同质化，也可以取得一定的规模经济，以此降低均次费用。

第三个层次是控制成本。如果前两个层次对自己学科建设来说还比较遥远，也就是说学科地位还不能排在地区前茅，那么就实现控制成本、降低均次费用。成本降低一定是结合流程再造，从管理理念、架构和方法上给对手仿制造成难度。单纯行政性控制会压制创新动力，而且这种方法进行成本控制容易被模仿，如果不结合流程再造，成本优势很有可能一夜之间就消失了。

DIP付费机制发挥作用的一大前提是医疗机构能够优胜劣汰、多劳多得、优绩优酬。当医疗机构不能缩减规模甚至退出市场、市场呈现"优不胜，劣不汰"的局面时，付费机制难以发挥作用。同样，如果医疗机构内的薪酬实施统一的"论资排辈的平均主义大锅饭"，那么新的医保付费方式也难以有效发挥作用。

人员分流并不是公立三甲医院的选项之一。在这种情况下，他们会以自身技术高、服务质量好为由要求同样的服务获得更高的医保付费，即使不同机构的服务质量在这些科目中并无显著差异。

总的来说，DIP分值付费改革的实施过程可能不会那么理想，但是在现行条件下，此次的改革是一个较好的选择。

第二节　DRG与DIP的异同分析及支付改革方向

一、DRG支付改革带来的改变

2018年医疗保障局成立之后，有两个大的动作：一个是动若雷霆的药品耗材集采改革，这个动作给医药企业带来的冲击有目共睹；另一个是落实针对医疗机构的DRG/DIP三年行动计划。医药医疗两手齐抓，声势浩大。然而，医院在一片惶恐中认真学习DRG，准备迎接大考的时候，忽然又听到了一个名词DIP，很多人陷入了迷惑，DIP又是什么？难道DRG不搞了吗？有人说DIP是DRG的孪生兄弟，可以同时搞，有人说DIP是具有中国特色的DRG，也有人说DIP其实只是迫于现实的无奈而产生的一个DRG妥协版。要理解什么是DIP，还要先回过头来搞清楚DRG的本质。与原来的项目付费方式相比，DRG带来了三个重要的改变。

1. DRG带来的第一个改变：产品

任何一个采购方都是付钱购买产品，这个产品可以是实物也可以是服务或信息。从医保的角度看，购买的就是医疗服务产品。在DRG支付改革之前，如果按照每一种药品、每一种检查、每一种不同的操作方法进行采购的话，将会面对数十万种不同的产品，管理成本高到无法管理，只能照单付款。DRG付费成功地解决了这个问题，通过诊断相关分组，将采购的产品从数十万种缩减到只有几百种，管理成本大幅下降，这就可以掌握价格谈判和产品管理的主动权了。同时，每一个诊断是一个具体的患者需求，这就实现了价值购买，是付费直接解决问题，而不是购买解决问题的工具。例如一个阑尾炎手术可以通过传统的开腹手术完成，也可以通过腹腔镜完成，还可以用达芬奇手术机器人完成。无论操作方式为何，DRG付费下均归为GD29"阑尾切除术"组，实施统一的标准化定价。DRG通过不同的分组器，成功实现把疾病的个性化问题变成可以比较的标准化工具。

医保的问题解决了，医院的麻烦就来了。如上面的案例对于临床医生来说，一个阑尾炎手术，肯定开腹手术费用最低，DRG下不同术式的付费标准一样，医生是否会尽量选择开腹手术呢？这样做，我们的技术不是倒退了吗，DRG是否会影响新技术、新项目的开展？这些问题在本书后面的章节都会讲到。

2. DRG带来的第二个改变：价格

一般而言，普遍认为经过充分的市场竞争最终形成的价格才是一个合理的价格。这在其他行业或许是对的，但是在医疗行业则完全行不通。一般的价格形成机制是这样的，需求＝产品，品质完全相同的产品基于成本产生竞争，竞争得到合理的价格。但是医疗服务价格的问题出在几乎没有两个患者的医疗需求完全相同，医生有充足的理由说服患者，使这个患者的需求与别人不同，所以价格不同。因此，在医疗行业，一般认为，只要能被患者接受的价格就是合理的价格，而患者在没有专业知识的情况下不具备价格判断能力，只能被动接受。

当医保加入进来代替患者支付费用的时候，价格的认定方式就变了，因为医保承担起了代替患者进行议价的谈判者角色。在过去，物价局核定价格，医院决定数量，数量乘以价格得出医保局所要支付的金额。

支付金额（医保局）＝价格（物价局）×数量（医院）

在这个公式中，医保局完全处于照单付账的被动局面中，既左右不了价格也控制不了数量，面对医保费用的超支无能为力。DRG引入了权重和费率，彻底改变了价格形成机制。

支付金额（医保局）＝权重（医保局）×费率（医保局）×数量（医院）

在新的计算公式中，物价局出局了，权重和费率的决定权在医保局手中，医保局决定采购什么和采购价格，而且可以利用权重控制医院提供某个DRG的意愿从而控制采购量。权重是医保局手中管理和调剂所采购产品配比的核心武器，假如医保局有导向性地增加初级医疗服务产品的权重，就可以使医保资金向基层医院转移，从而促进分级诊疗的形成。如某些试点DRG城市会选择部分基层病种，区域内任何医疗机构采用同一个费率支付，真正实现同城同病同价，DIP也一样会选择部分基层病种，不设置医疗机构系数，这个在前面内容已经详细讲解了。

3. DRG带来的第三个改变：竞争

按项目付费时代，一方面，项目的产量决定医院的营收规模；另一方面，提供高利润率项目的医院会比提供低利润率项目医院的竞争力更强。这就形成了以规模为王和以技术为王的竞争格局，加上等级医院评审的推波助澜，鼓励公立医院成本扩张，医院都在拼床位数、业务量、技术力量和硬件配置，最终形成了三甲医院赢者通吃的局面。患者、医生、资金都在向三甲医院聚集，医院等级制度也完全丧失了原有的分级诊疗初衷，三级十等的制度设计事实上最终只形成了两类医院：三甲医院和其他医院。这种竞争模式并不符合医保的利益。

医疗市场和其他市场的一个最大不同在于，其他市场的发展逻辑都是通过刺激需求，扩大市场份额，而医保正相反。医保的核心目的是保障全民的健康水平，按照这个方向，如果全民完全健康都不生病，理论上医疗市场规模应该持续缩小，趋近于0。因此，医保资金的一个重要的管理目的在于将更多的资金分配到初级医疗服务和疾病预防。无论是DRG还是DIP，都是带着这个使命诞生的。作为住院服务产品的支付方式，DRG激励的不是提供更多的服务，而是成本控制。

因此，在DRG核定支付价格的时候，不考虑医院基础设施成本、人力资源成本以及硬件配置成本，更不会去考虑医院的床位数和患者量，这就和医院等级评审的思路完全不同了。例如，如果几个心脏外科的专家从公立医院离开，成立一个心脏搭桥中心，只有20张床位，每年服务几百个患者。这个搭桥中心恐怕评不上三甲，但是它提供了不折不扣的三甲医疗服务，而且它的医疗服务成本很有可能低于大型医院。因此，DRG创造的竞争环境不再是规模和技术的竞争，而是以疾病诊断相关组为定义的医疗服务产品的竞争。

这样一来，公立三甲医院面临的处境就尴尬了，对于一般疾病的治疗，由于成本的问题已经不得不留给基层医院，疑难病的治疗也要面对民营医疗的竞争。由此可见，DRG对于三甲医院的挑战远远大于对基层医疗机构的挑战，换句话说，

DRG更有利于基层医疗机构，而DIP由于病种分得更细，更有利于大型三甲医院。下面的具体案例可以更精确地说明这个问题。

二、基于第一诊断为"I25.1：动脉硬化性心脏病"的DIP病种分类

某市DIP付费体系下"I25.1：动脉硬化性心脏病"的组合，一共28种病种组合代码，从无手术操作到最多4种手术操作的组合，不同组合的分值从59.67至920.68不等，接下来对28种组合做不同视角的分析。经过拆解，分析得到该DIP分组共受到以下23种手术操作的影响，意味着在病案首页手术及操作填写上一定要关注23种手术操作。由于组合模式的多样性，我们以"36.0701：药物洗脱冠状动脉支架置入术"为例做重点分析，以给各位医院管理者一个分析DIP的视角，具体如表2-9所示。

表2-9　主要手术操作为药物洗脱冠状动脉支架置入术的不同DIP病种分值

序号	病种组合代码	病种组合名称	分值
1	I25.1	动脉硬化性心脏病	59.67
2	I25.1：00.2401 + 00.4001 + 00.6601 + 36.0701	动脉硬化性心脏病：冠状血管的血管内超声显像（IVUS）+ 一根冠状血管操作（扩张）+ 冠状动脉管腔内成形术（PTCA）+ 药物洗脱冠状动脉支架置入术	916.50
3	I25.1：00.2401 + 88.5501	动脉硬化性心脏病：冠状血管的血管内超声显像（IVUS）+ 冠状动脉造影，一根导管	243.20
4	I25.1：00.3901 + 88.5501	动脉硬化性心脏病：其他计算机辅助外科手术 + 冠状动脉造影，一根导管	79.45
5	I25.1：00.4001 + 00.4401 + 00.6601 + 36.0701	动脉硬化性心脏病：一根冠状血管操作（扩张）+ 分支冠状血管操作（扩张）+ 冠状动脉管腔内成形术（PTCA）+ 药物洗脱冠状动脉支架置入术	673.00
6	I25.1：00.4001 + 00.4501 + 00.6601 + 36.0601	动脉硬化性心脏病：一根冠状血管操作（扩张）+ 置入一根冠状血管支架 + 冠状动脉管腔内成形术（PTCA）+ 非药物洗脱冠状动脉支架置入术	375.40
7	I25.1：00.4001 + 00.4501 + 00.6601 + 36.0701	动脉硬化性心脏病：一根冠状血管操作（扩张）+ 置入一根冠状血管支架 + 冠状动脉管腔内成形术（PTCA）+ 药物洗脱冠状动脉支架置入术	442.49
8	I25.1：00.4001 + 00.4601 + 00.6601 + 36.0701	动脉硬化性心脏病：一根冠状血管操作（扩张）+ 置入两根冠状血管支架 + 冠状动脉管腔内成形术（PTCA）+ 药物洗脱冠状动脉支架置入术	670.79
9	I25.1：00.4001 + 00.6601 + 36.0401 + 88.5501	动脉硬化性心脏病：一根冠状血管操作（扩张）+ 冠状动脉管腔内成形术（PTCA）+ 冠状动脉内血栓溶解药物输注 + 冠状动脉造影，一根导管	502.90

续表

序号	病种组合代码	病种组合名称	分值
10	I25.1：00.4001 + 00.6601 + 88.5501	动脉硬化性心脏病：一根冠状血管操作（扩张）+ 冠状动脉管腔内成形术（PTCA）+ 冠状动脉造影，一根导管	247.70
11	I25.1：00.4101 + 00.4501 + 00.6601 + 36.0701	动脉硬化性心脏病：两根冠状血管操作（扩张）+ 置入一根冠状血管支架 + 冠状动脉管腔内成形术（PTCA）+ 药物洗脱冠状动脉支架置入术	584.40
12	I25.1：00.4101 + 00.4601 + 00.6601 + 36.0701	动脉硬化性心脏病：两根冠状血管操作（扩张）+ 置入两根冠状血管支架 + 冠状动脉管腔内成形术（PTCA）+ 药物洗脱冠状动脉支架置入术	662.60
13	I25.1：00.4101 + 00.4701 + 00.6601 + 36.0701	动脉硬化性心脏病：两根冠状血管操作（扩张）+ 置入三根冠状血管支架 + 冠状动脉管腔内成形术（PTCA）+ 药物洗脱冠状动脉支架置入术	892.60
14	I25.1：00.4201 + 00.4701 + 00.6601 + 36.0701	动脉硬化性心脏病：三根冠状血管操作（扩张）+ 置入三根冠状血管支架 + 冠状动脉管腔内成形术（PTCA）+ 药物洗脱冠状动脉支架置入术	920.68
15	I25.1：34.9102	动脉硬化性心脏病：胸腔穿刺抽液术	181.90
16	I25.1：37.2201 + 88.5501	动脉硬化性心脏病：左心导管检查 + 冠状动脉造影，一根导管	116.50
17	I25.1：37.2201 + 88.5601	动脉硬化性心脏病：左心导管检查 + 冠状动脉造影，两根导管	83.71
18	I25.1：37.2301 + 88.5501	动脉硬化性心脏病：左和右心导管检查 + 冠状动脉造影，一根导管	71.23
19	I25.1：37.2301 + 88.5601	动脉硬化性心脏病：左和右心导管检查 + 冠状动脉造影，两根导管	69.48
20	I25.1：44.1301	动脉硬化性心脏病：胃镜检查	60.58
21	I25.1：44.1301 + 45.2301	动脉硬化性心脏病：胃镜检查 + 结肠镜检查	78.66
22	I25.1：44.1301 + 88.5501	动脉硬化性心脏病：胃镜检查 + 冠状动脉造影，一根导管	89.10
23	I25.1：45.2301	动脉硬化性心脏病：结肠镜检查	78.24
24	I25.1：88.4501 + 88.5501	动脉硬化性心脏病：肾动脉造影 + 冠状动脉造影，一根导管	132.70
25	I25.1：88.5301 + 88.5501	动脉硬化性心脏病：左心室造影 + 冠状动脉造影，一根导管	97.04
26	I25.1：88.5501	动脉硬化性心脏病：冠状动脉造影，一根导管	77.31
27	I25.1：88.5601	动脉硬化性心脏病：冠状动脉造影，两根导管	103.80
28	I25.1：88.5701	动脉硬化性心脏病：冠状动脉造影，多根导管	88.69

看组合7和组合8，组合7是置入一根冠状血管支架，组合8是置入两根冠状血管支架，其他操作一样。按照DIP付费是分入两个病种，分值分别为442.49和670.79，对应不同的支付价，而按照DRG付费入组规则，这两个病例会进入同一个病组FM13，支付价是一样的。

总结一下，DIP与DRG的异同如表2-10所示。

表2-10　DIP与DRG的异同总结

项目	DIP付费	DRG付费
分组方式	直接以主要诊断和关联手术操作的自然组合形成病种，以各病种次均住院费用的比价关系形成病种分值	根据患者的年龄、性别、住院天数、临床诊断、病症、手术、疾病严重程度、合并症或并发症及转归等因素，把患者分入若干个诊断相关组
组数	一般在10000组以上	一般在1000组以内
结算单位	DIP组	DRG细分组
结算指标	分值	权重
控费机制	结余留用，超支分担	结余留用，超支分担
差异点	对信息化要求不高，容易讲解沟通，有利于新技术应用，病种收益容易核算，支付规则公开透明，支付相对稳定	对信息化要求高，不容易讲解沟通，不利于新技术应用，病种收益不容易核算，支付规则不公开透明，支付不稳定

DRG/DIP均是以按病种付费为基础，与基本医疗保障基金总额预算管理相结合，运用"点数法"实现医保基金统筹总额控制。两者的核心是一致的：一是保方赋予不同病种或病种组合（病组）以不同分值，二是保方确定的支付计算方法。

DIP和DRG的分组逻辑不同：按病种分值付费的病种组合，分组一般按照疾病主要诊断与主要诊疗方式进行；按病组分值付费则是基于疾病诊断相关分组（DRG）技术进行病种组合的分组，强调总额控制和按病种计算分值，是一个简化版的疾病诊断相关分组，借鉴了总额控制（revenue cap）和DRG中的"权重"或"点值"概念。

根据若干年数据积累中，不同疾病分组（按第一诊断）诊疗所发生医疗费用间的比例关系，给每一个疾病分组（病种）赋予相应分值，分值表示不同病种间治疗成本的比例关系，大病、重病的"分值"高，小病、轻病的"分值"低。医疗机构诊疗住院患者积累点值，年末或一个医保周期末累计区域内所有点值，根据周期内预算总额，计算分值单价，进而结合绩效评估和稽核监督结果，得到每一个医疗机构的结算总额，类似农村地区计划经济时期的"工分制"。

有人将DRG与DIP比喻成两个年轻人，DRG家庭条件好，其毕业后就买了一套150平方米的大房子，一步到位；而DIP家庭条件不好，其工作后先买一间小房子或者租房子过渡一下，最终还是要买150平方米的房子。各地如何选择，就看是哪种"条件"。

DIP和DRG的最主要差异不在于基金分配方法，而在于病种与病组的技术形成原理。病种分值付费可以通俗地理解为区域内的全病种 + 点数法的付费原理，DRG-PPS付费在完成分组与权重计算后，也可以选择DRG-点数法或病组分值法进行基金分配。病种分值付费在我国各统筹地区医保发展不充分、不平衡的现状下，也具有重要的现实意义。病种分值付费采用工分制原理，将不同病种医疗费用与权重之间的相对比价关系换算出每个病种的分值，依据年终实际可供分配的基金确定分值单价来支付。相较于DRG-PPS付费，病种分值付费相对简单易操作、管理难度较小，特别是对于基金紧张地区易于实现医保基金的收支平衡。另外，由于病种分值付费的病种分类更细，在基金监管方面可能比DRG-PPS付费更高效。从发展方向来看，病种分值付费是中阶版DRG，DRG-PPS是高阶版DRG。从改革趋势上看，DRG-PPS付费应当是未来的终选路径。

三、DIP付费方式的优缺点

DIP付费有优点，也有不足，如表2-11所示。

DIP付费的优点，除了表2-11中总结的9条，DIP在医保费用控制方面效果明显。在当年医保基金总量固定的情况下，机构通过不同医院的等级、病种分值等标准对医保基金实施分阶段结算和年终决算，对控费达标的医疗机构进行奖励，让控费不达标的医疗机构自己承担超支费用。这种方式倒逼医疗机构加强精细化管理，努力实现合理费用控制。各地在实践过程中均达到了较好的费用控制效果。例如，淮安市2003年实施按病种分值付费后，2004年市直医保人均住院医疗费用和次均住院天数比上年分别下降了22.58%和20.68%。2013年1月，南昌市实施按病种分值付费后，2014年南昌市住院人次增长率、参保患者个人自负的住院医疗费用同比分别下降4.08%和0.62%。2013年7月，宿迁市实施按病种分值付费后，2014年宿迁市城镇职工医疗保险住院次均费用与2013年相比增长率仅为0.25%。2015年1月，银川市实施按病种分值付费后，当年银川职工医保和城乡居民医保住院次均费用增长率分别下降1.75%和2.67%。

表2-11　DIP付费的优缺点总结

序号	优点	缺点
1	现实控制法，容易测定行业病种费用平均水平，有利于医保总额预算管理，分值单价调整，确保医保基金风险可控	承认现实，不考虑历史医疗行为的不合理性
2	对病案首页及医学专家的依赖程度不是很高	不能充分体现医疗技术风险难易程度
3	通俗易懂，公开透明，支付相对稳定	不便于评价医疗效率
4	覆盖更广泛	不利于医院之间的评价比较分析
5	容易接受和推行	不利于推动分级诊疗强基层
6	可适用于中医院和专科医院	医疗机构支付系数设定不完全科学合理
7	有助于新技术应用	医疗技术服务价格低的现实未能改变
8	有助于医院之间的竞争	容易诱发"挑肥拣瘦"的推诿患者
9	对信息化要求不高，便于病种成本核算	不利于控制分解住院，低门槛收住院

DIP付费的缺点除了表2-11总结的9条，还有以下三个方面的问题。

（1）病种分值确定的难度大　病种分值的最终确定者是医保局，但医保局对每个病种的实际医用资源消耗不甚了解，这可能导致病种分值的制定偏差。随着科技水平的进步，同一病种的资源消耗量可能迅速地减少或增加，相应的病种分值也应降低或升高。医保部门由于没有该领域的专业知识以及出于管理成本的考虑，不能及时调整病种分值。

在具体实施DIP的地区，可以通过组织地区临床专家委员会进行讨论，或者给出DIP的预分组目录以及分组病种的标准费用，下发到各试点医疗机构，请各医疗机构组织相关人员认真研究讨论，并结合本院实际情况提出平均费用建议，写明原因，撰写《试点医院基本情况报告》，这样可以让病种分值的测算尽量贴近临床实际。具体实施可以参考表2-12。

这两个病种主要诊断都是胆囊结石伴有其他胆囊炎，都是核心病种，主要手术一（腹腔镜下胆囊切除术＋腹腔镜下腹膜粘连松解术）目前给出的标准费用为15306.96元，主要手术二（腹腔镜下胆囊切除术＋腹腔镜下肠粘连松解术）目前给出的标准费用为14157.59元。如果医疗机构觉得现有标准费用不合理，可以给出建议费用，并给予反馈建议。

表2-12　DIP分值反馈表

序号	DIP	病种亚目	病种名称	治疗方式	病种类型	人次	标准费用/元	建议费用	反馈建议
3404	K80.1_S18	K80.1	胆囊结石伴有其他胆囊炎	腹腔镜下胆囊切除术＋腹腔镜下腹膜粘连松解术	核心病种	158	15306.96		
3406	K80.1_S19	K80.1	胆囊结石伴有其他胆囊炎	腹腔镜下胆囊切除术＋腹腔镜下肠粘连松解术	核心病种	199	14157.59		

（2）诱导协议医疗机构降低服务质量　在基本医疗保险基金对于医疗机构年度预算总额一定的情况下，住院患者数的增加会稀释每分值的价格，会出现医院服务住院患者的增多并不引起收入的增加，从而直接导致医院推诿患者的情况发生，或者通过其他的诱导需求方式来弥补住院患者诊治边际收入为零甚至下降的情况。

（3）制约新技术、新材料和新药物在临床的使用　就治疗同一病种而言，医学新技术、新材料和新药物的价格明显高于传统技术、普通材料和常用药物的价格，而DIP在确定分值时往往依据全统筹地区的平均水平。医院为了控制费用，在提供医疗服务的过程中转而不采用新技术、新材料和新药物的做法，客观上不利于医学技术的创新和医药科技的发展。

四、未来医保支付改革展望

1. 医保支付改革的工作内容

先行先试地区、新选择进行国家试点地区、观望地区在国家试点期间，建议重点关注以下五个方面的工作。

第一，病种分值付费只是住院医疗服务的其中一种支付方式，各统筹地区要基于自身管理能力、病案基础、医院竞争格局、医疗资源配置等状况进行适宜路径选择。申请病种分值付费试点的地区需要符合国家《试点工作方案》的基础条件，如果是改革基础条件更好的城市，可以一步到位开展DRG-PPS付费；通过多年病种分值付费改革积累了很好基础的城市，也可以直接对接到DRG-点数法付费。

第二，先行先试地区如果继续推进病种分值改革，需要尽快全面完成国家按病种分值付费的技术标准、分组方案和管理办法的对接工作，以解决当前诸多地区在病种筛选方式、分值库病种结构、分值测算方法和依据、医疗机构系数确定方法等差异过大的问题。

第三，新试点地区采用国家标准形成本地的病种分值付费标准后，还需要因地制宜地制定好本地化的配套政策体系，以防范如大医院抢"工分"能力过强而产生对其他医院的"资源虹吸"、医疗机构冲点行为导致分值过快贬值等问题。

第四，各试点地区需要重点完善特病单议机制，这也是先行先试地区被医疗机构诟病最大的地方。相较于DRG分组原理，病种分值付费提取的是第一诊断和主要操作的组合信息，对于多疾病、多创伤并发及基础病史复杂的患者，医疗机构联盟合作、分级诊疗救治的患者，无法很好地体现医院的医疗资源消耗水平。同时，由于医疗机构系数分得过粗，导致同等级同一病种的实际诊疗成本差异过大，也可能会出现轻病入院现象。因此，病种分值付费可能更容易出现高倍率病案和低倍率病案，对于这些特殊病案，需要建立完善的特病单议机制，甄别高、低倍率病案的合理性，以真实补偿医疗机构的成本。在特病单议程序上，也需要充分体现医保与医疗机构之间的民主协商、专家判定、规则透明、过程公正、结果公平等原则。

第五，各试点地区亦需要更加重视监管机制的建设。相较于DRG的病组模糊管理理念，按分值付费的病种分得过细，每个病种的分值差异清晰可见，对于管理能力和应对能力强的大医院而言，更容易产生轻病入院、分解住院、高套分值、"合理"挤掉小分值病种等问题。因此，需要配套建立基于全病种大数据的过程式、结构式及全方位的智能监管系统，并健全完善相应的监管考核制度，"以技制技"，以防范潜在的政策风险。

2. 医保支付改革的目标

前面讲过，DRG是一个医疗服务产品化的过程，是一个把疾病个性化变成可以比较的标准化工具，对医疗服务采购的"扳手"握到了医保局手上，但是DIP则悄悄地将"扳手"又放了进去，是否在治疗中使用某些技术项目成为分组依据，因为增加了这些项目因素而使分组数量猛增，医保局在DRG模式下只需要采购几百个产品，但是在DIP模式下需要采购上万个产品，管理成本的大幅增加削弱了医保的管理能力。由于在治疗中是否应该增加一个操作项目的决定权不在医保，医保也无法判断医生的决策是否恰当，故产品采购谈判的主动权又被DIP拿回医院的手中。

尽管大数据分析技术听上去既先进又科学，但是要知道，那些数据都是由医生的诊疗行为产生的，医生能决定产生什么数据，也就能决定数据分析的结果。由于项目因素的加入，DIP实际上有按项目付费的色彩。

DRG创造的竞争环境是基于医疗服务产品的竞争，而不是医院规模的竞争。成本在竞争中起决定性的作用，而不是技术。在DRG的分组中，大多数的组是一般综合医院能够提供的服务产品，留给三甲医院独享的产品数量很少。这就导致大型三甲医院的规模优势、技术优势、人才优势无法充分转化为竞争力，迫使三甲医院不得不在大多数的DRG产品组中与成本低得多的下级医院同台竞技，毫无胜算可言。这样的竞争格局对于目前数量相对较少但是市场占比相对较大的三甲医院而言无疑是灾难性的。DIP通过将被DRG摒弃的一些技术操作重新纳入进来，大幅扩充了DRG产品的组数，由于很多决定分组的技术操作受下级医院的技术能力或资源所限而不能开展，这就使三甲医院大幅增加了自己独享的产品数量，从而使自己的技术优势重新成为竞争的实力。三甲医院通过这些独享分组锁定了自己的市场份额后，医保局也就没有余地和途径将资金向初级医疗服务转移。这将导致提供初级医疗服务的医生无法获得和上级医院医生相当的收入，难以安心留在社区，想挣钱还是要去大医院。

尽管DIP声称在三甲医院获得自己所需要的优质患者后，会将含金量低的患者交还给下级医院。但理想很丰富，现实很骨感，三甲医院很难交下去，基层医院也会通过自己的努力发展技术，采购设备，提供高利润产品。这样就又走上了扩张成本争创三甲的老路，与分级诊疗的目标背道而驰。由此可见，DIP是一个妥协的产物。但实事求是地讲，这个妥协是有其现实意义的。

在没有找到切实可行的手段确保医生能够有一个体面收入的时候，DIP是三甲医院医生手里应对医保支付改革的唯一稻草了。医保部门显然也看到了这一点，因此其在制定支付政策的时候采取了与三甲医院进行协商的态度，这就给了三甲医院提出DIP方案的机会。如果医保部门协商的对象不是三甲医院，而是基层医院，结果将会大不一样。事实上，无论是广州还是浙江金华的DRG支付改革试点，支付方案的设计和开发都是交给了三甲医院，最终，这些方案不约而同地对DRG摒弃操作项目因素的定价原则视而不见，而是将自身的技术优势考量在内，放弃病种的权重，而采用了点数法，最终形成了今天的DIP。

如果说DRG的一个缺陷是推诿重病患者（通过国外近40年的实践经验来看，这个问题并没有想象中那么严重），那么DIP的主要问题就是诱导医疗。所谓的诱导医疗，指的是医生诱导患者接受他们本不需要的医疗服务，或者医生从自己的利益而非患者的利益出发为患者选择医疗服务。DRG因为不考虑同一个病种的不同治疗选项，因此几乎没有给医生留下诱导医疗的空间，而DIP给诱导医疗留下了足够的土壤，甚至对诱导医疗有正向激励作用。诱导医疗并不一定都是恶意的，很多情况下，医生只是根据自身擅长的技术为患者选择治疗方案，这也是患者在不同的医生那里往往得到不一样的医疗解决方案的原因。

当然，利益依然是影响医生选择的重要因素，例如一个阑尾炎患者在一家能够开展腹腔镜手术的医院接受手术时，往往不会采用开腹的方式，医生总会向患者介绍腹腔镜手术的优势，影响患者的选择。有研究显示，同一个医生在面对贫穷患者和富裕患者时提出的治疗方案是不同的，这说明医生对自己收入的预期在影响他的医疗决策。美国医疗改革经济学专家组"The Economic Case for Health Care Reform"曾经指出：美国大概有近30%的医疗支出是不必要的，占GDP的5%，即便不提供这部分医疗服务也不会对医疗质量造成影响。因此，诱导医疗在医保支付中并不是一个小问题，而是一个大问题。当三甲医院通过DIP扩充分组，使自己拥有独享的分组产品后，这些产品就成了激励诱导医疗的土壤，医院往往会设置绩效考核指标激励医生增加这些利润丰厚产品的产量。而患者对于自己是否应该接受这些高价格的技术治疗完全没有判断力，医保也不具备和医生对等的专业知识对这种情况进行监管。

诱导医疗是无法完全被杜绝的，控制诱导医疗有两个途径。

（1）从根本上解决问题，就是在分级诊疗的基础上建立严格的转诊机制。在这种机制下，三甲医院必须完全关闭门诊，不能直接向患者群体推销自己的高新技术产品，推销的对象只能是基层社区医院，当这些医院的医生遇到自己不能处理的患者时，才会将患者上转到上级医院。此时，下级医院的医生起到了患者医疗顾问的作用，帮助患者做出正确的治疗选择，从而避免诱导医疗。

（2）从医保准入上解决问题，医保资金完全按照"保基本"的原则确定医保支付的范围。只有绝大多数基层医院能够提供的医疗服务才是基本医疗服务而被纳入医保，而只有三甲医院才能提供的医疗服务应归于自费医疗服务，或者低报销比例服务。将这些服务的接受对象定义为高收入人群。如果DIP中加入的高新技术项目不能纳入医保报销，DIP也就没有存在的意义了。

整体来看，DIP是在中国目前医疗现状下的一个妥协产物，最终会转化为DRG点数法，这个问题在第一章已经详细论述。从现在的情况看，在北京、上海、广州等三甲医院扎堆的地区，围绕DIP的竞争依然会十分激烈，不同三甲医院提供的产品清单也不完全一致，最终能够从DIP模式中获益的也只是金字塔尖上的少数医院。医保部门需要关注的是不要让这些医院占据太大的市场份额，从而占有过多的基层医院发展资源。医改任重而道远，分级诊疗实现之时就是医改成功之日。很多专家将过去医改的失败归咎于医保的缺位，现在医保参与进来了，应该成为推进分级诊疗的核心动力，但是面对现实困难，向左走还是向右走，似乎还在探索之中。

3. 案例分享

天津市是DRG与DIP双试点城市，具体执行方案是：三级定点医疗机构和住院例数较多的二级定点医疗机构主要推行DRG付费，其他一级、二级定点医疗机构主要推行DIP，逐步实现对符合条件定点医疗机构的全覆盖。

我们具体看看是如何把DRG与DIP付费两者结合起来的。

该方案首先明确总额预算管理内容：区域点数法总额预算管理是指将病种（病组）、床日、项目等各种付费单元以点数形式体现相对比价关系，以各定点医疗机构所提供服务的总点数作为分配权重，将统筹区域内医保基金和参保人员向全市定点医疗机构购买服务的年度总额预算，按照分类管理原则分配至各定点医疗机构。

医保局如何确定年度总额预算呢？医保经办机构以全市购买总额为基础，根据往年基本医保统筹基金支付在医保基金和参保人员所支付医疗费用总额中的占比，综合考虑基本医保待遇标准调整等因素，按照职工医保和居民医保两个险种，分别拟订基本医保统筹基金向全市定点医疗机构购买服务的年度总额预算。

医保经办机构拟订的全市购买总额，应按照支付类别、机构类别、费用类别进行细分。

（1）按支付类别　分为住院和门诊两个类别。为支持定点医疗机构将癌症放、化疗治疗从住院调整至门诊开展，将癌症放、化疗和镇痛治疗，门诊特定疾病纳入住院购买总额核算范围，将其他门特病种和普通门（急）诊纳入门诊购买总额核算范围。

（2）按机构类别　门诊购买总额按照三级医疗机构、二级医疗机构、中医医疗机构、家庭医生签约基层医疗机构以及其他基层医疗机构划分。其中，将三级、二级医疗机构中的中医（含中西医结合）医疗机构划归为中医医疗机构，将开展家庭医生签约的二级医疗机构划归为家庭医生签约基层医疗机构。

（3）按费用类别　各机构类别门诊购买总额，按费用类别划分为药品购买总额和医疗服务购买总额。其中，药品购买总额用于购买西药和中成药，医疗服务购买总额用于购买西药和中成药以外的其他医药服务。

医保经办机构按照国家DIP技术规范要求，在国家DIP病种目录库的基础上，结合天津市往年住院病例数据，制订天津市DIP病种分组方案。以定点医疗机构上传的医保基金结算清单数据为基础，按照DIP病种分组方案对住院病例进行分组，并及时将分组结果反馈给定点医疗机构。对于未能入组或入组异常的住院病例，定点医疗机构可在规定时限内修改完善医保基金结算清单内容，并按规定流程重新申报、重新分组。DIP以外其他按病种定额付费单元的划分标准及管理办法，按照天津市有关规定执行。按人头总额付费不适用于按照疾病治疗过程划分付费单元，定点医药机构提供的按规定应纳入人头总额付费核算范围的医药服务，按照项目付费或病种定额付费单元申报付费点数。

第三节　从局端到院端DIP数据分析及应对流程

一、某DIP试点城市局端数据整体分析

依据国家DIP目录（1.0版，11553组），全市清洗后病例数382739，清洗后医疗机构65家，入组率大于0的医疗机构有64家，其中DIP组数有4389组，入组病例数373360，占比97.55%，未入组病例数9379，占比2.45%。

1. 清洗规则

清洗规则包括：①主要诊断为空或无法转换成医保版编码；②年龄＜0或＞100岁或为空；③住院日＜1天或＞60天或为空；④住院费用≤0或＞100万元或为空。

按照以上规则，共剔除数据42814条，占数据总量的10.06%，其中主要诊断清洗量为35256条，住院日清洗量为6862条。具体清洗内容如表2-13所示。

表2-13　某DIP试点城市三年的数据汇总

年度	上传病例数	清洗总病例量	清洗病例占比/%	主要诊断清洗量	年龄清洗量	总费用清洗量	住院日清洗量
2021	154780	16495	10.66	13616	357	634	2427
2020	140049	13685	9.77	11287	311	227	2239
2019	130724	12634	9.66	10353	299	108	2196
整体情况	425553	42814	10.06	35256	967	969	6862

2. 65家医疗机构经过清洗后的382739份病例具体入组情况

具体见表2-14。可以看到，该地区最大的三级医院三年共入组87590例，为地区最高，分入2947个病种，入组率为98.23%，平均住院费用为12440元，药品费占比为21.58%，医用材料费占比为23.75%，两者合计45.33%，检查检验费占比为21.64%。

表2-14　65家医疗机构的病例分类汇总

医院序号	医院等级	清洗后病例数	DIP组数	入组病例数	入组率/%	平均住院费用/元	药品费占比/%	检查检验费占比/%	医用材料费占比/%
1	三级	89166	2947	87590	98.23	12440	21.58	21.64	23.75
2	三级	84210	2818	82816	98.34	13984	25.29	19.67	24.66
3	三级	38134	2035	37095	97.28	9852.2	31.27	25.63	16.66
4	二级	35165	1212	33879	96.34	6169.4	26.90	21.49	23.23
5	二级	24504	1283	24159	98.59	5909.9	22.06	30.86	18.45
6	二级	21907	737	20286	92.60	6404.0	26.40	20.07	12.67
7	二级	14342	1010	13899	96.91	6240.4	27.57	23.45	16.21
8	二级	12910	722	12658	98.05	4395.7	30.23	19.62	9.18
9	二级	11193	641	10940	97.74	7553.9	36.23	15.75	17.93

续表

医院序号	医院等级	清洗后病例数	DIP组数	入组病例数	入组率/%	平均住院费用/元	药品费占比/%	检查检验费占比/%	医用材料费占比/%
10	二级	9549	547	9434	98.80	4468.5	32.01	27.77	5.91
11	二级	6614	468	6459	97.66	5277.7	31.99	22.45	0.23
12	一级	5047	246	5005	99.17	8815.2	0	0	0
13	二级	4599	181	4589	99.78	11429.0	47.64	14.01	0.80
14	一级	3474	60	3467	99.80	5888.4	0	0	0
15	二级	3121	150	3010	96.44	3367.9	20.90	11.93	13.12
16	一级	1964	195	1855	94.45	7206.5	0	0	0
17	一级	1828	98	1742	95.30	4713.1	0	0	0
18	一级	1756	119	1644	93.62	7253.1	13.94	2.40	0.40
19	一级	1388	63	1387	99.93	5634.3	0	0	0
20	一级	1109	98	1082	97.57	5632.6	0	0	0
21	一级	1076	141	1032	95.91	8263.1	0	0	0
22	一级	928	119	901	97.09	7220.5	0	0	0
23	一级	866	103	853	98.50	8952.4	0	0	0
24	一级	677	28	673	99.41	5544.3	0	0	0
25	一级	649	178	621	95.69	5316.3	0	0	0
26	一级	534	43	532	99.63	6760.5	0	0	0
27	一级	421	62	410	97.39	8686.5	5.84	0	0
28	一级	415	4	415	100.00	1955.5	0	0	0
29	二级	394	7	362	91.88	5249.4	0	0	0
30	二级	349	23	348	99.71	3442.8	21.09	13.82	15.58
31	一级	348	28	348	100.00	5771.3	0	0	0
32	一级	315	22	315	100.00	1690.5	0.94	0	0
33	二级	295	59	284	96.27	5392.2	0	0	0
34	一级	291	42	287	98.63	3889.7	0	0	0
35	一级	266	15	265	99.62	6238.0	0	0	0
36	一级	241	30	232	96.27	9030.9	0	0	0
37	一级	195	32	195	100.00	3948.1	0	0	0
38	一级	192	27	191	99.48	1449.1	0	0	0
39	一级	189	34	184	97.35	3724.6	13.53	0	0
40	二级	178	51	152	85.39	4675.1	12.09	12.02	0.51
41	一级	163	34	160	98.16	6104.9	0	0	0

续表

医院序号	医院等级	清洗后病例数	DIP组数	入组病例数	入组率/%	平均住院费用/元	药品费占比/%	检查检验费占比/%	医用材料费占比/%
42	二级	157	42	154	98.09	9032.5	0.37	0.71	2.00
43	一级	153	14	153	100.00	2271.0	8.39	0	0
44	一级	148	60	127	85.81	3136.4	0	0	0
45	二级	140	50	139	99.29	2566.9	0	0	0
46	一级	125	31	122	97.60	1806.1	91.26	0	0
47	一级	124	0	0	0	1930.1	0	0	0
48	一级	115	23	114	99.13	1194.8	0	0	0
49	一级	91	17	91	100.00	1359.8	0	0	0
50	一级	79	12	79	100.00	1654.4	0	0	0
51	一级	75	42	74	98.67	6866.4	0.12	0	10.22
52	一级	74	28	73	98.65	1490.5	12.72	0	0
53	一级	71	17	69	97.18	6648.6	1.28	0	0
54	一级	70	4	70	100.00	2651.5	44.99	0	0
55	一级	68	15	63	92.65	2284.4	0	0	0
56	一级	63	10	60	95.24	2432.6	0	0	0
57	一级	52	5	49	94.23	4553.4	0	0	0
58	一级	43	7	41	95.35	1585.1	0	0	0
59	一级	42	17	41	97.62	4183.5	0	0	0
60	一级	32	15	31	96.88	1375.2	0	0	0
61	一级	26	1	26	100.00	4761.7	0	0	0
62	一级	11	2	10	90.91	1800.6	0	0	0
63	一级	9	3	9	100.00	1087.4	0	0	0
64	一级	6	4	6	100.00	3357.7	0	0	0
65	一级	3	1	3	100.00	2031.4	0	0	0

3. 累计核心病种占比分析

该地区DIP测算的4389组中，病例数为1～5例的有1858组，占比42.33%，病例数6～20例的有964组，占比21.96%，入组病例数101例及以上的仅有619组，占比14.10%（表2-15）。这是地区的占比数据，具体到每家医院应该也是这样的比例，所以在院端DIP精细化管理的过程中，可以选出医院的核心病种，前20%的病种会占有80%以上的病例数。

表2-15　核心病种占比分析

序号	区间	DIP病种数	占比/%
1	1～5例	1858	42.33
2	6～20例	964	21.96
3	21～100例	948	21.61
4	101～500例	420	9.57
5	500例以上	199	4.53
6	合计	4389	100.00

4. 该地区病例数前20位和费用前20位的病种分析

该地区病例数前20位的病种分析见表2-16。入组病例数最多病种是I10.X特发性（原发性）高血压（保守治疗），占当地所有病例数的2.42%。

表2-16　病例数前20位的病种分析

序号	DIP代码	病种名称	病种编码	例数占比/%
1	4003	特发性（原发性）高血压（保守治疗）	I10.X	2.42
2	5583	肺的其他疾患（保守治疗）	J98.4	2.22
3	5164	未特指的支气管肺炎（保守治疗）	J18.0	1.96
4	4425	动脉硬化性心脏病（保守治疗）	I25.1	1.43
5	4775	未特指的脑梗死（保守治疗）	I63.9	1.33
6	7310	未特指的脊椎关节强硬（保守治疗）	M47.9	1.28
7	4852	其他特指的脑血管疾病（保守治疗）	I67.8	1.10
8	5198	未特指的急性支气管炎（保守治疗）	J20.9	1.07
9	3151	椎基底动脉综合征（保守治疗）	G45.0	1.06
10	5847	未特指的慢性胃炎（保守治疗）	K29.5	1.05
11	5400	支气管炎未特指为急性或慢性（保守治疗）	J40.X	0.92
12	5103	未特指的急性扁桃体炎（保守治疗）	KJ03.9	0.78
13	7091	未特指的关节炎（保守治疗）	M13.9	0.77
14	5113	未特指的急性上呼吸道感染（保守治疗）	J06.9	0.75
15	5431	未特指的慢性阻塞性肺病（保守治疗）	J44.9	0.73
16	7493	粘连性肩关节囊炎（保守治疗）	M75.0	0.70
17	5429	未特指的慢性阻塞型肺病伴有急性加重（保守治疗）	J44.1	0.65
18	G45.0-B003	椎基底动脉综合征（诊断性操作）	G45.0	0.61
19	5193	未特指的肺炎（保守治疗）	J18.9	0.61
20	5402	未特指的慢性支气管炎（保守治疗）	J42.X	0.58

该地区费用前20位的病种分析见表2-17，入组费用最高的病种是Z51.0放射治疗疗程（治疗性操作），产生的总费用占当地所有病种总费用的1.57%。

表2-17　费用前20位的病种分析

序号	DIP代码	病种名称	病种编码	费用占比/%
1	Z51.0-B001	放射治疗疗程（治疗性操作）	Z51.0	1.57
2	5583	肺的其他疾患（保守治疗）	J98.4	0.92
3	CDZH-B002	C00-D48肿瘤（手术）	CD	0.92
4	4775	未特指的脑梗死（保守治疗）	I63.9	0.85
5	4003	特发性（原发性）高血压（保守治疗）	I10.X	0.79
6	I63.9-B003	未特指的脑梗死（诊断性操作）	I63.9	0.76
7	4425	动脉硬化性心脏病（保守治疗）	I25.1	0.68
8	G45.0-B003	椎基底动脉综合征（诊断性操作）	G45.0	0.67
9	5164	未特指的支气管肺炎（保守治疗）	J18.0	0.66
10	11453	为肿瘤化学治疗疗程（静脉注射化疗药物）	Z51.1	0.64
11	7310	未特指的脊椎关节强硬（保守治疗）	M47.9	0.58
12	5429	未特指的慢性阻塞性肺病伴有急性加重（保守治疗）	J44.1	0.57
13	3012	未特指的精神分裂症（保守治疗）	F20.9	0.54
14	STZH-B002	损伤、中毒和外因的某些后果（手术）	ST	0.53
15	3151	椎基底动脉综合征（保守治疗）	G45.0	0.52
16	I61.0-B002	大脑半球的脑内出血，皮质下（手术）	I61.0	0.51
17	IZH-B001	I00-I99循环系统疾病（手术）	I	0.46
18	4852	其他特质的脑血管疾病（保守治疗）	I67.8	0.46
19	4102	其他类型的心绞痛（单导管的冠状动脉造影术，单根导管冠状动脉搭桥血管造影）	I20.8	0.44
20	J44.1-B003	未特指的慢性阻塞型肺病伴有急性加重（诊断性操作）	J44.1	0.38

5. 人次顺位前50的病种指标情况

具体见表2-18。

表2-18　人次顺位前50的病种指标情况

序号	DIP编码	入组病例数	平均住院日/天	平均住院费用/元	药品费占比/%	检查检验费占比/%	医用材料费占比/%	CV
1	I63.9B	26640	11.49	8623.1	34.65	31.53	3.61	0.51
2	Z51.1B	10713	10.95	8729.5	55.82	18.14	4.60	0.58
3	J18.0B	9576	7.55	3198.2	26.60	19.55	9.71	0.44
4	G45.0B	9322	9.09	6238.4	24.28	41.11	2.22	0.42
5	I20.0B	8361	8.25	10049.0	25.57	30.09	18.09	0.75
6	M51.2B	5635	11.79	5844.6	11.69	12.20	2.15	0.50
7	J44.1B	5579	11.18	11105.0	30.15	21.86	5.39	0.55
8	J20.9B	5258	6.75	3108.1	29.89	29.39	6.88	0.68
9	J06.9B	5004	5.03	1839.9	21.67	30.06	9.08	0.54
10	E11.9B	4865	11.51	6458.9	20.15	34.52	5.09	0.48
11	J18.9B	4351	10.87	8384.8	30.77	24.56	4.94	0.81
12	I25.1B	4123	9.84	6871.4	23.48	23.54	4.66	0.47
13	E11.7B	3910	12.32	9677.4	33.13	34.93	4.03	0.49
14	I10.XB	3853	9.12	5327.5	18.45	25.17	1.67	0.44
15	O80.0B	3759	4.11	2569.7	8.57	15.26	11.44	0.33
16	I67.8B	3643	8.83	7631.2	28.34	40.72	4.18	0.44
17	O00.8B	3363	4.23	3631.1	10.14	11.35	16.34	0.24
18	O04.9B	3205	3.06	8047.1	15.59	32.35	3.38	0.81
19	Z51.9B	3089	11.02	8376.2	39.95	25.59	4.27	0.77
20	J98.4B	3024	13.71	8281.2	29.67	26.50	5.23	0.75
21	I63.8B	2889	11.98	8270.6	37.63	34.86	2.29	0.52
22	J03.9B	2621	5.96	2076.3	28.08	24.45	7.71	0.58
23	O66.9A001	2547	6.56	7943.3	20.00	6.49	20.18	0.12
24	O34.2A036	2309	6.52	6590.9	18.98	12.53	14.08	0.21
25	K80.0B	2234	9.53	12961.0	28.76	18.49	22.03	0.60
26	J15.9B	2206	11.95	12904.0	27.10	33.14	5.78	0.63
27	K80.1B	2189	10.31	14051.0	23.78	17.87	24.93	0.44

续表

序号	DIP编码	入组病例数	平均住院日/天	平均住院费用/元	药品费占比/%	检查检验费占比/%	医用材料费占比/%	CV
28	M13.9B	2117	13.43	10006.0	8.32	7.32	14.60	0.81
29	I69.3B	2007	13.31	7726.6	33.49	20.45	3.34	0.53
30	Z51.8B	1903	7.86	5809.6	44.94	28.06	7.26	0.73
31	N39.0B	1820	10.18	5628.3	27.79	33.06	4.88	0.58
32	C34.9B	1766	13.52	11820.0	37.01	26.36	7.44	0.77
33	J44.9B	1738	12.53	10456.0	29.24	27.75	5.27	0.57
34	I50.9B	1676	9.69	10764.0	31.02	27.97	5.84	0.67
35	K74.6B	1676	13.58	11292.0	39.57	26.35	6.09	0.70
36	P59.9B	1671	3.82	3745.9	5.04	16.89	12.77	0.48
37	I21.4B	1633	10.43	23355.0	22.07	17.75	32.60	0.73
38	K56.7B	1505	7.51	5925.2	35.47	32.67	7.76	0.73
39	I61.9B	1487	16.47	19939.0	31.50	18.58	10.65	0.91
40	J15.7B	1412	9.06	3317.1	27.37	23.18	9.33	0.36
41	E11.4B	1368	12.26	9947.2	36.62	33.53	3.68	0.41
42	H26.9A002	1304	4.90	7143.9	2.54	8.55	41.87	0.16
43	K92.2B	1285	7.99	8620.3	32.97	26.85	7.79	0.75
44	D64.9B	1252	6.65	6089.4	18.11	37.04	3.65	0.54
45	I25.9B	1164	8.17	9225.4	28.87	34.32	9.41	0.64
46	J45.9B	1142	8.73	6493.6	29.42	30.45	4.54	0.51
47	M06.9B	1114	11.27	7398.8	26.26	26.29	1.47	0.50
48	K29.5B	1102	8.10	4985.7	19.36	38.63	3.48	0.49
49	J02.9B	1091	5.42	1397.9	23.40	20.42	9.56	0.58
50	S00.0B	1054	7.23	1968.0	24.69	45.94	3.10	0.84

二、院端DIP数据分析

1. 某肿瘤专科医院2022年3月DIP付费下分科室的盈亏分析

具体见表2-19。

表2-19 某肿瘤专科医院2022年3月DIP付费下分科室的盈亏分析

科室	医保出院例数	住院总费用/元	药占比/%	耗占比/%	平均病种分值	总病种分值	预付金额（分值单价59.2元）/元	月应付金额/元	统筹基金发生额/元	统筹基金个人自付额/元	月盈亏/元
放疗一	63	2060819	22.49	1.13	394	24822	1469462	898771	1291010	571818	-392239
放疗二	69	3031314	16.99	0.76	447	30843	1825906	1535075	1916571	818468	-381496
放疗三	60	2491911	12.85	0.86	526	31560	1868352	1117744	1540710	751902	-422966
胸外	71	1253368	25.33	25.80	265	18815	1113848	754287	770181	358915	-15894
妇瘤一	55	854882	24.11	8.53	213	11715	693528	433849	506398	261146	-72549
妇瘤二	86	1084180	32.69	8.53	168	14448	855322	544735	611577	308923	-66842
头颈	57	983686	15.49	13.80	229	13053	772738	479787	594161	293958	-114374
乳腺中心	165	1866706	49.19	9.17	156	25740	1523808	990960	1142052	535875	-151092
腹外	79	1383506	32.75	24.10	235	18565	1099048	734716	796462	362946	-61747
泌尿	15	211852	26.79	12.00	211	3165	187368	123464	138334	63542	-14870
重症	4	367970	34.43	10.90	1000	4000	236800	157955	235595	78811	-77640
介入	57	1016931	51.55	9.39	276	15732	931334	658365	589401	273614	68965
内一	337	3552570	62.94	3.96	146	49202	2912758	2064017	1923044	844009	140974
内二	81	884735	64.59	4.35	170	13770	815184	578976	524966	235168	54011
内三	163	2161790	71.72	2.66	166	27058	1601834	1073043	1169800	525799	-96758
全院	1382	23206220	37.38	6.83	225	310950	18408240	12145744	13750262	6284894	-1604517

可以看到，该医院月度预算分值单价为59.2元，全院当月出院的医保患者为1382人，住院总费用为23206220元，药占比偏高为37.38%，耗占比为6.83%，平均病种分值225分。按照DIP付费结算，该医院整体亏损1604517元。总的来看，仅有三个科室盈利：介入、内一、内二。可以重点比较一下三个内科，内一科和内二科盈利，内三科亏损，其中内二科收治的患者难度最高，病种平均分值为170分，为三个内科中最高，内三科药占比（71.72%）为三个内科中最高，这或许是三个内科中只有内三科亏损的主要原因。

2. 某三甲医院DIP付费下亏损额度前6位病种分析

具体见表2-20。主要看化疗患者和脑梗死患者的盈亏情况。

肿瘤化学治疗疗程保守治疗（含简单操作），该病种入组的病例数很多，有2910例，平均住院日为3.51天，标准分值994分，CMI 0.87，表明这类病例的治疗技术难度偏低，DIP付费下亏损，例均亏损1237元。亏损的主要原因是药占比过高，达到了78.17%，把所有化疗的患者从肿瘤外科转入肿瘤内科、从肿瘤内科转入日间门诊化疗是未来学科结构调整的趋势，否则收治化疗患者的科室会大量亏损。

脑梗死保守治疗（含简单操作），该病种的亏损问题和化疗患者的亏损情况类似，主要原因也是药占比过高，另外对于这类患者可以增加治疗的维度，最终提高病种分值，改善该病种的收入结构。

去除病因影响，按照治疗方案的不同，分为传统组、康复组、介入组以及介入＋康复组（表2-21）。其中，药占比最低的是康复组，同时治疗占比得到有效提升，通过内科医技化程度的提升，降低内科对药品的依赖性，提高病种内涵质量。

重点看一下急性髓样白血病患者保守治疗的盈亏情况（表2-22）。三个病种都是急性髓样白血病的保守治疗，分别是：含简单操作，分值为1164；含注射或输注抗肿瘤药物，分值为3356；含椎管内注射化疗药物治疗，分值为1049。不同治疗内容的分值差别较大，所以在填写病案时一定要注意，不要因为病案的填写问题分到不同的病种，影响结算分值。三个病种都是亏损，主要原因还是药占比偏高。做好病种的合理用药分析管控是重点。

表2-20 某三甲医院DIP付费下亏损额度前6位病种分析

病种分值组合：诊断+操作	例数	平均住院日	标准分值	CMI	次均结余/元	加权结余/元	次均住院费用/元	上年度同级别医院次均费用/元	次均药费/元	药占比/%	次均材料费/元	耗占比/%	药耗占比合计/%	次均手术费/元	手术费占比/%
肿瘤化学治疗程保守治疗（含简单操作）	2910	3.51	994	0.87	-1237	-3600573	13827	13626	10809	78.17	288	2.08	80.25	6	0.05
脑梗死保守治疗（含简单操作）	328	9.21	934	0.99	-3263	-1070199	17602	15148	7411	42.10	859	4.88	46.98	7	0.04
大脑中动脉闭塞和狭窄保守治疗（含脑血管造影）	52	8.37	1084	1.29	-11936	-620697	31040	28209	5521	17.79	10277	33.11	50.90	183	0.59
肺炎，病原体其他的保守治疗（含光导纤维支气管镜检查术/静脉插管术）	18	23.56	4499	7.83	-73667	-1326010	194015	83738	86133	44.40	16680	8.60	53.00	588	0.30
大细胞（弥散性）非霍奇金淋巴瘤保守治疗（含简单操作）	70	9.97	1163	1.08	-14453	-1011699	30571	27372	12356	40.42	1565	5.12	45.54	173	0.57
极低出生体重（保守治疗，含气管插管）	7	36.69	3381	2.89	-159600	-1117204	200223	81637	43363	21.66	11455	5.72	27.38	5356	2.68

表2-21 主要诊断为脑梗死的病种收入结构分析

四种模式	例数占比/%	药品收入占比/%	卫生材料收入占比/%	化验收入占比/%	检查收入占比/%	治疗收入占比/%	床位收入占比/%	护理收入占比/%
传统组	16	59.17	3.40	18.67	6.01	3.52	3.94	2.20
康复组	78	34.90	2.12	29.06	15.58	7.15	3.92	3.40
介入组	1%	35.19	36.52	10.96	5.10	5.82	3.12	1.58
介入+康复组	5	35.33	30.02	12.01	8.31	7.93	2.03	1.90

表2-22 急性髓样白血病患者保守治疗的盈亏情况分析

病种分值组合：诊断+操作	例数	平均住院日	标准分值	CMI	次均结余/元	加权结余/元	次均住院费用/元	上年度同级别医院次均费用/元	次均药费/元	药占比/%	次均材料费/元	耗占比/%	药耗占比合计/%	次均手术费/元	手术费占比/%
急性髓样白血病保守治疗（含简单操作）	65	16.53	1164	1.34	-36951	-2401834	60254	39103	27647	45.88	3192	5.30	51.18	45	0.07
急性髓样白血病保守治疗（含注射或输注抗肿瘤药物）	26	24.58	3356	3.07	-23608	-613802	71322	68832	28381	39.79	4027	5.65	45.44	58	0.08
急性髓样白血病保守治疗（含椎管内注射化疗药物治疗）	52	17.65	1049	1.63	-15827	-822990	40317	23632	17984	44.61	2254	5.59	50.20	102	0.25

3. 医院心血管内科DIP亏损病种分析

某三甲医院心内科病种盈亏分析见表2-23。

表2-23 某三甲医院心内科病种盈亏分析

主要诊断编码	主要诊断名称	医保例数	总费用/元	均费/元	按DIP支付标准支付		
					总收入/元	盈亏/元	例均盈亏/元
I20.000	不稳定型心绞痛	189	3345901	17703	3735697	389796	2062
I50.900x018	慢性心功能不全急性加重	79	868405	10992	1000163	131758	1668
I25.103	冠状动脉粥样硬化性心脏病	32	235988	7375	304993	69005	2156
I21.401	急性非ST段抬高性心肌梗死	22	791360	35971	745937	−45423	−2065
I25.102	冠状动脉粥样硬化	20	172210	8611	208016	35806	1790
I21.900	急性心肌梗死	11	307044	27913	337198	30154	2741
I50.908	慢性心力衰竭	11	168320	15302	156280	−12040	−1095
I21.001	急性前壁心肌梗死	10	289151	28915	355033	65882	6588
I21.103	急性下壁心肌梗死	10	515757	51576	557153	41396	4140
I47.102	阵发性室上心动过速	9	171227	19025	235652	64425	7158
I48.x02	阵发性心房颤动	8	26712	3339	43428	16716	2090
R55.x00x001	晕厥	6	44282	7380	53342	9060	1510

可以看到，心内科收治最多的是不稳定型心绞痛的患者，该病例的均费为17703元，按照DIP付费为盈利病种，每例盈利2062元，比例为11.65%。

总体病种分析后，可以重点看看核心病种的费用结构（表2-24）。不稳定型心绞痛的药占比为10.64%，耗材占比43.78%，药耗合计占比超过50%。

最后对"PTCA + 支架置入"涉及的病种进行盈亏分析，具体成本结构见表2-25。

表2-24　核心病种的费用结构分析

主要诊断名称	出院例数	平均住院日	例均住院费/元	例均医疗服务费/元	医疗服务费占比/%	例均治疗费/元	治疗费占比/%	有效收入占比合计/%	例均药费/元	药占比/%	例均材料费/元	耗材占比/%	药耗占比合计/%	例均诊断费/元	诊断费占比/%
不稳定型心绞痛	189	5.94	17695	1438	8.13	2459	13.90	22.03	1883	10.64	7747	43.78	54.42	3030	17.12
慢性心功能不全急性加重	79	9.52	10992	2414	21.96	201	1.83	23.79	3817	34.73	381	3.47	38.20	3745	34.07
冠状动脉粥样硬化性心脏病	32	5.91	7375	1113	15.09	400	5.42	20.51	1404	19.04	555	7.53	26.57	3044	41.27
急性非ST段抬高型心肌梗死	22	8.79	36709	3101	8.45	4531	12.34	20.79	4217	11.49	16201	44.13	55.62	4479	12.20
冠状动脉粥样硬化	20	5.7	8610	1036	12.03	1139	13.23	25.26	1387	16.11	587	6.82	22.93	3886	45.13
急性心肌梗死	11	6.09	27913	2215	7.94	4563	16.35	24.29	1580	5.66	15647	56.06	61.72	3052	10.93
慢性心力衰竭	11	9.82	15302	2167	14.16	1225	8.01	22.17	2663	17.40	6548	42.80	60.20	2494	16.30
急性前壁心肌梗死	10	7.3	28915	3341	11.55	4362	15.08	26.63	3813	13.19	9690	33.51	46.70	5255	18.17
急性下壁心肌梗死	10	10.73	50922	3864	7.59	8378	16.45	24.04	3700	7.27	26270	51.59	58.86	4538	8.91
阵发性室上心动过速	9	3.78	19025	597	3.14	2038	10.71	13.85	270	1.42	10565	55.53	56.95	5386	28.31
阵发性心房颤动	8	2.63	3339	411	12.31	0	0	12.31	675	20.22	55	1.65	21.87	2072	62.05
晕厥	6	3.67	7380	734	9.95	1085	14.70	24.65	573	7.76	987	13.37	21.13	3616	49.00

表2-25 "PTCA＋支架置入"涉及的病种盈亏分析

病种分值组合：诊断＋操作	例数	平均住院日	标准分值	CMI	次均结余/元	加权结余/元	次均住院费用/元	上年度同级别医院次均费用/元	次均药费/元	药比/%	次均材料费/元	耗材占比/%	药耗占比合计/%	次均手术费/元	手术费占比/%
动脉硬化性心脏病一根冠状动脉血管操作（扩张）/冠状动脉血管腔内成形术（PTCA）冠状动脉造影，一根导管	815	3.93	2372	2.6	-9830	-8011273	50502	42659	1730	3.43	37575	74.40	77.83	173	0.34
动脉硬化性心脏病药物洗脱冠状动脉支架置入术	164	4.69	3988	4.23	-27500	-4510034	93678	67554	2303	2.46	78051	83.32	85.78	82	0.09
不稳定型心绞痛冠状动脉血管腔内成形术（PTCA）/药物洗脱冠状动脉支架置入术/冠状动脉造影，一根导管	53	4.6	3819	3.84	-15335	-812749	75737	64579	1858	2.45	60419	79.77	82.22	357	0.47
风湿性二尖瓣和主动脉瓣的疾患保守治疗（含冠状动脉造影，一根导管）	12	24.42	890	0.97	-173713	-2084556	187571	109953	38286	20.41	82522	44.00	64.41	31427	16.75
二尖瓣狭窄伴有关闭不全保守治疗（含冠状动脉造影，一根导管）	13	24.77	890	1.86	-105297	-1368855	133699	44325	21108	15.79	60950	45.59	61.38	24457	18.29
风湿性二尖瓣狭窄伴有关闭不全保守治疗（含冠状动脉造影，一根导管）	10	24.1	890	0.92	-134582	-1345821	147371	100225	27911	18.94	56680	38.46	57.40	32759	22.23
二尖（瓣）脱垂保守治疗（含冠状动脉造影，一根导管）	12	15.5	1008	1.49	-70122	-841470	91972	59050	17840	19.40	26925	29.28	48.68	20396	22.18
风湿性二尖瓣，主动脉瓣合并疾患保守治疗（含冠状动脉造影，一根导管）	8	19.13	890	0.79	-87202	-697613	98662	70590	13906	14.09	40780	41.33	55.42	23588	23.91

最高的成本结构占比还是耗材，最高占比为83.32%，最低占比为29.28%，随着支架置入类高值耗材集采的快速推进，该病种的成本结构也会发生变化。

三、某三甲医院应对DIP付费的前期准备工作流程

1. 工作时间与目标

2022年7月1日至12月31日，全面了解医院常见的病种组合和诊疗成本，准确摸清"家底"，全面掌握DIP付费"精髓"，争取政策支持，降低患者就医负担，提升医保基金使用效率。

2. 组织机构

1）成立DIP付费准备工作领导小组

组长、副组长由医院领导班子成员担任，成员为相关科室负责人。

2）成立DIP付费准备工作组

由相关科室骨干人员组成，具体包括如下科室：医务、医保、信息、护理、质控、病案、物价、药剂、耗材、财务、设备。

3. 工作要点

1）学"精髓"阶段（2022年7月）

组织相关人员到××医院考察学习，参加相关业务的培训班，了解相关政策。

采取个人自学和集中学习相结合的方式学习《国家医疗保障按病种分值付费（DIP）技术规范》，掌握病种组合、分值付费的基本原理和方法。

邀请业内专家来院授课指导。

2）摸"家底"阶段（2022年7月至9月）

（1）提升业务数据质量　①对近三年的病案首页数据进行质控；②对近三年向患者出具的医疗费用收费票据数据及费用明细清单数据进行质控；③对近三年的医保结算清单信息进行质控。

（2）采集病种基础数据　①明确基础数据采集规则；②根据数据采集规则采集近三年的基础数据。

（3）形成医院目录库　以国家DIP目录库为基础，结合采集的病种基础数据，以"疾病诊断"与"治疗方式"匹配，形成医院主目录库和辅助目录库。

（4）竞争病种临床路径制定　对医院病种进行分类，分为：优势病种、竞争病

种和基层病种，竞争病种通过临床路径来规范。具体流程如下：第一，筛选竞争病组中亏损的病组，不伴并发症或合并症，开包DIP，找到核心领域进行临床路径管理；第二，对筛选的亏损竞争病组核心领域，按照前3年费用数据，进行循证回归分析，测算费用均值和中位值，为制定临床路径费用管理提供决策参考；第三，根据DRG/DIP医保支付标准，与临床路径病种循证回归分析费用对比，探索合理费用水平；第四，设定绩效系数，按照临床路径病种DRG/DIP医保支付标准，盈余贡献情况及病种疑难风险程度（CMI）等，设定绩效系数；第五，绩效核算到DRG/DIP下病组临床路径到主诊医师。

（5）病种成本核算　①以实际医疗费用＋运行成本计算，核算医院主目录库病种的实际病种成本；②以临床路径口径，核算医院常见病种的标准成本。

难点：形成主目录库和实际病种成本核算工作量巨大，需要信息化团队支持。

3）总结分析阶段（2022年9月至12月）

（1）病种分类　结合病种实际成本、标准成本及学科水平等因素，对主目录库的病种分类处理：①竞争病种和基层病种组合，即基层医疗机构能救治的病种，实行全市统一病种分值，工作重点为降低医院的运行成本；②优势病种组合，即本院在市内处于领先学科地位的病种，工作重点为争取政策支持，尽可能提高病种分值；③综合病种、异常高值的病例，工作重点是找出依据，通过专家评审方式确定病种分值；④不宜纳入病种，工作重点是通过谈判争取试行期继续采取项目结算方式。

（2）准备谈判/评审材料　根据上级部门的工作进度要求，准备谈判/评审所需要的支撑材料和数据。

（3）典型案例学习　组织临床专家共同拟定1～2个常见病种典型案例，分批次对全院所有医务人员进行培训。

4. 建议保障措施

1）建立定期反馈制度

核心小组每周召开碰头会不少于一次，听取汇报工作进度，沟通协调推进过程中遇到的问题，梳理需要提交医院研究解决的问题。每周向分管领导和主要领导汇报工作进展情况。

2）引入DIP付费医院端系统

实现实时预分组、病案首页数据质控、运行情况监测分析等功能。

第三章
DRG病组开包DIP病种临床路径建立与优化

第一节　以临床路径为抓手实现病组组合标准化体系

2021年6月4日，国务院办公厅发布《关于推动公立医院高质量发展的意见》（国办发〔2021〕18号），在健全运营管理体系中讲到：以大数据方法建立病种组合标准体系，形成疾病严重程度与资源消耗在每一个病组的量化治疗标准、药品标准和耗材标准等，对医院病例组合指数（CMI）、成本产出、医生绩效等进行监测评价，引导医院回归功能定位，提高效率，节约费用，减轻患者就医负担。

这里面重要的是要形成每一个病组的量化治疗标准。如何实现？病组临床路径是非常好的抓手！

什么是DRG/DIP？就是把疾病的个性化变成可以比较的标准化工具，所以DRG/DIP实施下，重要的工作就是形成疾病严重程度与资源消耗在每一个病组的量化治疗标准、药品标准和耗材标准等。临床路径是实现标准化的重要抓手，DRG/DIP促使了医疗机构内部管理的变迁，使之适应外部环境的变化，从而催生了临床路径。临床路径实际是被DRG/DIP的实施倒逼出来的。

波士顿新英格兰医疗中心推行临床路径的初衷是在削减不必要的服务、降低医疗成本的同时维持医疗质量；换句话说，当时的临床路径并非完全"以质量为中心"，而是要平衡和兼顾"效率"与"质量"。在这样的目标下，临床路径必然会关注"循证医学"，因为"循证医学"给予制订路径者或削减、或保留、或调整临床服务的直接依据，从而保证了临床路径的简洁明了，并以此来保障治疗效果。

通过临床路径管理的医疗服务无疑成为一个标准化的产品，这也符合了DRG

的本质：把疾病的个性化变成可以比较的标准化工具，但这仅仅是基于理论上的关系，在实际实施DRG付费的过程中，患者的情况各不相同，并发症的严重程度也不一样，在"定额支付"的情况下，临床医生可能会通过"减服务"来降低费用，而临床路径的管理者是从"加服务"来提升质量，所以这就存在很大的矛盾点。如何平衡"质量"与"成本"的关系呢？这里就涉及临床路径的标准化管理。

1. 临床路径的定义

第一个定义：临床路径（clinical pathway，CP）是由各学科的专业人员根据循证医学的原则将某疾病或手术的关键性治疗、检查和护理活动标准化，按照预计住院天数设计成表格，使治疗、检查和护理活动的顺序以及时间安排尽可能地达到最优化，以减少资源浪费，缩短住院天数，使患者获得最佳服务品质。

第二个定义：临床路径是为一组同质治疗方案的整体治疗环节设计的跨部门、跨职业组和跨专业的行动准则，并且能将医疗质量和经济效益有机结合起来。

第二个定义中，强调了临床路径是可以将医疗质量和经济效益有机结合起来，这个非常重要，通过临床路径平衡质量、成本、效益三者之间的关系！

临床路径是医疗流程的一种具体再现，按照已分析的与症状相关的治疗措施，流程要描述该组患者从进入医院到离开医院的全部过程，所以为了发挥导向作用，要通过路径为该组患者的各个流程制定准则和医疗护理标准。例如，某医院制定的急性左心功能衰竭临床路径，就是在文献回顾的基础上获得急性心力衰竭的标准住院日为10～14天，并按照到达急诊科30（含）分钟内、到达急诊科30～120分钟内、住院第1天、住院第2天、住院第3天、住院第4～5天、住院第6～10天和住院第11～14天等时期进行划分，每个时期均包括主要诊疗工作、重点医嘱、健康宣教、护理处置、基础护理和专科护理六大部分及其具体内容，从而进一步规范了这一急危重症的管理。

2. 临床路径的特点

（1）正确性　以临床路径为表现形式的标准化临床治疗指标是一种跨学科的指导方针，临床医师通过这个方针确定工作方向，医院临床路径管理者在建立这种路径时应该始终以最新的、基于科学的治疗方法为依据。

（2）易懂性　制订的临床路径方案要条理清楚、无误解。只有结构透明的临床路径和环节才能使得医院临床路径管理者的工作更轻松。

（3）即时性 过时的临床路径会产生负面影响，应当将有充分科学依据的认识融入路径模块配置中，以便在制定路径过程中保证医疗目标的合理性。在医疗护理中，人们提到的循证医学这一概念，指由专业机构制定的护理活动的临床指导方针，或者可以指诊所内部制定的临床治疗指导方针，二者都构成了临床路径的主要骨架。

（4）可获得性 医院临床路径管理者及参与临床路径治疗流程的所有人都可以随时获取临床路径，否则该路径不仅不能方便工作，而且不能成为医师潜意识中治疗患者的准则。

3. 基于DRG/DIP支付标准和病组盈亏的临床路径

我国目前实施的临床路径本质是主要诊断路径，着重于研究诊疗流程，目的是提高医疗质量，治疗方式都是遵循第一诊断，并没有考虑针对并发症或合并症。用传统的临床路径去控制DRG/DIP的成本显然是不现实的，临床路径得有新的思考。基于大数据的差异分析就显得尤为重要，需要基于DRG盈亏测算，建立盈利与亏损的对照组，我们要做的是基于DRG/DIP支付标准和病组盈亏的临床路径。

2016年，国家卫健委委托中华医学会组织专家制（修）订了一批临床路径，同时对之前印发的有关临床路径进行了整理，形成1010个临床路径供医疗机构参考使用，并提出了临床路径管理与DRG支付改革相结合的观点。2017年，国家卫健委继续委托中华医学会组织专家制（修）订了202个临床路径。2020年1月3日，国家卫健委医政医管局发布《关于印发有关病种临床路径（2019年版）的通知》，根据临床实践情况并结合医疗进展，国家卫健委组织对19个学科有关病种的临床路径进行了修订，形成了224个病种临床路径（2019年版），供临床参考使用。截至2022年4月，国家卫健委临床路径累计印发数量达到1212个，涵盖30余个临床专业，基本实现临床常见、多发疾病全覆盖，基本满足临床诊疗需要。

在现实中，这些临床路径在医院中应用的特点如下。

（1）过去的临床路径是以国家卫健委、相关学会、全国性专家为主体制定的，是一条基础路径，不一定符合某家医院的实际情况，各家医院应该结合当地的病例特点和医院的诊疗优势，对临床路径进行优化，探索建立更符合医院实际情况的临床路径。具体来说，我们要做的是基于DRG/DIP下支付标准和病组盈亏的临床路径，这个路径制定的主体是各家医院的临床专家、管理专家通过行政MDT讨论出来的。

（2）每一家医院的医疗服务能力各不相同，很多临床路径中要求的内容，有些医院根本没有能力达到。DRG下的病组临床路径要做到全国统一是很难的，不同的医疗机构与医生的服务能力存在差异。未来的方向是，一个区域同层级医院的临床路径慢慢趋同，然后可以逐步形成该地区或医共体医院内部统一的临床路径。

4. 临床实践指南

临床实践指南（clinical practice guideline，CPG）为各大医学会制定、发布，顾名思义是指导方向，是医疗指导性文件，是告知我们大体方向、辨别方向的依据和原则底线。临床实践指南作为缩小当前最佳证据与临床实践之间差距的决策工具，可以减少医生水平差异带来的治疗结果差异，在提高医务人员的医疗水平、规范医疗行为、提高服务质量、科学配置医药资源和保证患者权益等方面起到了重要作用。临床实践指南是为了尽量避免医生的水平差异造成差异化治疗结果而制订的一套标准化的流程和方案。

例如，英国国家临床指南中心在2014年颁布的急性心力衰竭诊断和管理指南中，使用系统评价方法共产生出35条推荐意见，并根据GRADE分级系统对推荐意见的证据强度和推荐级别进行分级。

如阑尾炎手术，这种手术通常被看作外科医生的入门级手术，但是这么简单的手术，至少也要用到4个指南：麻醉需要《麻醉学临床操作指南》，手术方案有《急性阑尾炎诊治指南》提供参考，术后要用到《抗菌药物在围手术期的预约应用指南》，如果患者感染严重还会用到《抗菌药物临床应用指南》。

再如治疗冠心病，可能要用到《高血压管理指南》《中国心血管病预防指南》等十几个指南，现有的指南涵盖了绝大多数的临床常见病，以及这些常见病的所有类型。在临床工作中，越是常见的疾病，人们对它的研究越透彻，它的指南就越规范，不按指南操作的出错风险越高。当所有医生都遵循指南进行治疗时，就不用担心不同级别的医院、不同水平的医生的治疗水平差异了。

临床实践指南的特点：患者是千差万别的个体，在临床上遇到的现实问题也复杂多样，因此指南只是地板，不是天花板。

例如，关于双眼皮手术的指南会在对患者的基本情况（如眼睑肿不肿、眼睑弧度、走形、眼睛和脸宽的比例、眼睛的高度等）进行评估的基础上，给出具体的操作方案。按照这个方案，每个医生都可以遵循传统的"三庭五眼，四高三低"的美学观念实施手术。

我们制定规则以减少错误和降低成本，但只有灵活运用规则才会带来卓越的手术效果。

5. 临床实践指南与临床路径比较

总体上，临床实践指南和临床路径的共同点是目的、对象相同，均需循证制定和实施，并且科学评价、定期更新。二者的主要区别在于"指南定原则，路径定细则"，临床实践指南通常被用来指导制定临床路径，具体体现在如下方面：

相对于临床实践指南来说，临床路径的内容更简洁、易读，适用于多学科、多部门具体操作，是针对特定疾病的诊疗流程，注重治疗过程中各专科间的协同性，注重治疗的结果，注重时间性。就遵循循证医学原则而言，临床实践指南最为严格，临床路径次之。在适应范围方面，临床实践指南较广，临床路径较窄。

临床指南定原则、做决策，临床路径定细则、选方案，专家共识则反映的是临床研究的新动态。临床指南、临床路径、专家共识的主要区别见表3-1。

表3-1　临床指南、临床路径、专家共识的主要区别

项目	临床指南	临床路径	专家共识
发起方	政府、基金会、行业学会协会、医药公司	政府机构	行业学会协会、医药公司
制定者	一般为行业学会和协会的分会、学组或者政府机构	一般为政府机构；可增加本地化的细则	可为行业学会和协会的分会、学组，也可以是某个领域有影响力的专家组
制定周期	1～2年	3～5年	一般少于1年
制定目的	缩小最佳证据与临床实践之间差距的决策工具，在提高医务人员的医疗水平、规范医疗行为、提高服务质量、科学配置医药资源和保证患者权益等方面起到了重要作用	根据循证医学的原则将某疾病或手术的关键性治疗、检查和护理活动标准化，按照预计住院天数设计成表格，使治疗、检查和护理活动的顺序及时间安排尽可能地达到最优化，减少资源浪费，缩短住院天数，使病人获得最佳服务品质	一种医疗指导文件，特别是在突发紧急公共卫生事件中，新出现的药品、器械等，尚无确定研究证据但需要尽快指导临床实践，尚未能形成指南的内容
制定内容	一般针对某种疾病的诊断过程和治疗，包括病因和发病机制、临床表现、诊断与鉴别诊断以及治疗等内容	某种疾病的标准住院流程，包括诊断依据、治疗方案、标准住院日、进入路径标准、术前准备天数、选择用药、手术日天数、术后住院恢复天数、出院标准、变异及原因分析以及医师、护士、患者推荐表单	可针对疾病的全过程或某个治疗阶段，也可以针对某个临床药物或临床问题
制定过程	较为科学严谨	科学严谨，论证充分，发布规范	会议讨论完成
证据收集	纳入的证据数量多，质量较高，一般对证据质量进行分级	政府主导，证据数量多，质量高	证据质量不高
数量	相对较少	国家临床路径1212个	整体偏多
质量	相对较高	较高	良莠不齐

第二节　目前现行的第一诊断临床路径具体实施与案例分享

医院目前是如何将这些临床路径落实到具体医院管理中去的，我们以某三级医院实施临床路径的方案来解读一下。

一、成立组织，明确职责

1. 成立临床路径管理委员会

管理委员会下设办公室，通常设在医务部，也有医院设在质控科，这个要具体看医院医务部和质控科的岗位职责定位，有的医院是"大医务"，有的医院是"大质控"，不同的设置，各有利弊。如河南省开封市中心医院推行DRG支付改革，专门成立标准化管理办公室，具体负责DRG下病组临床路径的开发与实施。

管理委员会负责：①制定临床路径开发和实施的规划和相关制度；②协调临床路径开发与实施过程遇到的问题；③确定临床路径的病种；④审核临床路径文本；⑤组织临床路径相关的培训工作；⑥审核临床路径的评价结果与改进措施。

2. 成立临床路径指导评价小组

指导评价小组负责：①对临床路径的开发、实施进行技术指导；②制定临床路径的评价指标和评价程序；③对临床路径的实施过程和效果进行评价和分析；④根据评价分析结果，提出临床路径的改进措施。具体职责分工：①医务部负责组织临床科室主任制订临床医师路径；②护理部负责组织护士长修订护理路径和患者版临床路径；③医务部负责临床路径管理的综合考评；④信息中心负责相关病案信息的收集、统计工作；⑤监审科、财务科和医保办负责收费的实时监控。

3. 各临床科室必须成立临床路径实施小组

所有成员对临床路径知识及相关内容进行认真学习，并在各职能科室部门的指导下对科室病种临床路径标准进行修订，有计划地组织科室医护人员培训，实施临床路径管理。实施小组负责：①临床路径相关资料的收集、记录和整理；②提出科室临床路径病种选择建议，会同药学、临床检验、影像及财务等部门制订临床路径文本；③结合临床路径实施情况，提出临床路径文本的修订建议；④参与临床路径的实施过程和效果评价与分析，并根据临床路径实施的实际情况对科室医疗资源进行合理调整。

实施小组设立个案管理员，建议由临床科室具有副高级以上技术职称的医师担任。个案管理员负责：①实施小组与管理委员会、指导评价小组的日常联络；②指导每日临床路径诊疗项目的实施，指导经治医师分析、处理患者变异，决定患者是否进入或退出临床路径，加强与患者沟通；③根据临床路径实施情况，定期汇总分析本科室医护人员对临床路径修订的建议，并向实施小组报告。

4. 其他工作职责

（1）临床医师职责：①执行临床路径与医疗相关的措施；②根据患者病情，建议患者进入或退出临床路径，签署临床路径知情同意书，并在临床路径记录本中注明；③临床路径表内治疗项目的执行；④对患者的康复进行评估，是否符合临床路径的预期目标；⑤定期阅读变异分析报告，提议讨论需要改良服务的项目。

（2）护士职责：①依据护理操作规程，讨论与确定护理服务相关的部分；②监测临床路径表上应执行的项目；③负责患者的活动、饮食和相关的护理措施；④协助和协调患者按时完成项目；⑤记录和评价是否达到预期结果；⑥负责提供患者与家属的健康教育；⑦制订和执行出院计划；⑧有变异时，仔细记录变异，与护士长和医生讨论并加以处理；⑨定期阅读变异分析报告，参与小组讨论并提议需要改良服务的项目。

（3）药剂科的职责：①监测合理用药；②在保证质量的基础上，降低用药成本；③协助处理与药物相关的变异。

（4）临床辅助科室（检验科、影像科）职责：①执行临床路径表上本科室的项目；②协助处理与本科室有关的变异。

二、临床路径的开发和制订

1. 临床路径病种的选择

医务部将国家卫健委已制定的相关病种临床路径标准文本下发各相关科室，科室实施小组结合该医院实际情况组织讨论，在本学科常见病和多发病、治疗方案相对明确、技术相对成熟、诊疗费用相对稳定、疾病诊疗过程中变异相对较少的病种中，选出切实符合本院工作实际的病种，上报院管理委员会审议后实施。

临床路径病种遴选遵循的原则有：①常见病、多发病；②治疗方案相对明确，技术相对成熟，诊疗费用相对稳定，疾病诊疗过程中变异相对较少；③结合医疗机构实际，优先考虑卫生行政部门已经制定临床路径推荐参考文本的病种；④能够体现医院（临床科室）学科水平、医疗质量管理水平和对医院（临床科室）整体绩效具有决定性影响的病种（如出院人次排在前十位的病种），如：单纯性或慢性阑尾炎手术、结节性甲状腺肿瘤切除术、正常剖腹产手术、自然分娩、髋关节置换术、白内障手术等。

2. 临床路径标准的修订

各科室实施小组根据国家卫健委相应病种临床路径标准，结合临床路径工作实际情况，科学修订所选病种临床路径标准及临床路径表，临床路径文本应当包括医师版临床路径表和患者版临床路径告知单，上报院管理委员会审议后实施。

3. 确定标准化医嘱（临床路径表单）

标准化医嘱，或者称为临床路径表单，是指依据某一病种的病情发展与变化，制定出该病种基本的、必要的、常规的医嘱，如治疗、用药、检查等。标准化的医嘱与临床路径的内容相对应，使之相对全面化、程序化并相对固定，方便临床路径按顺序进行。

4. 举例

以第一诊断为单纯性或慢性阑尾炎为例，帮助大家全面认识临床路径表单。

住院第一天的临床路径表单（表3-2）未实施临床路径和实施临床路径看起来差异不大，唯一区别是未实施临床路径的手术材料及手术费为1650元，而实施临床路径的手术材料及手术费为1350元，手术费应该是一样的，术中使用的材料差了300元。需要卫生材料科审核未实施临床路径病例术中使用的具体材料，进行全行业比较，寻找更具性价比的材料。

住院第二天的治疗情况见表3-3。第二天的临床路径表单主要差异在药品的使用上，未实施临床路径的患者使用了如下药品：先锋霉素Ⅵ，生理盐水250ml静滴（2次/日），福路新（氟罗沙星注射液）0.2g；葡萄糖250ml静滴（2次/日）；甲硝唑0.5g，2次/日。而实施临床路径的患者仅使用了两种药品：甲硝唑0.4g，3次/日；氟哌酸0.2g，3次/日，金额高的两种抗生素均未使用。

表3-2　单纯性或慢性阑尾炎手术治疗住院第一天

项目	未实施临床路径的患者	实施临床路径的患者
基本信息	适用对象：第一诊断单纯性或慢性阑尾炎 住院日期：　　　　出院日期： 预期住院天数：　　实际住院天数： 预期术前住院天数：　实际术前住院天数： 卧床时间：6小时 举例患者：彭某，男，17岁	适用对象：第一诊断单纯性或慢性阑尾炎 住院日期：　　　　出院日期： 预期住院天数：　　实际住院天数： 预期术前住院天数：　实际术前住院天数： 卧床时间：6小时 举例患者：王某，男，26岁
住院日数	住院日（第一天）/病房	住院日（第一天）/病房
临床评估	转移性右下腹痛9天。查体：T：36.8℃，P：82次/分。右下腹压痛，腹肌稍紧张，未及肿块。白细胞9.2×10^9/L 全身重要脏器功能评分：正常 护理级别：Ⅱ级 首程及入院记录	转移性右下腹痛10天。查体：T：36.7℃，P：80次/分。右下腹压痛，无腹肌紧张，未及肿块。白细胞3.9×10^9/L 全身重要脏器功能评分：正常 护理级别：Ⅱ级 首程及入院记录
处置与手术	通知手术。1.术者与患者及家属谈话；2.填写手术、麻醉知情同意书；3.麻醉评估；4.定于2021年1月31日21时在硬膜外麻醉下行阑尾切除术；5.术区备皮	通知手术。1.术者与患者及家属谈话；2.填写手术、麻醉知情同意书；3.麻醉评估；4.定于2021年2月11日21时在硬膜外麻醉下行阑尾切除术；5.术区备皮
检查	1.血常规；2.凝血三项；3.尿常规；4.大便常规；5.胸部透视；6.肝功乙肝表面抗原；7.心电图	1.血常规；2.凝血三项；3.尿常规；4.大便常规；5.胸部透视；6.肝功乙肝表面抗原；7.心电图
药剂	术前用药。青霉素过敏试验：（－）	术前用药。青霉素过敏试验：（－）
卫生材料	手术材料及手术费1650元	手术材料及手术费1350元
营养	禁饮食	禁饮食
排泄	□1.顺畅；2.未解；3.腹泻	□1.顺畅；2.未解；3.腹泻
活动	卧床休息　限制活动	卧床休息　限制活动
护理与卫教	入院卫生教育：1.介绍医院、病房环境；2.护理评估；3.询问病史；4.住院治疗过程解说；5.术前交代注意事项；6.确认术前备皮、更衣、清理卫生	入院卫生教育：1.介绍医院、病房环境；2.护理评估；3.询问病史；4.住院治疗过程解说；5.术前交代注意事项；6.确认术前备皮、更衣、清理卫生；7.给予临床路径表并进行说明

表3-3 单纯性或慢性阑尾炎手术治疗住院第二天

项目	未实施临床路径的患者	实施临床路径的患者
住院日数	住院日（第二天）/病房	住院日（第二天）/病房
临床评估	基本生命体征稳定 腹部无腹肌紧张 护理级别：Ⅱ级 手术记录和术后小结	基本生命体征稳定 腹部无腹肌紧张 护理级别：Ⅱ级 手术记录和术后小结
处置与手术	测血压	测血压
检查	—	—
药剂	甲硝唑0.5g，2次/日； 先锋霉素Ⅵ，生理盐水250ml，静滴，2次/日； 氟罗沙星注射液0.2g； 葡萄糖250ml，静滴，2次/日	甲硝唑0.4g，3次/日； 氟哌酸0.2g，3次/日
卫生材料	—	—
营养	流质饮食	流质饮食
排泄	□1.顺畅；2.未解；3.腹泻	□1.顺畅；2.未解；3.腹泻
活动	不受限制	不受限制
护理与卫教	住院基础护理 患者术后活动及饮食指导	住院基础护理 患者术后活动及饮食指导

第三天的临床路径表单与第二天一样。

住院第四天的治疗情况见表3-4。实施临床路径的患者已经办理出院了，住院时间为4天，而未实施临床路径的患者继续住院治疗。

表3-4 单纯性或慢性阑尾炎手术治疗住院第四天

项目	未实施临床路径的患者	实施临床路径的患者
住院日数	住院日（第四天）/病房	住院日（第四天）/病房（出院日）
临床评估	评估基本生命体征 护理级别：Ⅱ级 切口观察	评估基本生命体征 护理级别：Ⅱ级 切口观察
处置与手术	—	—
检查	—	—
会诊	—	—
药剂	抗生素：先锋霉素Ⅵ 生理盐水250ml静滴，2次/日； 氟罗沙星注射液0.2g； 葡萄糖250ml静滴，2次/日； 甲硝唑0.5g，2次/日	甲硝唑0.4g，3次/日； 氟哌酸0.2g，3次/日
卫生材料	—	—
营养	普食	普食
排泄	□1.顺畅；2.未解；3.腹泻	□1.顺畅；2.未解；3.腹泻
活动	不受限制	不受限制
护理与卫教	住院基础护理 患者术后活动及饮食指导	出院卫生教育 伤口护理指导 饮食指导 生活注意事项指导 如果出现感染（红肿热痛）要立刻返回
变异	□1.有；2.无	—

住院第五、六天的治疗情况见表3-5。未实施临床路径的患者还在继续使用静脉注射抗生素，典型的不合理用药，增加患者负担。

表3-5 单纯性或慢性阑尾炎手术治疗住院第五、六天

项目	未实施临床路径的患者	实施临床路径的患者
住院日数	住院日（第五、六天）/病房	
临床评估	评估基本生命体征 护理级别：Ⅱ级 切口观察	
处置与手术	—	
检查	—	
会诊	—	
药剂	抗生素：先锋霉素Ⅵ 生理盐水250ml静滴，2次/日； 氟罗沙星注射液0.2g； 葡萄糖250ml静滴，2次/日； 甲硝唑0.5g，2次/日	
卫生材料	—	
营养	普食	
排泄	□1.顺畅；2.未解；3.腹泻	
活动	不受限制	
护理 与卫教	住院基础护理 患者术后活动及饮食指导	
变异	□1.有；2.无	
护理人员	白班	
医生签名		

住院第七天的治疗情况见表3-6。

表3-6 单纯性或慢性阑尾炎手术治疗住院第七天

项目	未实施临床路径的患者	实施临床路径的患者
住院日数	住院日（第七天）/病房（出院日）	
临床评估	评估基本生命体征 护理级别：Ⅱ级 切口观察	
处置与手术	拆线	来院拆线
检查	—	
会诊	—	
药剂	—	
卫生材料	—	
营养	普食	
排泄	□1.顺畅；2.未解；3.腹泻	
活动	不受限制	
护理与卫教	出院卫生教育 伤口护理指导 饮食指导 生活注意事项指导 如果出现感染（红肿热痛）要立刻返回	
变异	□1.有；2.无	□1.有；2.无
护理人员		
医生签名		

从上面的表单可以看到，临床路径对临床治疗的关键性诊疗护理、必要的检查化验、抗菌药物应用范围、手术日、平均住院日等方面明确了范围，但对于标化范围内容药品和医用耗材的品种规格、必要医疗服务项目的选择，需要更加细化的指导意见。因此，只有建立临床路径标准化的细化方案，最终形成标准化医嘱后，才对临床行为更具指导意义。精细化的项目、DIP病种成本、DRG病组成本核算，能够为临床路径的细化提供可靠的资源消耗标化数据。

单纯性或慢性阑尾炎手术住院治疗不实施与实施临床路径的对比小结如下。

（1）前者住院天数为7天，后者为4天，相差3天，实施临床路径可以大幅度降低平均住院日。

（2）前者住院费用为3405.70元，后者为2031.90元，相差1363.80元。通过多个环节的控制，使同一种疾病实施临床路径后在医疗质量提高的前提下，费用降低，患者得到实惠。

（3）利润＝收入−支出＝（每出院患者费用×出院患者数）+（每门诊患者费用×门诊患者数）−支出；利润率＝利润/（收入−支出）×100%。医院实施临床路径后，如果每出院患者费用降低10%，并且保持医院利润不变，有以下三种渠道：出院患者数增加，增长11%左右；支出（主要指日常管理费用支出）减少，降低1.3%左右，利润率提高约3%；出院患者结构变化。尽管平均患者费用降低，但高技术含量的患者数增加，收入不会降低。如手术患者数增长3%左右，即可弥补。

5. 临床路径的作用和目标

引入临床路径能从许多方面对医院内各环节产生积极影响，临床路径能发挥一种审核表的作用，借助它可以对医疗和护理过程中的所有环节进行最佳控制。临床路径的具体目标如下：①提供治疗和护理质量（质量管理）；②使确定的、同质患者组各阶段治疗的标准化水平提高（质量保证）；③优化临床治疗环节（与流程节点管理、组织机构及停留时间等有关）；④成本控制和成本优化。

通过对患者从入院到出院的全部医疗服务进行路径归档，使得执行流程最大程度地透明化。按这种方式，可以对流程中相关责任人、物资投入以及流程最终指标形成明晰的约定。员工不再感到自己在"黑房子"里工作，也能将员工的任务、职责和愿望随时告知医院管理层，使管理人员对管理方式做出相应的调整。通过避免重复和不必要的检查，可以减少医务人员和患者不必要的等待时间，客观结果是保护了医患双方的利益。一旦患者平均住院日缩短，治疗成本就会降低，该流程也更经济。

临床路径的附加值：①促进团队工作（跨职业组、跨多学科的"医疗团队"）；②利于集领导力、培训、科技及知识应用于一体；③促进文档记录的改进；④促进实施风险管理；⑤利于竞争与市场营销；⑥可作为标杆管理工具/监控工具/报告工具。

临床路径可以用来进行标杆管理，通常可以采取两种类型的标杆管理：①内部标杆管理是在各科室或各病区之间对流程进行比较；②外部标杆管理是指各医疗机构将自己的治疗环节和临床路径与竞争对手进行比较。内部标杆管理更有优势，并且在大多数情况下可以顺利实施，而外部标杆管理只在某些条件下才有意义，因为通常竞争对手的治疗路径很难获得，即便得到也很难满足自己医院的需求。只有在实施统一标准化路径方案的前提下，连续比较的总体优势才明晰可见。在路径控制的情况下，这些总体优势存在于临床路径有待识别的优化方案之中。

6. 医疗机构误解临床路径对医院的影响

（1）增加管理成本？　实际是降低总体成本。通常将路径开发和流程执行看作成本高、费时间的事情。临床路径在开发和实施之初需要投入较多的人力资源：①成立管理团队——院长、医务处、医师、护士、医技人员、信息管理人员、病案人员等；②经常性的讨论、学习；③定时审核路径方案；④信息流程再造等。这些看似增加了成本，实际上是确保了医疗机构的竞争力——只有实实在在提供优质医疗和护理服务的医院，才能在竞争中持久地立于不败之地。

（2）降低医疗收入？　实际是改变收入结构，提高有效收入。临床路径是寻找一条科学、经济的治疗途径，减少不必要的检查和治疗措施。对于每个病例，总费用一般会减少，但从医疗机构整体来看，会增加患者数，改变收入结构，提高有效收入。

（3）增加医疗投诉风险？　实际是增强了患者对治疗路径的理解和参与。患者一般对医疗有较高的期望值，临床路径对于检查及治疗有一定的限制，缺乏个性治疗容易引起不满和投诉，但这一判断是错误的。因为患者对临床路径有了认知后，他们具备了对治疗过程的判断力，可以立刻发现实施中的偏差，并能理解医疗人员做出的医疗决定。医院也不能停止对临床路径进行批判性的追问，只有这样才能使路径适应不断变化的情况，并依据最新科技成果进一步完善路径，否则临床路径的创新会遇到障碍。

（4）阻碍新技术、新设备的使用与发展？ 实际是发展新技术新项目的基础和保障。

7. 临床路径实施的优缺点

1）优点

（1）规范医疗行为。临床路径以人为本，以服务对象为中心，有计划、有预见性地进行诊疗工作，医生的医疗行为也会得到严格约束。

（2）提升医疗质量，保证患者安全。临床路径组在减少费用的前提下仍然保证了医疗服务质量，与对照组比较，疾病结局相同，术后并发症的发生率并无增加。

（3）提高医疗效率，明显降低平均住院日。

（4）控制医疗费用，放缓医疗费用增速，结构趋于合理。临床检查、药物及耗材费用是住院费用的主要组成部分，临床路径表单规范治疗药物及临床检查，限定使用耗材，加强对医疗费用的监控，控制不合理医疗费用，科学测算并严格控制单病种诊疗费用。

（5）医护人员按照标准流程实施、记录及监测，可减轻医护工作量，减少失误，增强医护协调性，同时降低了并发症的发生率，使患者得到尽快的康复，降低了住院费用，也方便医院对病例资料进行分析管理，不断改进治疗方法，提高诊疗水平。

（6）医患关系得到缓解。实施临床路径患者入院时，经主治医师与患者或患者监护人签署临床路径告知单，使患者或其家属充分了解该疾病诊疗程序，减轻入院不安感，提高自身管理意识，让患者家属共同分担风险，医护有序的配合，使其更好地了解所接受的诊疗服务。通过规范诊疗行为、合理检查、合理用药，使患者住院时间及住院费用均有明显的下降，提高患者的满意度及对医生、护士的信任感，医患矛盾得到明显缓和。

2）缺点

（1）病种选择单一，覆盖面小；

（2）以医院为单位各行其道，缺乏组织及交流，部分医院应用被动；

（3）路径制定缺乏统一权威的标准；

（4）未能坚持变异的实时监测及分析；

（5）相应的计算机管理软件开发滞后；

（6）在遏制不合理医疗费用的同时，在一定程度上限制了临床医生对疾病的发散思维，遏制了医疗卫生事业的发展；

（7）在适当控制医保费用的同时，一定程度上违背了以患者为中心的医疗模式。

三、临床路径的培训和实施

1. 培训

跨学科的临床路径并不排斥员工的专业培训，反而需要员工的专业，特别是当治疗过程不是按计划进行、需要偏离临床路径时，员工的专业知识非常必要。临床路径实施之前要召开专题会议，对各专业人员进行系统培训，使医、护、药、技及其他科室人员明确各自职责。另外，采取院刊、板报等多种形式，宣传临床路径实施的意义和进展情况。培训方式有质管员集体培训、分科室重点单独培训，培训内容为路径内容和信息平台操作。

2. 临床路径的实施流程

①经治医师完成患者的检查和诊断工作，会同科室个案管理员对住院患者进行临床路径的准入评估；②符合准入标准的，按照临床路径确定的诊疗流程实施诊疗，根据医师版临床路径表开具诊疗项目，向患者介绍住院期间为其提供诊疗服务的计划，并将评估结果和实施方案通知相关护理组；③相关护理组在为患者做入院介绍时，向其详细介绍住院期间的诊疗服务计划（含术前注意事项）以及需要配合的内容；④经治医师会同个案管理员根据当天诊疗项目完成情况及病情变化，对当日的变异情况进行分析、处理，并做好记录；⑤医师版临床路径表中的诊疗项目完成后，执行人应在相应的签名栏签名。

3. 退出临床路径的标准

进入临床路径的患者出现以下情况之一时，应当退出临床路径：①在实施临床路径的过程中，患者出现了严重的并发症，需要改变原治疗方案的；②在实施临床路径的过程中，患者极力要求出院、转院或改变治疗方式而需要退出临床路径的；③发现患者因诊断有误而进入临床路径的；④其他严重影响临床路径实施的情况。

4. 变异的处理

人体是复杂的，疾病是变化的，诊疗过程中的某个环节发生变化，导致临床路径的执行会呈现多样化的形式，变异是大家比较关注的一种。临床路径的变异是指患者在接受诊疗服务中，出现偏离临床路径程序或在根据临床路径接受诊疗服务过程中出现偏差的现象。产生变异的原因，有与系统相关、患者相关、医务人员相关的因素；若进行更深层的思考，可能受利益因素、政治因素、社会因素的影响。

临床路径变异的处理应当遵循以下步骤。

（1）记录　医务人员应及时将变异的情况记录在医师版临床路径表中，记录应真实、准确、简明。

（2）分析　经治医师应与个案管理员交换意见，共同分析变异原因并制订处理措施。

（3）报告　经治医师应及时向实施小组报告变异原因和处理措施，并与科室临床路径实施小组交换意见，提出解决或修正变异的方法。

（4）讨论　对于较普通的变异，可以组织科内讨论，找出变异原因，提出处理意见；也可以通过讨论、查阅相关文献资料，探索解决或修正变异的方法。对于临床路径中出现的复杂而特殊的变异，应当报告院管理委员会组织相关专家进行重点讨论。

变异现象带来的启发恰恰是如何充分地对临床路径的专业标准进行深入剖析。例如，某一病案发生了变异，意味着其诊疗过程可以脱离临床路径倡导的规范化治疗理念了吗？我们是否可以开阔思路，让临床路径的技术因素对变异的病案发挥新的标识作用，而不是相反作用。

5. 临床路径的追踪与评价

每一种疾病的临床路径实施后，都要对实施过程进行客观分析与评价，并进行阶段性总结。实施小组每月常规统计病种评价相关指标的数据，填写临床路径实施效果评价表，并上报指导评价小组；指导评价小组每季度对临床路径实施的过程和效果进行评价、分析并提出质量改进建议；各科室临床路径实施小组根据质量改进建议制订质量改进方案，并及时上报指导评价小组。

四、临床路径管理的保障措施

（1）认真学习　各相关科室要认真学习临床路径知识，按照病种临床路径管理标准和实施方法确定病种的临床路径管理，由科室临床路径实施小组负责日常督查以规范诊疗行为，确保医疗服务质量的稳步提高。

（2）强化监管 制订病种的临床路径管理实行"检查、备案和督查"制度。院管理委员会每季度组织相关人员对病种进行有计划的综合质量检查，了解病种的费用变动情况，定期考核入院人数、平均住院天数、平均药品费用、检查项目所占比例、治疗有效率、手术切口甲级愈合率、患者满意度等指标，进行路径管理效果评价；定期对药品进行筛选，降低药品费用；定期对临床路径管理效果进行通报。

（3）严格考核 临床路径考评结果纳入医院绩效考核，同劳务分配直接挂钩，严格奖惩兑现。

（4）积极探索、总结提高 临床路径管理工作是一项全新的工作任务，国内外可借鉴的成熟经验很少，我们要在工作中认真学习、深入研究、加强交流、大胆探索、勇于创新，以饱满的热情投入这项工作中，不断提高医疗质量和效率，保障医疗安全，为人民群众提供安全、有效、方便、价廉的医疗服务。

五、临床路径实施中的问题和思考

临床路径过程的一个重要部分是收集和分析患者护理何时偏离路径的信息。并非所有患者都适合使用路径，但变异分析可提供有用和准确的信息，说明变异和偏离路径的频率和原因。并非所有的偏差和变化都是坏的，但理解偏差背后的根本原因和推理是很重要的。

我国地域广阔，人口分布多样化，经济发展水平存在差异，因此，不同级别医院接诊的患者类型也存在较大变化。重点城市的三甲医院接受转院过来的患者比较多，相对而言，其病情会比较复杂，不太适合临床路径的可能性较大；一些县级医院接诊的患者，适合临床路径的比例则会高一些。

除了医院的差别，不同科室也会对临床路径产生影响。如外科，诊断相对明确，治疗方法相对单一清晰，较适合临床路径，且可以获得符合预期的效果；而内科多以慢性病居多，病情相对复杂，合并症较多，且以药物治疗为主，实施临床路径的难度比较大。

不同的医生对临床路径的态度也不一样，有的医生对引入临床路径持消极态度，他们觉得如果按照临床治疗流程的规定开展诊疗，那么医生选择治疗方法时会受到限制。这也提出了另一个问题，临床路径是否会限制医生的治疗主导权而妨碍个别患者的医疗护理？临床路径不应该代替医生做出决定，而是作为一种指导方针在医生做出决定时发挥更大的协助作用。

医技后勤系统的衔接及协调是否顺畅，会影响诊疗的时间，如某些检查项目的开展时间会导致检查结果反馈的差异，并进一步影响后续治疗的进行，最终从时间维度影响路径的落实。护理工作也需要遵循医生的书面规定，然而借助于临床路径的实施，许多医院存在的处方权医生、护理人员与医技科室之间的诸多交接问题，都能通过更透明的方式呈现出来。

第三节　DRG病组开包DIP病种后实现精细化的临床路径管理

一、DRG病组临床路径和第一诊断临床路径的异同

美国的DRGs-PPS与医院实际服务成本无关，服务成本高于DRGs-PPS标准时，医院亏损，倒逼临床路径的研究和应用，临床路径逐渐成为既能贯彻持续质量改进（CQI）又能节约资源的治疗标准化模式而被美国医院普遍使用。美国医院通常以某个DRGs分组为对象制定临床路径，临床路径是针对一组特定诊断或操作，一般是DRGs中的一组，也可以是某个ICD码对应的病种和手术。临床路径与诊断相关分组不能割裂开来，同时与ICD技术紧密相关。

中国式临床路径的本质是"第一诊断临床路径管理"着重于研究"诊疗流程"，目的是提高医疗质量。中国式临床路径独创"路径节点"，任务与节点直接绑定，而节点再与时间灵活绑定，使路径管理成为弹性开放的临床学习平台。中国式临床路径"质量标准"设计方法是一种基准比较方法。遵循路径的节点约束，从而达到质量目的的最高要求而非一般要求。医院应用"路径标贯管理"以达到使患者更满意、效率更高、成本更低的路径学习能力，追求作业的质量导向、路径授权和变异监测，不追求实现"计划"执行的完整性。中国式临床路径的特征就是：政府主导，顾客导向与流程重组，节点标准化与质量遗传，路径学习与质量改进。

1. 以急性ST段抬高型心肌梗死临床路径（2019年版）为例，第一诊断临床路径与病组临床路径的异同

国家卫健委给出的该疾病临床路径包含以下内容。

（一）适用对象：第一诊断为急性ST段抬高型心肌梗死（STEMI）（ICD-10：I21.0-I21.3）。

（二）诊断依据

根据《中国急性ST段抬高型心肌梗死诊断及治疗指南》（中华医学会心血管病分会，2015年）、《急性ST段抬高型心肌梗死管理指南》（ESC，2017年），血清心肌损伤标志物（主要是肌钙蛋白）升高（至少超过99%参考上限），并至少伴有以下1项临床指标。

1.急性心肌缺血：STEMI典型的缺血性胸痛为胸骨后或心前区剧烈的压榨性疼痛（通常超过10～20分钟），可向左上臂、下颌、颈部、背部或肩部放射；常伴有恶心、呕吐、大汗和呼吸困难等，部分患者可发生晕厥。含服硝酸甘油不能完全缓解。应注意典型缺血性胸痛等同症状和非特异性症状。

2.新的缺血性心电图改变：STEMI的特征性心电图表现为ST段弓背向上型抬高（呈单相曲线），伴或不伴病理性Q波、R波减低（正后壁心肌梗死时，ST段变化可以不明显），常伴对应导联镜像性ST段压低。

3.影像学证据显示有新发生的局部室壁运动异常。

4.冠状动脉造影证实冠状动脉内有血栓。

从上面内容来看，临床路径管理下，治疗方式都是遵循第一诊断，并没有考虑针对并发症或合并症，用传统的临床路径去控制DRG付费下的病组成本显然是不现实的。临床路径应有新的思考，基于大数据的差异分析显得尤为重要，需要基于DRG病组盈亏测算建立盈利与亏损的对照组。

第一诊断为急性ST段抬高型心肌梗死（STEMI）（ICD-10：I21.0-I21.3），会涉及如下的病组，每一个病组的RW不一样，DRG支付价也不一样。具体见表3-7。

医院要做的不是第一诊断急性ST段抬高型心肌梗死的临床路径，而是不同病组，如FR11、FM11、FC31的临床路径，做病组临床路径时，要结合该病组入组病例的主要诊断和主要手术操作，开包DIP才能实现标准化，最终这些病组临床路径表单的制定一定要考虑该病组的DRG支付价。如果该病组为优势病组，可以战略性亏损；如果是竞争病组和基层病组，应该要确保盈利。关于病组的分类及开包DIP的问题，在第四章会详细介绍，在此不再赘述。

表3-7　不同治疗方式下的DRG分组明细

治疗方式	DRG组	权重	费率/元	DRG支付价/元
手术治疗	FC23-冠状动脉搭桥，伴心导管操作，伴合并症或并发症	5.55		111000
	FC25-冠状动脉搭桥，伴心导管操作，不伴合并症或并发症	4.65		93000
	FC31-冠状动脉搭桥，伴严重合并症或并发症	5.29		105800
	FC35-冠状动脉搭桥，不伴合并症或并发症	4.37		87400
介入治疗（非手术室操作）	FM11-经皮心血管操作及冠状动脉药物洗脱支架置入，伴AMI/HF/SHOCK	2.4	20000	48000
内科治疗	FR11-急性心肌梗死，伴严重合并症或并发症	2.22		44400
	FR13-急性心肌梗死，伴合并症或并发症	1.4		28000
	FR15-急性心肌梗死，不伴合并症或并发症	0.88		17600
住院5天内死亡	FR17-急性心肌梗死，不伴合并症或并发症，住院少于5天或死亡或转院	0.54		10800

2. 案例分享

FC31冠状动脉搭桥，伴严重合并症或并发症，看一下该病组临床路径中药品和耗材的选择。

FC31病组2021年在某大型三甲医院心外科各医疗组完成情况，该病组地区支付价为91800元。具体见表3-8。

表3-8　不同心外病区的费用结构表

科室	例数	院内次均费用情况			全市次均费用情况			费用消耗指数
		次均费用/元	耗占比/%	药占比/%	次均费用/元	耗占比/%	药占比/%	
心外一组	30	118000	46	20				1.28
心外二组	150	113500	53	21				1.24
心外三组	90	124000	49	23				1.35
心外四组	400	92150	51	17	91800	31	15	1.00
心外五组	135	98000	44	21				1.07
心外六组	310	94200	46	22				1.03
心外七组	240	93000	52	18				1.01
心外八组	62	84750	49	19				0.92

如表3-8所示，可以看到心外二组的耗占比最高（53%），心外五组的耗占比最低（44%），心外三组的药占比最高（23%），心外四组药占比最低（17%）。从全市的标杆值来看，耗占比为31%，药占比为15%。耗占比最高需要下降22%，药占比最高需要下降8%，把病组具体使用的耗材和药品分类管控，通过制定病组临床路径，寻找最优药耗使用方案。

把FC31病组所有病例使用耗材分为9大类，具体各医疗组使用的耗材例均费用见表3-9。

表3-9　不同医疗组的耗材使用情况

科室	高值管/元	高值线/元	高值其他/元	卫生材料/元	补片/元	保留置管/元	导丝/元	高值鞘/元	低值器械/元	总计/元
心外一组	15574	11308	8784	5577	0	50	2520	218	6	44037
心外二组	16388	12348	15982	6092	7664	23	564	327	10	59398
心外三组	19771	12329	8923	4985	7762	17	1136	436	7	55366
心外四组	15034	10775	9605	3234	4536	21	320	266	6	43797
心外五组	15548	9300	7383	2896	6300	46	0	218	7	41698
心外六组	14420	8690	9467	2503	0	29	0	218	7	35334
心外七组	18311	9077	4529	2494	9684	20	989	228	6	45338
心外八组	13418	9031	7992	3458	8400	24	0	218	7	42548

高值管指的是组织固定系统、一次性心脏固定器等；高值其他指的是近端吻合器、接骨板、保护液、超滤器、分流栓、动静脉压力监测导管等。通过表3-9中对比数据可以看到：高值管心外三组最高（19771元），心外八组最低（13418元）；高值线心外二组最高（12348元），心外六组最低（8690元）；高值其他心外二组最高（15982元），心外七组最低（4529元）；卫生材料心外二组最高（6092元），心外六组最低（2503元）；补片心外七组最高（9684元），心外一组和心外六组为0（心脏补片是用来修补心脏的心室间隔缺损及室壁修复等心室疾病的修补手术，也常常应用于房间隔缺损等心房疾病的修补手术，可根据缺损情况进行任意裁减，产品也常被裁剪后作为各种手术的缝合垫片使用，一般用涤纶为原料制作心脏补片）；导丝心外一组最高（2520元），心外五组、心外六组、心外八组为0。保留导管、高值鞘，低值器械整体价格低，不重点考量。

把FC31病组所有病例使用的药品分为治疗用药和辅助用药，其中治疗用药费用18096元，占比63.45%，辅助用药费用10424元，占比36.55%。具体见表3-10。

表3-10　FC31病组的药品使用分类明细

	药品	剂量及使用方法	用药天数	每日药费/元	总药费/元
治疗用药（18096元，占63.45%）	阿司匹林、倍他乐克、普伐他汀钠片、单硝酸异山梨酯片、培哚普利叔丁胺片、中/长链脂肪乳等				
	里尔统针（1g）	2g Qd	7	393	2751
	注射用头孢孟多酯钠（1g）	1g Tid	2	302	604
	注射用硫酸头孢噻利（0.5g）	2g Q12h	6	994	5964
	安卓注射液	0.5ml Qd	11	166	1826
	盐酸托烷司琼注射液	5mg Qd	6	97	582
辅助用药（10424元，占36.55%）	曲克芦丁脑蛋白水解物注射液	10ml Qd	7	269	1883
	神经节苷脂（40mg）	80mg Qd	6	448	2688
	注射用骨瓜提取物	100mg Qd	7	204	1428
	注射用12种复合维生素	2支 Qd	6	389	2334
	左卡尼汀注射液	10～20mg/kg	6	111	666
	左卡尼汀口服液	10盒			590
	谷氨酰胺散	8盒			1021
	益心舒胶囊	8盒			314
	坐珠达西	5盒			241

至于治疗用药和辅助用药判定的标准，请药学部临床药学室来讨论确定，临床药帅要全程参与病组临床路径的制定，并且给出具体建议，辅助用药可以全部砍掉，这样剩余药费为18096元，占均费124000元中的比例为14.6%，正好达标。

3. 病组临床路径中药径的建立具体流程与方案

2021年6月4日，国务院办公厅发布《关于推动公立医院高质量发展的意见》（国办发〔2021〕18号），其中要求医院形成疾病严重程度与资源消耗在每一个病组的量化治疗标准、药品标准和耗材标准等。从DRG/DIP下病组药品标准的制定入手，逐步推进，再到耗材标准、检查检验标准、平均住院日标准等，换句话说，先建立病组临床路径中药物治疗路径，或者简称为"药径"。下面简单介绍一下DRG下病组药品标准方案制定的实施流程（表3-11）。

表3-11　**市某三甲医院病组临床路径实施进度表

起始年月	进度目标要求
2021.06-2021.07	2021年7月1日，**市正式实施DRG付费，首先根据数据分析判断本院的基础数据情况，包括按时按质按量完成病案首页填报、疾病操作编码和病例上传、特殊病例单议申请等工作；病案室专注疾病和操作编码，做到病案首页书写规范、疾病分类编码、手术操作编码和医学名词术语的"四统一"
2021.08-2021.09	（1）筛选超标病组，确定重点监控病组（病例数不少于10例/月、具有可对比性、超标费用较大、超标原因较明确等），专注监控临床路径实施，严控药占比、耗占比、辅助用药、不合理诊疗行为等，以点带面； （2）选择合理的监控软件，提供数据支持
2021.10-2021.12	（1）关键知情人士访谈：通过与医师、护士及相关医技科室人员进行访谈，结合出院数据分析构成病种费用占比（手术费、麻醉费、材料费、药物费、检验费、床位费、护理费等），通过专家咨询论证并结合科室讨论，对各部分费用进行优化配置，进一步原因分析，找出可缩减费用； （2）根据分析和运行结果，优化临床路径的策略并付诸实施； （3）考察标杆医院对临床路径的监控手段和优化方法，加强交流学习
2022.01-2022.02	（1）定缩减项目及目标，按计划缩减部分费用； （2）制定病种分析到缩减的一致性流程，寻找新的监控病种并予以缩减
2022.03起	（1）对全院病种进行再评估，对比全市DRG数据，探索针对DRG细分组的综合临床路径管理，优化诊疗流程，加强质量控制，寻找质量、成本与效率相均衡的最优路径； （2）制定医院长远学科发展规划

DRG下合理用药项目的具体实施流程。

（1）数据反馈，按"低权重、高病例数、高超标费用"的原则筛选出"问题病组"。

关于病组的筛选，以FV2病组为例（图3-1）。

（2）调阅问题病组的具体病历，挑选该病组中的"问题病例"和标杆病例，按科室区分，病案室抽取纸质病历。

（3）将病案号发布到工作群，先根据电子病历点评药学、耗材、物价等。

（4）召开现场会，邀请"问题病例"所属科室的科主任、护士长、诊疗组长、DRG专管员出席，另邀请病案、质管、医务、医保、药学、耗材、监察、护理、物价等专家出席。

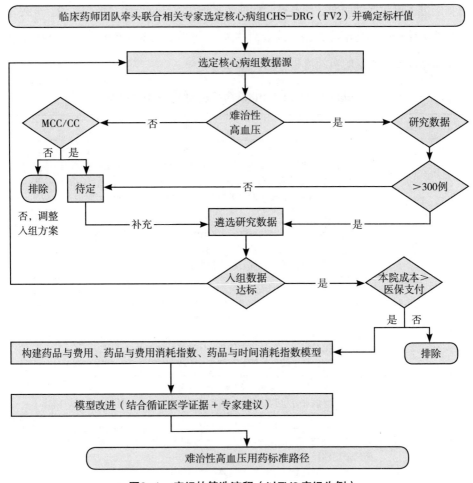

图3-1 病组的筛选流程（以FV2病组为例）

（5）现场会（从个案追踪到共性分析）。

①病案编码：判断是否有入组错误情况。现场分析原因，指导科室医生填写病案首页，包括主要诊断、次要诊断、CCHI栏，确保临床科室在提交病案前做好"审核首页"；②药学合理性分析：可比较同病组标杆病历的用药方案，分类分析（抗菌药物、胃药、围手术期用药、消肿止痛药、专科治疗药、营养药、其他治疗药等），多采用集采品种，关注辅助用药，重点监控药品、麻醉药品的数量和档次；③耗材合理性分析：重点分析缝合吻合材料、止血材料、创面敷料和置入性材料；④护理：护理诊断是否漏编，护理不良事件分析。

（6）根据上述讨论结果，优化该病组临床路径，设定质量改进项目，主要包括围手术期管理、手术流程优化、平均住院日管控、大型设备检查等候时间管控等，进入PDCA流程，由质管部门跟踪。

（7）专病专管，外科病房里的内科患者或长期卧床患者统一转入特定病区或康复病区。

（8）讨论确定一个DRG病组的目标值：主要包括平均金额、平均住院日、药占比、耗占比、治疗费、护理费，更进阶地讨论决策：是否减少该病组患者收治，如何分流该类患者，是否核减该病区床位等。

总结一下，如何以大数据方法建立病种组合标准体系？就是以临床路径为抓手，以DRG下病组临床路径的建立和优化为目标，以DRG下病组临床路径中药品标准的建立为切入点，最终形成疾病严重程度与资源消耗在每一个病组的量化治疗标准、药品标准和耗材标准。

二、以RD13病组为例看DRG病组如何开包DIP病种

我们来看看某大型三甲医院介入科主任提出的问题：该地区已经正式实施DRG付费，科室一开展经导管动脉化疗栓塞DEB-TACE手术，就会超额，最后被罚款，如何应对？

为了回答这个问题，首先给大家解释一下传统TACE（cTACE）和药物洗脱微球栓塞（D-TACE、DEB-TACE）之间的区别。经导管动脉化疗栓塞术（TACE）是不可切除原发性肝癌的主要治疗方法，按照栓塞材料的不同，可分为传统TACE（cTACE）和药物洗脱微球栓塞（D-TACE、DEB-TACE）。cTACE的不足之处在于碘油在一部分患者中清除过快，达不到长久栓塞的目的，另外药物在碘油中释放太快，药物不能长时间在肿瘤组织内保持较高浓度。鉴于此，部分患者往往需要多次进行介入治疗，而多次的介入治疗往往对患者的肝功能产生较大的负担，甚至引起或加快基础肝病的进展。新型武器"药物洗脱微球"（又称"载药微球"）的出现，进一步提高了TACE在部分患者身上的疗效。"药物洗脱微球"是一种能够吸附、携带化疗药物的新型栓塞物质，在体内不可降解，进入肿瘤血管后，一方面可以长久栓塞肿瘤血管，另一方面可以使化疗药物长时间作用于肿瘤内部，两种效果叠加，可以达到更好的局部控制效果。

使用DEB-TACE通常的治疗方案：保肝、抗病毒、抗肿瘤治疗。

基于上述对cTACE和DEB-TACE的介绍，请问：分别采用传统TACE（cTACE）

和药物洗脱微球栓塞DEB-TACE治疗的患者是分入不同的DRG组，还是同一DRG组？是同一个组，都是进入RD1组，给付的钱是一样的！

DRG与DIP的一个重要差异就是分组的粗细，总的来说，DRG分的粗，DIP分的细。DRG分组按照MDC-ADRG-DRG的三层逻辑，强调以临床经验为基础，依赖临床路径选择和专家人为判断，从疾病诊断大类出发，结合手术操作将其不断细化，按诊断和治疗方式的共性特征主观区隔成不同病例组合，具有"多病一组"或"多操作一组"及组内差异较大等特点，一般不超过1000组。DIP分组以一级至三级目录递进的方式建立支付病种表，二级目录约3000组，三级目录共计16000组。强调对临床客观真实数据的统计分析，通过对历史数据中病例的疾病诊断和手术操作进行穷举聚类，按疾病与治疗方式的共性特征客观形成自然分组，具有"一病一操作一组"及组内差异较小等特点。

传统TACE（cTACE）和药物洗脱微球栓塞DEB-TACE治疗的患者都将进入RD13病组，名称为：恶性增生性疾患的介入和/或射频治疗，伴一般并发症或合并症，在当地的支付价为24857元，案例中医院该病组的实际平均住院费用为27164元，亏损1345元。RD13病组下面有两个主要手术：超声引导下肝病损射频消融术和经导管肝动脉栓塞术，这两个主要手术涉及病例的均费分别为23305元和26389元。

肝/肺恶性肿瘤射频消融术（经皮）的平均住院费用如表3-12所示。

表3-12 不同医院的肝/肺恶性肿瘤射频消融术（经皮）费用明细

序号	医院名称	总例数	占比/%	平均住院费用/元	平均药费/元	药费占比/%	住院天数/天
1	**省肿瘤医院	58	26.36	28805	8583.35	29.80	12.52
2	**医学院第一附属医院	36	16.36	23640	5072.57	21.46	9.61
3	**市第九医院	27	12.27	26110	2645.23	10.13	12.96
4	**市第五人民医院	24	10.91	28360	5841.04	20.60	13.75
5	**市人民医院	18	8.18	23541	4875.85	20.71	10.06

其中，平均住院费用最高的是**省肿瘤医院28805元，最低的是**市人民医院23541元，相差5264元。平均住院天数最高的是**市第五人民医院13.75天，最低的是**医学院第一附属医院9.61天。

肝脏恶性肿瘤+经肝动脉栓塞化疗（TACE）的平均住院费用如表3-13所示。

表3-13　不同医院的肝脏恶性肿瘤＋经肝动脉栓塞化疗费用明细

序号	医院名称	总例数	占比/%	平均住院费用/元	平均药费/元	药费占比/%	平均住院天数/天
1	**省肿瘤医院	2213	30.59	21423	9667.99	45.13	9.98
2	**大学第二附属医院	1111	15.36	22528	10238.47	45.45	8.36
3	**市人民医院	478	6.61	27447	8855.93	32.27	10.82
4	**大学第一附属医院	442	6.11	20548	6210.86	30.23	6.43
5	**市第三人民医院	351	4.85	16005	4402.02	27.50	13.30

其中，平均住院费用最高的是**市人民医院27447元，最低的是**市第三人民医院16005元，相差11442元。平均住院天数最高的是**市第三人民医院13.30天，最低的是**大学第一附属医院6.43天。

肝脏恶性肿瘤＋经肝动脉栓塞化疗（TACE）又分为传统TACE（cTACE）和药物洗脱微球栓塞DEB-TACE。如果只是单纯地从RD13这个病组层面来进行盈亏分析是不科学的，尤其针对大型三甲医院，他们要充分考虑新技术和新项目的发展，不能为了追求病组的盈利而影响学科的发展，那些亏损的病组才是学科的未来！基于此，笔者的建议是对RD13病组主要手术进一步细分组，至少分为三个亚组：经导管肝动脉栓塞术cTACE、经导管肝动脉栓塞术DEB-TACE、超声引导下肝病损射频消融术，分别制定相应的院内支付标准，这样既能控制病组成本，又不影响学科发展。

举例：某医院经导管肝动脉栓塞术cTACE，具体入组病例如表3-14所示。

表3-14　经导管肝动脉栓塞术cTACE入组明细

DRG分组编码	DRG分组名称	住院总费用/元	住院天数	患者出院科室名称	标准化映射后的主要诊断名称	标准化映射后的主要手术名称	其他诊断（编码1|名称1，编码2|名称2……）
RD13	恶性增生性疾患的介入和/或射频治疗，伴一般并发症或合并症	45695	12	肝胆甲乳科	肝恶性肿瘤	经导管肝动脉栓塞术	e11.900|2型糖尿病，i10.x00|高血压病，r94.400|肾功能异常
		28436	19		肝恶性肿瘤		c34.900|肺恶性肿瘤，e27.901|肾上腺肿物，i10.x00|高血压病
		16886	6		恶性肿瘤介入治疗		e77.801|低蛋白血症，k74.616＋i98.2*|肝硬化伴食管静脉曲张，k76.602|特发性门脉高压

以上三个病例运用的都是cTACE手术，主要诊断都是肝恶性肿瘤，其他诊断略有差异，三个病例的住院费用和平均住院日差异很大，需要具体分析这些病例使用

的药品和耗材，结合大数据的标杆值，制定RD13下开包结合具体的主要手术操作和主要诊断，制定该核心领域的病组临床路径。

回到最开始的问题：科室一开展经导管动脉化疗栓塞DEB-TACE手术，就会超额罚款，除了上面讲的开包细分组外，按照DRG付费的规定，某些病例还可以进入高倍率病案申请特病单议，继续按项目付费，这样就不会被罚款。总之，我们的目标是规范医疗服务行为，不是一味地降低成本，要在病组成本控制、新技术新项目开展及学科创新之间找到平衡。

三、第一诊断为脑出血（ICD10：I61）的临床路径及涉及的病组分析

国家卫健委给出的第一诊断为脑出血的临床路径内容如下。

1. 脑出血临床路径标准住院流程

（1）适用对象　第一诊断为脑出血（ICD10：I61）。

（2）诊断依据　根据《临床诊疗指南　神经病学分册》（中华医学会编著，人民卫生出版社），可依据的临床表现有：急性起病，出现头疼、伴或不伴意识障碍，并伴局灶性症状和体征者；头颅CT可见出血改变。

（3）选择治疗方案的依据　根据《临床诊疗指南　神经病学分册》（中华医学会编著，人民卫生出版社），可选择的治疗方案有：①一般治疗，卧床休息，维持生命体征稳定，防止感染；②吸氧、心电监护；③控制血压；④控制脑水肿，脱水降颅压治疗；⑤控制体温；⑥癫痫发作的预防和处理；⑦脑出血的微创治疗；⑧早期康复；⑨辨证施治中药治疗。

（4）临床路径标准住院日为14天。

（5）进入路径标准　第一诊断必须符合ICD10：I61脑出血疾病编码；当患者同时具有其他疾病诊断，在住院期间不需要特殊处理也不影响第一诊断的临床路径流程实施时，可以进入路径。

（6）住院后必须检查的项目　①血、尿、大便常规；血气分析加离子分析；②生化全项、凝血七项、心肌酶、肌钙蛋白、肌红蛋白；③胸片、心电图、颈动脉血管超声；④头颅CT；⑤根据具体情况可选择的检查项目头颅MRI。

（7）选择用药　①脱水药物；②降压治疗；③抗菌药物；④缓泻药；⑤抑酸药

物；⑥补液、纠正水电解质紊乱；⑦可酌情选用止血药。

（8）监测神经功能和生命体征　生命体征监测；卒中量表和GCS量表评分。

（9）出院标准　①患者病情稳定，出血吸收，症状减轻；②没有需要住院治疗的并发症。

（10）有无变异及原因分析　①化验检查异常，需要复查，从而延长治疗时间和增加住院费用；②住院期间病情加重，出现并发症，需要进一步诊治，导致住院时间延长和住院费用增加；③合并有其他系统疾病，可能导致这些疾病加重而需要治疗，从而延长治疗时间和增加住院费用。

（11）疗效判断标准　根据全国第四届脑血管病学术会议制定脑卒中患者临床神经功能缺损评分标准：①基本痊愈，神经功能缺失评分减少91%～100%；②显著进步：神经功能缺失评分减少46%～90%；③进步，神经功能缺失评分减少18%～45%；④无变化：神经功能缺失评分减少<18%；⑤恶化：神经功能缺失评分增加>18%；⑥死亡。

2. 主要诊断：脑出血（I61.900）

主要涉及病组见表3-15。核心的是BR11、BR13、BR15及BM19、BE29五个病组，重点看BR11和BM19病组具体入组的病例情况。

（1）BR11颅内出血性疾患，伴严重并发症或合并症　具体病例入组情况如表3-16所示。可以看到，进入BR11病组的四个病例，主要诊断都是脑出血（I61.900），但主要手术不一样，第一个病例的主要手术是超声引导下胆管穿刺引流术，其他诊断为：e87.801|电解质代谢紊乱，i10.x00|高血压病，i70.900|动脉粥样硬化，k83.019|胆道感染，k83.109|梗阻性黄疸，r94.400|肾功能异常，r94.500|肝功能异常，这个病例住院23天，总住院费用为40293元。第二个病例的主要手术是血栓溶解药的注射或输注，其他诊断为：g40.900|癫痫，i10.x00x032|高血压病3级（极高危），i63.900|脑梗死，i70.900x004|动脉粥样硬化，j98.414|肺部感染，k72.905|肝功能不全，这个病例住院34天，总住院费用为78196元。后面的两个病例都没有手术操作项目，不同的其他诊断带来住院天数和住院总费用差异。

（2）BM19脑血管介入检查术　具体病例入组情况如表3-17所示。可以看到，这两个病例的主要诊断都是脑出血，都做了脑血管造影，因为其他诊断的不同，带来住院天数和住院总费用略有差异。

表3-15 DRG下主要诊断为脑出血（I61.900）的具体分组明细

DRG分组编码	DRG分组名称	本院人次数	本院平均费用/元	同级别该DRG人次数	同级别该DRG平均费用/元	全市该DRG人次数	DRG支付价/元	盈亏总额/元	病组盈亏/元
BR11	颅内出血性疾患，伴严重并发症或合并症	43	22741	1134	63200	2643	44616	1739709	40458
BR13	颅内出血性疾患，伴一般并发症或合并症	151	17228	2036	25023	4973	21841	1177124	7796
BR15	颅内出血性疾患，不伴并发症或合并症	14	12549	151	12849	629	15449	4192	299
BR19	颅内出血性疾患，伴重症监护	46	34365	284	38150	596	39186	174130	3785
BM19	脑血管介入检查术	411	15263	1094	18801	2869	18738	1454147	3538
BE29	脑血管介入治疗	177	81340	459	89572	2079	94975	8231	47
BB21	除创伤之外的其他开颅术，伴严重并发症或合并症	38	97505	698	88459	2490	76407	-343737	-9046
BB25	除创伤之外的其他开颅术，不伴并发症或合并症	8	21557	169	30229	722	29598	69378	8672
BB23	除创伤之外的其他开颅术，伴一般并发症或合并症	10	30034	339	47470	1163	38895	174367	17437
BC13	伴出血诊断的颅内血管手术，伴一般并发症或合并症	1	108020	23	121437	99	109897	13417	13417
BC15	伴出血诊断的颅内血管手术，不伴并发症或合并症	2	102345	8	103236	31	95376	-890	-445
BC21	脑室分流及翻修手术，伴严重并发症或合并症	3	57337	19	132118	108	83908	74781	24927
BC23	脑室分流及翻修手术，伴一般并发症或合并症	4	46278	26	59456	130	52008	13178	3295

表3-16 BR11病组四个入组病例情况

DRG分组编码	DRG分组名称	住院总费用/元	住院天数	患者出院科室名称	主要诊断名称	主要手术名称	其他诊断（编码1|名称1，编码2|名称2……）
BR11	颅内出血性疾患，伴严重并发症与合并症	40293	23	神经内科		超声引导下胆管穿刺引流术	e87.801|电解质代谢紊乱，i10.x00|高血压病，i70.900|动脉粥样硬化，k83.109|梗阻性黄疸，r94.400|肾功能异常，k83.019|胆道感染，r94.500|肝功能异常
		78196	34		脑出血	血栓溶解药的注射或输注	g40.900|癫痫，i10.x00x032|高血压病3级（极高危），i63.900|脑梗死，i70.900x004|动脉粥样硬化，j98.414|肺部感染，k72.905|肝功能不全
		16307	23			—	i60.900|蛛网膜下腔出血，i70.900|动脉粥样硬化，j43.900|肺气肿，j98.414|肺部感染，r00.100|心动过缓
		14638	20			—	d69.600|血小板减少症，i10.x00|高血压病，i31.300|心包积液，i61.004|基底节出血，i70.900|动脉粥样硬化，j98.000|支气管疾病

表3-17 BM19两个病例入组情况

DRG分组编码	DRG分组名称	住院总费用/元	住院天数	患者出院科室名称	主要诊断名称	主要手术名称	其他诊断（编码1|名称1，编码2|名称2……）
BM19	脑血管介入检查术	9246	6	神经内科	脑出血	脑血管造影	f41.101|焦虑状态，i10.x00|高血压病，i67.103|后交通动脉瘤，i70.900|动脉粥样硬化
		9769	5				r42.x00|头晕和眩晕

3. 第一诊断为脑出血（ICD10：I61）下涉及不同病组临床路径分析与诊疗规范

前面对主要诊断脑出血涉及病组进行了系统分析，总结来说涉及三个方面的病组：第一个是部分患者采用保守内科治疗，归入BR11、BR13、BR15病组；第二个是部分患者采用介入治疗，归入BM19、BE29病组；第三个是部分患者采用开颅的外科治疗，归入BC13、BC15、BC21、BC23病组。

案例分享：分析某三甲医院脑出血病例的具体数据，看看如何优化临床路径内外的项目，达到规范化诊疗的目标。

对某一医嘱项目，按照更多维度进行定性标化。如对某一项目在院内药典分类的查询对照，包括其药理特性、剂型、规格等属性的匹配。该项目与第一步完成的诊疗标准格式基本库的查询对照，如是否在临床路径内，是否在规定的时间范围内进行了此项操作，或者该项目符合临床路径或临床指南的哪一条诊疗原则。该项目与第一步的临床路径标识工作进行有效关联后，真正做到临床实际数据与临床路径分类的匹配，并以此为基础进行多维度、深层次、探索性的定量分析。

如在某一疾病或某一病案的诊治过程中，有多少项目在临床路径内，又有多少在路径外；如在路径内（或外）的药物，是否是院内药典规定的辅助用药，费用占比是多少，是否为优化费用构成提供了数据化的医学支持。在整体诊疗过程中，符合路径核心治疗原则的项目有多少，费用是多少。不同医院、不同科室、不同医生是否有差异，差异是发生在辅助用药还是发生在路径外检查方面等。

对于药品这一重点关注对象，每个医院都有自己的院内药典，包含了院内诊疗过程中出现的所有药品目录，可以根据院内药典将这些药品进一步标准化，针对不同厂家对于同一种化学名称会生产不同商品名或不同价格的药品，可增加规格。药品是否被合理使用是医院管理和控费的重中之重。在药典库中，明确是否为国家或地区集中带量采购产品、是否为国谈产品、是否为重点监控产品、是否大输液等。有了这些指标，更有利于监控药品的合理性。

需要注意的是，因为临床路径和指南是疾病治疗的一个流程标准，面对不同的医院，待标化的项目名称和分类会随之发生变化，这时候，作为桥梁的通用字典库就出现了，并且会随着医院数量的增长而不断在数据库中加以丰富和完善。

另外，可以优化医嘱数据，建立耗材库和检查库，耗材库的主要识别维度是规格、价格、目标疾病种类和手术类型，检查库的主要识别维度是住院患者的常规检查（如血尿便常规、肝肾功能、感染性疾病项目等）、目标疾病相关检查及合并症检查等。以上字典库都需要结合病案首页标化医嘱项目分类，在兼顾医院差异化的同时，构建具有通用性的标准临床数据库，为后续医疗大数据分析的扩展与挖掘奠定基础。

患者住院治病，不单单注重痊愈情况，费用也是医院和患者关注的焦点。因此，费用金额及构成是基础的分析参数和指标。通过以上基于临床路径的标化和医院真实数据的分类，参照临床指南的内容，可以开展多维度、多层次的查询、调用和比较。

不同的角度呈现出不同的费用分类及占比，以及在不同费用评价标识下，呈现各费用类型情况及占比。可以从分级中得知，哪方面有提升潜力和控费空间。从疾病维度看，从DRG分组切入，开包DIP，具体到不同的主要诊疗和主要手术操作，确定该病组的核心领域。同一病组的核心领域，可以比较内、外科之间的差异，不同医生之间也可发现诊疗习惯及差异；从费用及构成来看，基于病案首页分类标准，可以整合路径因素，如在诊断项目中出现大量路径外内容，或在药品费用中存在大量辅助治疗药物种类，并以此为抓手，促进相关医疗资源的合理化利用。

有一些患者存在基础病，不是以第一诊断住院，或者在治疗过程中出现并发症，对这类患者若只是机械地按照路径进行划分，未免会有些局限。这时，可以从另一个角度进行考虑，如将所有的项目分为三大类：①将所有患者入院以后都会涉及的项目作为基础类型，如综合项目服务类和一些基础检查；②将入院后与第一诊断相关的项目划分为核心类型，如急性ST段抬高型心肌梗死治疗中的抗凝治疗；③再将一些其他项目划分为扩展类型，不同的患者会出现不同的状况。

该医院在2022年3月将20例病案具体分到5个DRG组内，其中患者数最多的是BR15（颅内出血性疾患，不伴并发症或合并症，8例），例均费用为26943元，其中西药类占比最高，为39.65%，诊断类占比30.00%，综合医疗服务类占比15.22%，中药类占比8.91%。5个DRG组的病案数及费用分布情况具体如表3-18所示。

表3-18 某三甲医院20例病案的具体分组及费用明细

费用分类	ICD10：I61，病案数20		BR11，病案数6		BR15，病案数8	
	金额/元	占比/%	金额/元	占比/%	金额/元	占比/%
西药类	28193	36.50	7841	31.05	10682	39.65
诊断类	18456	23.89	9123	36.12	8083	30.00
综合医疗服务类	11369	14.72	5149	20.39	4101	15.22
耗材类	9637	12.48	954	3.78	953	3.54
治疗类	3937	5.10	156	0.62	287	1.07
中药类	2974	3.85	1581	6.26	2400	8.91
康复类	2676	3.46	450	1.78	437	1.62
血液和血液制品类	0	0	0	0	0	0
其他类	0	0	0	0	0	0
小计	77242		25254		26943	

费用分类	BE29，病案数3		BB21，病案数1		BC29，病案数2	
	金额/元	占比/%	金额/元	占比/%	金额/元	占比/%
西药类	70334	46.36	58211	31.91	82091	30.39
诊断类	27994	18.45	36576	20.05	62981	23.32
综合医疗服务类	26869	17.71	27765	15.22	38723	14.34
耗材类	12630	8.33	39276	21.53	45997	17.03
治疗类	5378	3.55	13262	7.27	16498	6.11
中药类	3097	2.04	3612	1.98	7521	2.78
康复类	5401	3.56	3721	2.04	15833	5.86
血液和血液制品类	0	0	0	0	476	0.18
其他类	0	0	0	0	0	0
小计	151703		182423		270120	

由表3-19可知，脑出血20例整体例均费用为77242元，其中路径内诊疗项目（即基本项目）占比为44.51%，路径外诊疗项目占比55.49%。同时，因为整合了病案首页项目分类，可以看到在本疾病治疗过程中，西药类费用中的路径外项目占比最高，达到21.68%，其次是诊断类的路径外项目（16.15%），中药类费用虽然占比不高（3.85%），但金额仍高达2974元/例，且全部是路径外项目。

表3-19　脑出血20例病案路径内、外项目的费用及占比明细

病案项目分类	路径内项目		路径外项目	
	例均费用/元	占比/%	例均费用/元	占比/%
西药类	11450	14.82	16743	21.68
诊断类	5980	7.74	12476	16.15
综合医疗服务类	11324	14.66	45	0.06
耗材类	2682	3.47	6955	9.00
治疗类	456	0.59	3481	4.51
中药类	0	0	2974	3.85
康复类	2487	3.22	189	0.24
血液和血液制品类	0	0	0	0
其他类	0	0	0	0
小计	34379	44.51	42863	55.49

首先重点管控路径外的药品，如中药类，路径内为0，路径外为2974元/例，这就是某些医院在实施DRG付费后立刻把住院部的中成药全部停止使用的原因，该医院也是如此，所以数据显示临床路径内的中药类费用为0。可以看到，路径外金额最多的是西药类，为16743元/例，西药合理用药管控压力还是最大的，临床药师必须参与临床路径中合理用药的部分点评分析。

BR15颅内出血性疾患，不伴并发症或合并症，具体诊疗规范分析：路径外西药费用占比为31.2%，诊断类占比为21.6%。中药类项目全部为路径外用药，占比8.8%，具体病例入组及路径内、外的项目费用及占比情况如表3-20和表3-21所示。

如表3-22所示，标化国家卫健委重点监控药物以后，可以看出，西药类重点监控药物占比为11.4%，金额为3064元/例，集中于路径外西药费用。而中药类重点监控药物费用占比为1.4%（390元/例），也是集中于路径外用药。我们首先可以砍掉路径外的监控药品，然后是路径外的非监控药品，最后是路径内的监控药品，剩下路径内非监控药品。

表3-20 BR15的三个病例入组情况

病例	DRG分组名称	住院总费用/元	住院天数	患者出院科室名称	主要诊断名称	主要手术名称	其他诊断（编码1|名称1，编码2|名称2……）
1	颅内出血性疾患，不伴并发症或合并症	8717	4	神经内科	脑出血	—	—
2		20094	22				j94.806|胸膜钙化，k76.807|肝囊肿
3		14195	15				—

表3-21 BR15路径内、外的项目费用及占比明细

病案项目分类	路径内项目		路径外项目	
	费用/元	占比/%	费用/元	占比/%
西药类	2195	8.1	8405	31.2
诊断类	2264	8.4	5821	21.6
综合医疗服务类	3871	14.4	100	0.4
耗材类	1094	4.1	0	0
治疗类	0	0	303	1.1
中药类	0	0	2358	8.8
康复类	352	1.3	82	0.3
血液和血液制品类	0	0	0	0
其他类	0	0	98	0.4
小计	9776	36.3	17167	63.7

表3-22 BR15路径内、外的药品分类占比

重点监控药品	路径内	路径外
西药类占比（非监控）/%	10.0	20.0
西药类占比（监控）/%	0	11.4
中药类占比（非监控）/%	0	8.0
中药类占比（监控）/%	0	1.4

从某一主诊断入手，结合该主诊断涉及的具体DRG分组，开包DIP，进行数据的归类整理，通过临床路径内、外诊疗项目的比较，结合更多角度的观察，对临床费用进行多维度分析，可以发现更多的、更深入的、更细分的信息，也为临床医疗行为的规范化管理提供更准确的数据化、智能化支持，与传统管理经验结合的同时，拓展新的管理角度与思维，最终在保证医疗安全的情况下建立核心领域临床路径，改变费用结构，降低患者住院费用，缩短平均住院日，规范医疗行为，透明治疗费用，标准化治疗流程。

第四节　政策对新技术新项目的支持与临床路径优化平衡

一、各地医保局政策汇总解读

各地医保局特殊支付政策举例见表3-23。

表3-23　各地医保局特殊支付政策举例

省	市	医保支付类型	特殊支付政策概括
浙江	杭州	DRG点数法	追加支付
	嘉兴		单议支付
	金华		提前备案，新增组支付
江苏	南京	DRG点数法	折算系数，叠加支付
	无锡		单议支付
	徐州		年终备案，按项目支付
四川	眉山	DRG点数法	提前备案，按项目支付
湖北	武汉	DRG费率法	单议支付
湖南	湘潭	DRG费率法	提前备案，按项目支付，后调整病组支付
广东	佛山	DRG点数法	提前备案，新增组支付
	广州	DIP	单议支付
	深圳	C-DRG	提前备案，新增组支付
山东	日照	DRG点数法	提前备案，据实全额或打折支付
	潍坊	DIP	DIP叠加导向系数支付
吉林	长春	DRG点数法	年终清算，稳定按新增组支付，非稳定则按项目支付
广西	梧州	DRG费率法	年终清算，稳定按新增组支付，非稳定则按项目支付
河南	安阳	DRG费率法	单议支付

总的来看，各地对新技术的补偿有三个层面：一是病例层面倾斜支付；二是病组层面调节支付；三是从病例层面倾斜支付过渡到病组层面调节支付。

1. 病例层面倾斜支付

湖北省武汉市对于诊疗过程中必须使用的特殊治疗的费用，符合卫生健康行政部门相关规定且为武汉市首次实行的医疗新技术的病例费用，经专家组论证后，实施按项目审核结算。

山东省日照市对于试点医院开展的填补全市空白、能够有力提升并带动全市医疗服务能力且预测费用与支付标准差异很大的新技术项目（主要包括国家四级手术操作，主管部门准入性技术项目，经临床评价安全、疗效可靠的创新性重大新技术等），试点医院可于开展前提出申请，经市医保部门、市卫生健康部门组织专家论证备案后，当年可以按照实际发生的全部或部分费用进行结算。

2. 病组层面调节支付

江苏省南京市对于近三年来进入临床应用的高新技术，包括医疗机构国内或省内首创技术、引进技术等，在计算其所在病组结算点数时赋予高新技术应用系数，暂对智能辅助机器人手术、肿瘤的断层调强放疗、经导管主动脉瓣置入术、飞秒激光手术适用，年终核准测算后，确定其高新技术应用系数。

住院过程完整的正常病例结算点数 = 对应的DRG基准点数×级别系数×专科系数×学术系数×高新技术应用系数×价值医疗系数

广东省佛山市要求开展新技术的医疗机构，在每年10月31日前通过书面报告提交单独分组的申请，提供包括可识别新技术的ICD编码或社保收费项目编码，同时提交相应的病案单据号至区社保局。经过医学专家分析论证后，如符合成组条件，将在下一社保年度调整相关分组。具体如表3-24所示。

3. 从病例层面倾斜支付过渡到病组层面调节支付

江苏省徐州市对于医疗机构开展获得省级以上卫生健康部门评审，年终集中向市医保部门备案，当年按照项目付费，下一年起按照上年度费用使用情况，重新确定病种点数。比较特别的是，徐州市将达芬奇机器人、PET-CT作为特需服务项目除外支付，不纳入DRG病例总费用，由患者（或患者家属）签字认可后自费。

湖南省湘潭市要求医疗机构开展符合卫生行政部门规定的医疗新技术在医保经办机构备案后，先按项目结算执行一年后，再根据数据进行测算，修订该病组的付费标准。

表3-24　广东省佛山市新技术申请表

新技术申请单独成组数据提收表格

医疗机构社保编号			医疗机构名称（盖章）				
联系人			联系方式			提交时间	
结算年度（已社保结算的年度）	结算单据号（已社保结算的单据号有多个列举多个）	可识别新技术的诊断编码	可识别新技术的手术编码	可识别新技术的社保收费项目编码	社保收费项目名称	申请原因说明（或另附说明文档）	

广西壮族自治区梧州市对于开展新技术、入组暂无权重值的DRG细分组的新病例，月度结算时暂按照权重值1纳入DRG支付，年度结算时根据当年实际病例数情况，如病例数＞5或组内变异系数（CV）≤1的，按稳定组计算权重值。如果病例数≤5或组内变异系数（CV）＞1的，经病案核查扣除不合理费用后，按项目据实结算。

二、某DRG付费城市对新技术的补偿机制

在DRG付费国家试点方案中明确规定：对于付费异常高值或异常低值的病组，可按项目付费。确定特殊治疗、特殊用药、高值耗材清单，不纳入DRG付费。具体每一个DRG试点城市，对以上政策的执行略有差异。

临床医生考虑的是患者的危重程度，以及用什么技术抢救这个患者，是一种医学思维和技术判断。DRG是以费用为核心，使用统计学、数学方法分析，患者的病情轻重和它没有关系，两者的出发点完全不一样。因此，DRG付费下，要考虑学科及科研创新与控费之间的平衡。

某DRG付费城市，对四项新技术进行相应的费用补偿，如表3-25所示。

表3-25　DRG下对四项新技术的补偿方案

新技术	特点	建议补偿方案
达芬奇机器人手术治疗	主要收费价格为40000元（81%）、45000元（11%）；主要分布在MA1（39.1%）、LA1（23.1%）、LB1（9.4%）、EB1（9.2%）	追加金额不高于24500元/（人·次）
飞秒	收费与单、双眼有关；主要收费价格为9500元/次（99.4%）；主要分布在CB31/CB39（99.65%）	追加金额不超过6650元/（次·眼），最高不超过13300元/（人·次）
肿瘤断层精准放疗（TOMO）	单价6000元，按次数收费；最高20次，即12万元；主要分布在RC1（80%）、RV1（9%）、RE1（5%）	追加金额不超过3360元/次，最高不超过40320元/（人·次）
经导管主动脉瓣置换术（TAVR）	主要收费价格为24万元（83%）；主要分布在FB2（96%）	追加金额不高于119000元/（人·次）

2020年该城市实施四项新技术补偿机制后，达芬奇机器人和肿瘤断层精准放疗（TOMO）手术量同比分别上升了157%、51%。整个城市的医疗机构因新技术使用获得激励金额约1亿元。

再来看对TAVR手术的补偿，追加金额不超过119000元/（人·次）。为什么要对TAVR手术患者追加补偿呢？

经导管主动脉瓣置换术是近年来心脏大血管外科手术治疗主动脉瓣疾患重点探索的新技术。而落实到编码上，我们发现经导管主动脉瓣置换术与开胸直视下的主动脉瓣置换术都会入组FB3心脏瓣膜手术，没有任何区别，但是导管主动脉瓣置换术的技术难度、医疗资源消耗远超开胸直视下的主动脉瓣置换术，与单纯主动脉瓣置换术的病例使用同样的支付标准，远不能达到其治疗所需的医疗成本，FB3病组可能会亏损。

某患者5个月前，无明显诱因出现胸闷，位于胸骨前，伴气促，发作呈持续性，伴夜间阵发呼吸困难，心脏超声显示：主动脉瓣狭窄伴关闭不全，主动脉瓣钙化，门诊以"主动脉瓣疾患"收治入院，行"经导管介入主动脉瓣置换术"，患者术后无胸闷胸痛，无心慌心悸，伤口愈合后，予以出院。

主要诊断：主动脉瓣狭窄伴关闭不全（I35.200）；其他诊断：主动脉瓣钙化（I35.806）；主要手术：经导管主动脉瓣置换术（35.0502）。

主动脉瓣狭窄（AS）是老年患者常见的心脏瓣膜疾病，有症状的主动脉瓣严重狭窄患者，如果未经治疗，两年内的病死率高达50%。过去，改善主动脉瓣狭窄患者预后的唯一治疗方法是心脏直视手术，该术式需要正中劈胸骨、体外循环和心脏停跳，患者往往要经历漫长而痛苦的恢复过程。一些高龄、一般状况较差的患者，常常因难以承受开胸手术的打击，预后不良。正是这种矛盾催生了一种新的手术方式：经导管主动脉瓣置入术（transcatheter aortic valve implantation，TAVI），其正式的定义是将组装好的主动脉瓣经导管置入主动脉根部，替代原有主动脉瓣，在功能上完成主动脉瓣的置换，故也称经导管主动脉瓣置换术（transcatheter aortic valve replacement，TAVR）。近年来，国际上已趋向于把该技术称为TAVR。

经导管主动脉瓣置换术是一种创新的主动脉瓣置换手术方法，临床最早于2002年在法国进行第一例手术，具有手术创伤小、身体伤害小、治疗效果好、术后恢复快的优势。经过约20年的发展，全球超过30万例的临床应用证实了TAVR疗法对高风险的主动脉返流（关闭不全）和狭窄患者的安全性与有效性。在美国和欧洲的国家和地区，TAVR已经在临床治疗指南中被列为常规治疗手段之一。

对于TAVR手术病例，实施DRG新技术的补偿后（每例追加了119000元），可以看到该病例整体支付比达到了98.64%，略亏一点，是可以接受的范围（表3-26）。

表3-26　TAVR高倍率病例支付情况

新技术	病例类型	病例数	病例占比/%	病例总数	病例总费用/万元	DRG支付/万元	支付差/万元	支付比/%
TAVR	高倍率	72	100	72	2272	2241	−31	98.64

TAVR手术患者的追加金额还是很高的，是否会带来新的问题：新技术、新项目的过度使用，这个比例如何控制？这就需要病组临床路径来管控了。关于病组临床路径，在后面的章节还会详细讲解，在这里只谈一个问题，就是临床路径里一定要强调TAVR患者的选择与评估，不是所有的患者都适合做TAVR。

TAVR术前的决策推荐，首先需要考虑心内科、心外科、超声科、麻醉科等团队成员的专业意见，并结合患者本人和家属的意愿，以及开展TAVR的目的来做出决策。

对患者的初步评估非常重要，包括是否有主动脉狭窄症状及严重程度，是否有心脏病史、过敏史，胸廓形态是否正常，甚至对患者的口腔健康情况也要做充分的了解，因为牙齿的感染可能导致心内膜炎。

对已经合并的心脑血管疾病的状态也要进行掌握，比如，有无放过支架，是否出现肺动脉高压，是否有其他危害生命的状况（终末期肿瘤）、是否有胃肠道的慢性出血等。这些都是TAVR术前必须考虑的。详细评估后，再确定患者是属于低危患者、中危患者还是高危患者，以及是否可以实施TAVR手术治疗。

除了对达芬奇手术、TAVR手术等进行追加补偿激励，为了鼓励创新，还可以对涉及某些技术项目的病例不纳入DRG付费，以下病例继续按照项目付费。

（1）CRRT、胶囊肠镜、无痛分娩　原因是剔除相关技术成本后，相关病例均费仍高于病组均费，此类病例费用较高，与相关技术无关。CRRT相关病组：AH19/ES29/LL11/HL29/LR11；胶囊肠镜相关病组：GT13/GT15/GZ13/GS13/GZ15/GW15等113个；无痛分娩相关病组：OC13/OC15/OZ13/OB13/OC11。

（2）碘-125放射粒子　原因是相关技术病例与病组均费差异不大，碘-125相关病组：RC13/RC15/RW25/XJ19。

（3）内镜和非内镜　原因是大部分病组内镜病例占比超过70%，且内镜病例均费低于非内镜病例均费；内镜和非内镜相关病组：HC33/HL21/HL23/HC35/HC31。

当然，DRG付费下新技术补偿及特病单议机制，是源于DRG的两个机制：结余留用（医疗机构内生提质增效机制）、超支合理分担（疑难危重症临床创新）。这一策略有利于学科建设与科研创新的发展，但要注意不能过度。我们要对全院所有的专科进行评估，要有所为有所不为，不能在有限的资源下去发展所有的学科。

如神经外科使用新技术新耗材非常多，最贵的癫痫治疗耗材达24万元，给不给用？适合的患者一定要用；怎么拉平？可以收治一些权重小的患者，属于竞争病组，严格控制成本，确保盈利。对于某一家医院来说，肯定有盈利的病组，也有亏损的病组，那些所谓不赚钱的病组往往支撑医院的未来，这就是医院做科研和学科发展必须付出的成本。

我们应该清楚地认识到公立医院以做基本医疗为主，对公立医院开展非基本医疗是有严格限制的，创新项目太多，可能会把用于基本医疗的费用大量地用于非基本医疗，违背了基本医疗保险的定位，医保要重新回归保基本的角色。

第四章
病种临床路径听证会
表单制作流程全解析

第一节　HC35胆囊切除手术不伴并发症或
合并症病组表单制作

一、如何把医院所有的病组分为优势病组、竞争病组和基层病组

1. DRG下病组临床路径做的是地板，而不是天花板

我们做的是基本方案，当然允许方案有一定的变异（通过诊疗项目系数化解决变异问题，后面会详细介绍），通常选择不伴合并症或并发症的病组。在实际的医院辅导过程中，临床医生总是喜欢提出一些特殊案例进行讨论，这是不合理的。DRG是大数据的概念，临床绝大多数是常见病、多发病。在DRG局端测算中，我们会有一个裁剪率，统计的过程会把偏离中心点的病例数据裁剪掉。因此，在临床路径听证会的讨论中不要总是举一些特例。"如果你听到马蹄声，先想马，不要猜斑马"，同样，不要总是举一些斑马的例子，因为马常见，而斑马不常见。马蹄声法则说的其实是概率问题。医生在决策的时候，要优先考虑大概念的常见病、多发病，根据概率大小逐一落实，最后考虑罕见病。

强调这个法则是因为人有惯性思维，而且对罕见的东西会有比较深的印象。一旦一个医生近期诊断或接触过患有罕见病的患者，他就很容易产生思维定式。一旦出现思维定式，在以后的工作中遇到类似症状的时候，就容易过高估计罕见病的可能性，从而忽略常见病。

我们会把医院的所有病组分为优势病组、竞争病组和基层病组。竞争病组需要用临床路径来规范，优势病组需要结合医院的战略定位来考核，可以战略性超支，

支持重点学科发展。竞争病组和基层病组通过建立病组临床路径，一定要实现结余；优势病组可以战略性超支，用竞争病组和基层病组的结余去弥补这个超支，实现医院总体收支结余平衡。

2. 医院病组分类的原则和标准

每家医院病组分类的原则和标准是不一样的，要充分结合医院战略定位和实际情况。综合我们团队在过去的四年中培训辅导近500家医院的经验，给出病组分类标准：①优势病组重点关注如下几项，如权重（点数）、病例总数、金额总数、有效收入比例和金额、病组盈亏金额、微创手术目录、手术分级中三四级手术、新技术新项目、学科发展、中医特色；②竞争病组重点关注如下几项，如权重（点数）、与区域其他医院比较分析、学科发展定位；③基层病组重点关注如下几项，如当地医保局给出的同城同病同价病组、权重（点数）、与区域其他医院比较分析、医共体建设需要。

建议首先确定优势病组，高权重的病组算优势病组吗？应该算。多少算高？应该是个相对值，内、外科应该分开给标准，外科病组整体权重高于内科，不分开算的话，内科很难有优势病组。有效收入的比例和金额高的算不算？应该算，但要看该医院的规模和定位，如果是国家医疗中心或区域医疗中心，这或许不是最重要的，CMI才是最重要的。盈利的病组算不算？尤其是病例总数多、金额总数高、盈利高的病组，应该算，还是要看医院的战略定位。手术操作中是微创手术或四级手术的算不算？这也是一个相对概念，某个微创手术或四级手术，医院刚刚开展，应该算，如某医院神经内科刚刚开始介入手术；如果该手术已经开展一段时间，很成熟了，算不算？或许就不能算优势了。某科室当年向医务处申请的新技术新项目涉及的病组算不算？应该算。某临床科室正在积极申请国家级重点专（学）科或省级重点专（学）科，重点学科评审必须具备具体的手术能力，涉及的病组算不算？当然算。最后是中医医院，具有中医特色的病组算不算？当然算。

优势病组十项评价标准如表4-1所示。

分数为满分10分，请对该病组的每一个项目进行评分，根据分数占比，得出该病组的最终评分，最后把所有病组的得分进行排序，根据医院整体战略规划，取病组得分前20%（可以具体调整）的为优势病组。

表4-1　优势病组十项评价标准

评分项目	分数占比/%	分数
权重（点数）	30	
三四级手术	10	
微创手术	10	
新技术	10	
有效收入比例和金额	10	
病组盈亏比例和金额	10	
病组例数和金额占比	5	
需要转入ICU比例	5	
重点学科	5	
其他	5	

　　不同的评价项目设计不同的评分细则，如对于权重（点数）的评分细则，可以把病组分为五个档次：＜50点、50～100（不含）点、100～150（不含）点、150～200（不含）点、≥200点。≥200点的病组得10分，150～200（不含）点的病组得8～10分，100～150（不含）点的病组得5～8分，50～100（不含）点的病组得3～5分，＜50点的病组得0～3分。

　　然后，确定基层病组。关于基层病组的确定，重点可以结合各地医保局给出的同城同病同价病组的目录，或者叫同等费率病组，具体目录在第一章已经详细讲述，在此不再赘述。另外要特别考虑医共体建设的需要，出于分级诊疗的目标，部分基层病组可以转入医共体的基层医疗机构进行治疗。

　　最后，确定竞争病组。如果确定好了优势病组和基层病组，剩下的就是竞争病组了。还可以结合与区域内其他医院的对标分析，同级别医院都在开展的算不算竞争病组？当然算，也可以考虑错位竞争，重点发展其他医疗机构不做的病组。

　　竞争病组做到极致也能成为优势病组。如上海东方肝胆医院，腹腔镜下胆囊切除术做到全上海甚至全中国第一名，2019年年手术量就达到3691台，成为年医疗收入超1.5亿元的超级科室，还发起成立了东方胆石病医生集团。只有定义清晰的专科才有价值。如微创外科的定位就很模糊，患者很难辨识或联想到哪个具体的疾病，并且多数微创外科覆盖诸如肝胆、胃肠、疝气等。跟胆石病相关的疾病发病率高，几乎每一家二级以上医院都做该手术，属于典型的竞争病组。关键是要创新，把竞争病组做成优势病组。

理念要创新：我们有很多医学规范和指南是在成熟的条件下产生的，创新就要突破。过去治疗胆囊结石就是切除胆囊，这在一定历史阶段有合理性，但现在看来显然有缺陷。进入微创外科时代，还用逢胆必切的方法就不对了。现在在疾病早期就能够认识疾病，根本不用等到出现并发症，在胆囊功能非常好的情况下进行微创手术就可以了。花很小的成本就可以实现保器官、保功能。

技术要创新：不能以前打四个孔现在还打四个孔，现在打一个孔就可以了；以前需要打直径5毫米的孔，现在打直径2点几毫米的孔就可以了。手术是一门艺术，创新没有止境。以前打孔还有瘢痕，现在可以做到隐瘢痕，也不用打二氧化碳……因此产生了更加人性化、个性化、艺术化的治疗方案。治疗胆囊结石的两大技术优势：一个是保胆治疗，另一个是隐瘢痕手术。

通过以上的创新，可以把一个竞争病组HC35做成优势病组。

优势病组、竞争病组和基层病组并不是绝对的，需要各家医院根据本院的实际情况，结合上述原则，反复讨论，给出专属于自己医院的病组分类。医院病组分类的具体流程如下。

（1）DRG项目组根据上述原则和标准，给出每个科室不同类别病组的初步设定，临床科室主任第一次确认；

（2）DRG项目组根据临床科室主任第一次确认的结果，对比根据原则和标准制定的结果，找到差异点，与临床科室主任进行深入讨论，讨论的结果请临床科室主任第二次确认；

（3）上报院领导，组织相关职能科室进行讨论，DRG项目结合数据再次分析，最终结果请院领导做第一次审批，DRG项目组把再次分析的分组数据提交给临床科室主任第三次确认；

（4）DRG项目组对临床科室主任第三次确认的病组分类结果，与第二次结果再次对比分析，深入讨论，讨论结果上报院领导做第二次审批；

（5）把院领导第二次审批的结果，上报绩效考办或运营管理部，作为绩效考核核算依据，病组分类一旦确定，原则上一年内不再调整。

二、明确普外科的优势病组、竞争病组和基层病组

某三甲医院A普外科病例数前十的病组情况见表4-2。

表4-2　某三甲医院A普外科病例数前十的病组

DRG 编码	DRG名称	计数	支付 权重	支付费 率/元	DRG支付 标准/元	平均住院 费用/元	例均盈 亏/元	平均住 院天数
GD19	伴穿孔、化脓、坏疽等 阑尾切除术	11	1.03		10300	13658	−3358	6
GE19	腹股沟及腹疝手术	11	0.88		8800	13322	−4522	6
HC35	胆囊切除手术不伴并发 症或合并症	11	0.97		9700	12910	−3210	5
RE15	恶性增生性疾患的化学 和/或靶向、生物治疗 不伴并发症或合并症	11	0.62		6200	3564	2636	2
GV15	消化道梗阻或腹痛不伴 并发症或合并症	10	0.36	10000	3600	5000	−1400	4
GZ19	其他消化系统诊断	7	0.47		4700	6653	−1953	5
GB29	小肠、大肠（含直肠） 的大手术	6	4.38		43800	42256	1544	20
GD29	阑尾切除术	4	0.88		8800	11922	−3122	5
GW19	食管炎、胃肠炎	4	0.35		3500	3252	248	3
FF39	静脉系统复杂手术	3	1.62		16200	19328	−3128	12

对照前面讲的病组分类标准，普外科的病组分类如下：优势病组 GB29、FF39、GD19；竞争病组 HC35、GD29、GE19、RE15；基层病组 GV15、GZ19、GW19。

我们选择普外科的竞争病组：HC35胆囊切除手术不伴并发症或合并症病组，来做临床路径。

三、HC35病组基于不同主要诊断分析开包DIP

该科室的HC35病组，当月共入组11例，权重为0.97，每例亏损3210元，具体不同主要诊断的盈亏明细见表4-3。

表4-3　HC35病组基于不同主要诊断开包DIP

主要诊断名称	计数	平均住院天数	平均住院费用/元	例均盈亏/元	平均西药费/元	平均中成药费/元	平均中草药费/元	平均检查费/元	平均卫生材料费/元
胆囊结石伴慢性胆囊炎急性发作	53	5	12594	-2894	1968	33	0	798	2126
胆囊结石伴慢性胆囊炎	32	4	11330	-1630	1276	48	0	769	1923
胆囊结石伴急性胆囊炎	10	5	12508	-2808	1968	72	0	758	2228
胆囊结石伴胆囊炎	9	5	12372	-2672	1599	58	0	599	2172
胆囊息肉	3	4	11316	-1616	952	64	0	669	1427
胆囊结石伴急性化脓性胆囊炎	2	7	14067	-4367	2596	96	0	1003	2093
胆囊结石伴坏疽性胆囊炎	1	6	15821	-6121	2787	96	0	1619	2557

通过以上数据分析，选择主要诊断病例数最多的胆囊结石伴慢性胆囊炎急性发作，用于制作临床路径听证会的标准表单。

附：国家卫健委给出的胆囊结石合并急性胆囊炎临床路径（2019年版）

一、胆囊结石合并急性胆囊炎临床路径标准住院流程

（一）适用对象

第一诊断为胆囊结石合并急性胆囊炎（ICD-10：K80.0），行开腹胆囊切除术（ICD-9-CM-3：51.22）。

（二）诊断依据

根据《临床诊疗指南　普通外科分册》（人民卫生出版社，2006年，第1版），全国高等学校教材《外科学》（人民卫生出版社，2013年，第8版）。

1.症状：胆绞痛或上腹部隐痛、发热、偶尔有黄疸。

2.体征：巩膜可有黄染，可触及肿大的胆囊，胆囊区压痛，墨菲征（+）；

3.辅助检查：超声、CT或MRCP怀疑或提示胆囊结石。

4.实验室检查：血常规检查显示白细胞总数升高，中性粒细胞百分比升高，偶见血清总胆红素及结合胆红素增高，血清转氨酶和碱性磷酸酶升高。

（三）治疗方案的选择

根据《临床诊疗指南 普通外科分册》（人民卫生出版社，2006年，第1版），全国高等学校教材《外科学》（人民卫生出版社，2013年，第8版）。

行开腹胆囊切除术。

（四）标准住院日为≤7天

（五）进入路径标准

1.第一诊断必须符合ICD-10：K80.0胆囊结石合并胆囊炎。

2.当患者合并其他疾病，但住院期间不需要特殊处理也不影响第一诊断的临床路径流程实施时，可以进入路径。

（六）明确诊断及入院常规检查≤2天

1.必需的检查项目

（1）血常规、尿常规、大便常规；

（2）肝肾功能、电解质、凝血功能、感染性疾病筛查（乙型肝炎、丙型肝炎、艾滋病、梅毒等）、血型；

（3）腹部超声；

（4）心电图、胸部X线平片。

2.根据患者病情可选择的检查：血气分析、肺功能测定、超声心动图、MRCP、腹部CT等。

（七）抗菌药物选择与使用时机

1.抗菌药物：按照《抗菌药物临床应用指导原则》（卫医发〔2015〕43号）执行。建议使用第二代头孢菌素，有反复感染史者可选头孢曲松或头孢哌酮或头孢哌酮/舒巴坦；明确感染患者，可根据药敏试验结果调整抗菌药物。

2.在给予抗菌药物治疗之前应尽可能留取相关标本送培养，获病原菌后进行药敏试验，作为调整用药的依据。有手术指征者应进行外科处理，并于手术过程中采集病变部位标本做细菌培养及药敏试验。

3.尽早开始抗菌药物的经验治疗。经验治疗需选用能覆盖肠道革兰阴性杆菌、肠球菌属等需氧菌和脆弱拟杆菌等厌氧菌的药物。一般宜用至体温正常、症状消退后72～96小时。

（八）手术日为入院≤3天

1.麻醉方式：气管插管全身麻醉或硬膜外麻醉。

2.手术方式：开腹胆囊切除术。

3.术中用药：麻醉常规用药。

4.输血：根据术前血红蛋白状况及术中出血情况而定。

5.病理学检查：切除标本解剖后作病理学检查，必要时行术中冰冻病理学检查。

（九）术后住院恢复3～4天

1.必须复查的检查项目：血常规、肝肾功能、电解质。

2.术后用药：抗菌药物使用按照《抗菌药物临床应用指导原则》（卫医发〔2015〕43号）执行。如有继发感染征象，尽早开始抗菌药物的经验治疗。经验治疗需选用能覆盖肠道革兰阴性杆菌、肠球菌属等需氧菌和脆弱拟杆菌等厌氧菌的药物。

3.严密观察有无胆漏、出血等并发症，并作相应处理。

4.术后饮食指导。

（十）出院标准

1.一般状况好，体温正常，无明显腹痛。

2.恢复肛门排气排便，可进半流质饮食。

3.实验室检查基本正常。

4.切口愈合良好：引流管拔除，伤口无感染，无皮下积液（或门诊可处理的少量积液），可门诊拆线。

（十一）变异及原因分析

1.术前合并其他基础疾病影响手术的患者，需要进行相关的诊断和治疗。

2.不同意手术患者，退出本路径。

3.术中发现肝胆管结石和（或）炎症、胆管癌、肝癌，则进入相应路径。

4.有并发症（胆漏、出血等）的患者，则转入相应路径。

二、胆囊结石合并急性胆囊炎临床路径表单

适用对象：第一诊断为胆囊结石合并急性胆囊炎（ICD-10：K80.0）

　　　　　行开腹胆囊切除术（ICD-9-CM-3：51.22）

患者姓名：_____性别：__年龄：__门诊号：____住院号：_____

住院日期：___年__月__日　出院日期：___年__月__日　标准住院日：≤7天

时间	住院第1天	住院第2天（术前准备日）
主要诊疗工作	□ 询问病史及体格检查 □ 完成住院病历和首次病程记录 □ 开实验室检查单 □ 上级医师查房 □ 初步确定诊治方案和特殊检查项目	□ 手术医嘱 □ 住院医师完成上级医师查房记录、术前小结等 □ 完成术前总结（拟行手术方式、手术关键步骤、术中注意事项等） □ 向患者及家属交代病情、手术安排及围术期注意事项 □ 签署手术知情同意书（含标本处置）、自费用品协议书、输血同意书、麻醉同意书或授权委托书 □ 必要时预约ICU
重点医嘱	**长期医嘱** □ 外科二级或三级护理常规 □ 患者既往基础用药 **临时医嘱** □ 血常规＋血型、尿常规、大便常规 □ 凝血功能、电解质、肝功能、肾功能、感染性疾病筛查 □ 心电图、X线胸片 □ 腹部超声 □ 必要时MRCP，上腹部CT平扫＋增强 □ 必要时行血气分析、肺功能、超声心动图 □ 治疗性使用抗菌药物	**长期医嘱** □ 外科二级或三级护理常规 □ 患者既往基础用药 □ 治疗性使用抗菌药物 **临时医嘱** □ 术前医嘱 □ 常规准备明日在气管内插管全身麻醉下或硬膜外麻醉下行胆囊切除 □ 备皮 □ 药物过敏试验 □ 术前禁食4～6小时，禁水2～4小时 □ 肠道准备（必要时，清洁肠道、抗菌药物） □ 麻醉前用药 □ 术前留置胃管和尿管（必要时） □ 术中特殊用药病房带药（如抗菌药物、胰岛素等）
主要护理工作	□ 入院介绍 □ 入院评估 □ 健康教育 □ 服药指导 □ 活动指导 □ 饮食指导：禁食、禁水 □ 静脉采血 □ 患者相关检查配合的指导 □ 心理支持	□ 静脉采血 □ 健康教育、服药指导 □ 饮食：术前禁食、禁水 □ 术前沐浴、更衣，取下义齿、饰物 □ 告知患者及家属术前流程及注意事项 □ 备皮、胃肠道准备等 □ 术前手术物品准备 □ 促进睡眠（环境、药物） □ 心理支持
病情变异记录	□无　□有，原因： 1. 2.	□无　□有，原因： 1. 2.
护士签名		
医师签名		

续表

时间	住院第3天（手术日）		住院第4天
	术前与术中	术后	（术后第1天）
主要诊疗工作	□ 送患者入手术室 □ 麻醉准备，监测生命体征 □ 手术 □ 保持各引流管通畅 □ 解剖标本，送病理检查	□ 麻醉医师完成麻醉记录 □ 完成术后首次病程记录 □ 完成手术记录 □ 向患者及家属说明手术情况	□ 上级医师查房 □ 观察病情变化 □ 观察引流量和性状 □ 检查手术伤口，更换敷料 □ 分析实验室检验结果 □ 维持水电解质平衡 □ 住院医师完成常规病程记录
重点医嘱	**长期医嘱** □ 急性胆囊炎常规护理 □ 一级护理 □ 禁食 **临时医嘱** □ 术前0.5小时使用抗菌药物 □ 液体治疗 □ 相应治疗（视情况）	**长期医嘱** □ 胆囊切除术后常规护理 □ 一级护理 □ 禁食 □ 监测生命体征 □ 记录24小时液体出入量 □ 常规雾化吸入，一天两次 □ 胃管接负压瓶吸引记量（酌情） □ 腹腔引流管接负压吸引并记量 □ 尿管接尿袋记尿量 □ 抗菌药物使用 □ 监测血糖（视情况） □ 必要时使用制酸剂及生长抑素 **临时医嘱** □ 吸氧 □ 液体治疗 □ 术后当天查血常规和血生化 □ 必要时查血尿淀粉酶、凝血功能 □ 明晨查血常规、生化和肝功能等	**长期医嘱（参见左列）** □ 患者既往基础用药 □ 肠外营养治疗 **临时医嘱** □ 液体治疗及纠正水电解质失衡 □ 更换手术伤口敷料 □ 必要时测定中心静脉压 □ 根据病情变化施行相关治疗 □ 抗菌药物使用
主要护理工作	□ 术晨按医嘱清洁肠道、留置胃管、尿管 □ 健康教育 □ 服药指导 □ 饮食指导：禁食、禁水 □ 指导术前注射麻醉用药后注意事项 □ 安排陪送患者入手术室 □ 心理支持	□ 术后活动：去枕平卧6小时，协助改变体位及足部活动 □ 禁食、禁水 □ 静脉采血 □ 密切观察患者情况 □ 疼痛护理 □ 生活护理（一级护理） □ 皮肤护理 □ 管道护理及指导 □ 记录24小时出入量 □ 营养支持护理 □ 心理支持（患者及家属）	□ 体位与活动：协助翻身、取半坐或斜坡卧位 □ 密切观察患者病情变化及胃肠功能恢复情况 □ 疼痛护理 □ 生活护理（一级护理） □ 皮肤护理 □ 管道护理及指导 □ 记录24小时出入量 □ 营养支持护理 □ 心理支持（患者及家属）
病情变异记录	□无 □有，原因： 1. 2.	□无 □有，原因： 1. 2.	□无 □有，原因： 1. 2.
护士签名			
医师签名			

续表

时间	住院第5天 （术后第2天）	住院第6天 （术后第3天）	住院第7天 （出院日）
主要 诊疗 工作	□ 上级医师查房 □ 观察腹部、肠功能恢复情况 □ 观察引流量和颜色 □ 住院医师完成常规病程记录 □ 必要时予相关特殊检查	□ 上级医师查房 □ 观察腹部、肠功能恢复情况 □ 观察引流量和颜色 □ 住院医师完成常规病程记录 □ 必要时予相关特殊检查	□ 上级医师查房 □ 伤口拆线 □ 明确是否符合出院标准 □ 完成出院记录、病案首页、出院证明书等 □ 通知出入院处 □ 通知患者及家属 □ 向患者告知出院后注意事项，如康复计划、返院复诊、后续治疗及相关并发症的处理等 □ 出院小结、诊断证明书及出院须知交予患者
重点 医嘱	**长期医嘱** □ 继续监测生命体征（视情况） □ 拔除引流管（视情况） □ 拔除胃管（视情况） □ 拔除尿管（视情况） □ 肠外营养支持或液体治疗 **临时医嘱** □ 其他相关治疗 □ 血常规、生化、肝肾功能等	**长期医嘱** □ 二级或三级护理（视情况） □ 无感染征象时停用抗菌药物 □ 肛门排气后改流质饮食 □ 拔除深静脉留置管（视情况） □ 停止记24小时出入量 □ 减少或停止肠外营养或液体治疗 **临时医嘱** □ 复查血常规、生化、肝功能 □ 必要时行X线胸片、CT、超声、造影等检查	**临时医嘱** □ 伤口拆线 **出院医嘱** □ 出院后相关用药
主要护理 工作	□ 体位与活动：取半坐或斜坡卧位，指导床上或床边活动 □ 饮食：禁食 □ 疼痛护理 □ 遵医嘱早期拔除胃管、尿管 □ 管道护理及指导 □ 记录24小时出入量 □ 生活护理（一级护理） □ 观察患者腹部体征及肠道功能恢复的情况 □ 皮肤护理 □ 营养支持护理 □ 心理支持（患者及家属） □ 康复指导	□ 静脉采血 □ 体位与活动：自主体位，鼓励离床活动 □ 胃肠功能恢复，拔除胃管后指导清流质饮食，协助或指导生活护理 □ 观察患者腹部体征及肠道功能恢复的情况 □ 营养支持护理 □ 康复指导	□ 出院指导 □ 办理出院手续 □ 复诊时间 □ 作息、饮食、活动 □ 服药指导 □ 日常保健 □ 清洁卫生 □ 疾病知识及后续治疗
病情变 异记录	□无　□有，原因： 1. 2.	□无　□有，原因： 1. 2.	□无　□有，原因： 1. 2.
护士签名			
医师签名			

四、对选择的HC35病组进行医嘱数据的分类与标准化

1. HC35病组分类标准化与院内外标杆值的建立

HC35病组主要诊断为胆囊结石伴慢性胆囊炎急性发作，临床路径中医嘱分类标准化，与院内外标杆值对标。

众所周知，临床医疗行为主要是通过医生"嘱托"得以落实的。"医嘱"是医生在医疗活动中根据病情做出医疗决策并下达的工作指令，由相关医生、护士、药师、技师以及患者本人等不同角色人员共同完成。在这个过程中，医疗决策是通过临床诊断，根据临床指南中的病因及发病机制做出的，工作指令是根据医生的诊疗习惯或规范的临床路径下达的。相关角色人员通过执行"医嘱"，并通过处置计价的方式，对需要消耗资源的医疗行为进行记录。在计价过程中，药品、医用耗材可以通过处方或手术通知单使用情况来明确显示，而手术治疗以及检查检验等医嘱则可以通过选择相应的医疗服务收费项目来进行记录。

要关注"标准医嘱库"与"医疗服务收费项目"的一致性问题，"医嘱"是医生下达医疗指令的习惯用语，每家医院都建立有供医生选择使用的"标准医嘱库"。根据收费执行情况，医嘱可分为收费医嘱和非收费医嘱，其中收费医嘱有抢救医嘱、换药医嘱和灌肠医嘱等，非收费医嘱有转科医嘱、饮食医嘱、部分护理医嘱（如翻身、拍背等）。一般情况下，收费类"标准医嘱库"与"医疗服务收费项目"存在一定的映射关系，但由于"医嘱"的执行过程和医疗服务收费规范有时会存在不同步的问题，可能会出现有收费类"医嘱"但不"收费"的现象。在这种情况下，可根据诊疗规范判断执行医嘱的必要性，如果医嘱必须执行，那么目标成本测算应当以必要成本予以记录；如医嘱不是必要执行，则可忽略不计。

从资源消耗的角度来看，医疗决策（临床诊断）决定了患者应当纳入某个DRG组，工作指令应当是根据临床路径反映规范化的诊疗过程，处置计价则记录了诊治过程中消耗的资源，也就是医疗成本记录，DRG成本核算是对该疾病组中相关临床路径资源消耗过程的归集和记录。DRG成本核算的基础是患者费用中的医疗服务项目、药品和可收费卫生材料，DRG成本核算结果可以反映临床路径中资源消耗的过程和价值。因此，我们可以通过分析每个DRG组的成本构成，建立基于资源消耗的DRG病组临床路径标准化方案。

　　国家临床路径标准对于必要的检查、手术及治疗、护理等过程，虽然有规范，但不够细化，临床操作过程还是存在一定的差异。我们提取该医院三年入组HC35病组中主要诊断为胆囊结石伴慢性胆囊炎急性发作的所有病例，共1500例，通过建立"医嘱"与"医疗服务收费项目"的映射关系，回顾分析医疗服务收费项目数据集群，合并同类项，选出高频的项目，按照国家卫健委给出的临床路径标准，综合分析医疗收费行为的合规性，特别要和医保监管相结合，确定用于临床路径听证会的表单。

2. 术前常规检验检查项目

　　具体如表4-4所示。

表4-4　术前常规检验检查项目明细

项目	收费项目名称	单价/元	计数	合计/元
入院疼痛患者评定	疼痛综合评定	36.00	1	36.00
术前常规检验、检查	血常规五分类	38.00	1	38.00
	尿液分析＋尿沉渣	28.00	1	28.00
	粪便常规＋隐血	17.00	1	17.00
	凝血常规	66.00	1	66.00
	肝功2	132.00	1	132.00
	肾功	28.00	1	28.00
	电解质	36.00	1	36.00
	心肌酶谱1	186.00	1	186.00
	血脂2	132.00	1	132.00
	血糖	5.00	1	5.00
	ABO血型测定（卡式）	64.00	1	64.00
	输血前检查	231.00	1	231.00
	超敏C反应蛋白	31.00	1	31.00
	降钙素原检测	248.00	1	248.00
	胸部CT	280.00	1	280.00
	腹部＋泌尿彩超	288.00	1	288.00
	心电图检查	19.00	1	19.00
	胰腺炎疾病（包含血淀粉酶、血脂肪酶）	29.00	1	29.00
	BNP	150.00	1	150.00

将病种临床路径的优化与医保监管相结合：是否需要常规做心肌酶谱的检查？

回顾一下《医疗保障基金使用监督管理条例》，将医疗机构医保违规行为分为欺诈骗保行为和一般违法行为，将心肌酶谱（心肌三项）作为常规检查，对大部分住院患者进行检查属于典型一般违法行为。按照条例规定，医保定点医疗机构有上列情形的，由医疗保障行政部门责令改正，并可以约谈有关负责人；造成医疗保障基金损失的，责令退回，处造成损失金额1倍以上2倍以下的罚款；拒不改正或者造成严重后果的，责令定点医疗机构暂停相关责任部门6个月以上1年以下涉及医疗保障基金使用的医药服务；违反其他法律、行政法规的，由有关主管部门依法处理。

什么是欺诈骗保行为？一是诱导、协助他人冒名或者虚假就医、购药，提供虚假证明材料，或者串通他人虚开费用单据；二是伪造、变造、隐匿、涂改、销毁医学文书、医学证明、会计凭证、电子信息等有关资料；三是虚构医药服务项目。

欺诈骗保行为典型案例：定点医疗机构诊治了一批肺炎患者，住院期间，每天对每位患者均收取了中频脉冲电治疗费用，中频脉冲电治疗计价单位为14元/部位，每天按3个部位进行收费，并申报获得了医保基金支出。现场检查发现，该院并没有购进中频脉冲电治疗仪，根本无法为患者提供中频脉冲电治疗服务，该院通过虚构诊疗服务方式骗取医保基金支出。

一般违法行为是为了区别欺诈骗保行为而言的，其违法行为主观恶意及情节等恶劣程度较欺诈骗保行为轻，所以其法律责任设置也较欺诈骗保行为轻。典型的一般违法行为有如下13条：挂床住院、分解住院、分解处方、无指标/低标入院、超标收费、过度诊疗、过度检查、超量开药、重复收费、分解收费、串换项目、虚构医疗费用、超范围支付。

3. 术中手术及护理费用明细

具体如表4-5所示。

4. 手术材料费明细

举例医院A同病种使用手术材料费，具体如表4-6所示。

对比同地区医院B同病种使用的手术材料费，见表4-7。

可以看到，针对医院A的表单，可吸收止血结扎夹、可吸收性外科缝线、粘贴伤口敷料B型的价格可以下降。

表4-5　术中手术及护理费用明细

项目	收费项目名称	单价/元	计数	合计/元
常规采血、输液费用	静脉采血	4.00	1	4.00
	一次性采血器	5.00	1	5.00
	静脉输液	12.00	3	36.00
	（静脉输液）从第二组起，每加一组液体加收	2.00	6	12.00
	开放静脉通路（安全性留置静脉针）	13.70	1	13.70
	更换细留置针	12.00	1	12.00
护理、床位、住院诊查费	一级护理	27.00	1	27.00
	床位费	32.00	1	32.00
	诊查费	15.00	1	15.00
术前导尿	导尿	15.00	1	15.00
	导尿包	16.00	1	16.00
手术费	腹腔镜下胆囊切除术	1012.00	1	1012.00
	肠粘连松解术	1035.00	1	1035.00

表4-6　医院A同病种使用手术材料费明细

收费项目名称	单价/元	计数	合计/元
可吸收止血结扎夹J13（2个/包）	220.00	4	880.00
手术钛夹YDTJ-A2大号	6.30	1	6.30
医用可吸收缝合线GC-397NC	47.00	1	47.00
合成可吸收性外科缝线UL878，2-0	55.46	1	55.46
粘贴伤口敷料B型，9cm×15cm	5.23	3	15.69
随弃式导电粘胶极板CD350-RP2	6.31	1	6.31
密闭式防针刺伤型静脉留置针飞玛Y型20G，1.1mm×30mm	33.00	1	33.00
一次性套管穿刺器（套管穿刺针）Ⅲ型，10mm	410.00	1	410.00

表4-7　同地区医院B同病种使用手术材料费明细

收费项目	单价/元	计数	合计/元
可吸收止血结扎夹	196.00	3	588.00
医用阻断夹（钛夹）	42.00	1	42.00
可吸收性外科缝线3-0	25.00	1	25.00
可吸收性外科缝线2-0	32.00	1	32.00
粘贴伤口敷料B型，6cm×7cm	1.50	4	6.00
一次性使用吸引管	5.50	2	11.00
一次性使用吸引引流袋	1.50	1	1.50
一次性使用连接管	7.50	3	22.50
一次性使用乳胶胆管引流管	7.50	1	7.50
一次性使用便携式输注泵	96.00	1	96.00
加强型气管插管	118.00	1	118.00
一次性使用呼吸道吸引导管	2.20	3	6.60
麻醉机和呼吸机用呼吸管路	25.00	1	25.00
一次性使用麻醉面罩	16.00	1	16.00
一次性使用呼吸过滤器	45.00	1	45.00
微量泵延长管	1.43	4	5.72
一次性使用导电粘胶极板	9.80	1	9.80

　　国家卫健委临床路径中对手术或治疗方式进行了规范化描述，但对手术过程中医用耗材的选择、用量等方面尚未进行规范性要求。因此，为了增强医患间信息透明度，促进医用耗材合理使用，防止滥用，对手术或治疗中可能需要的医用耗材的准入、适用、用量等路径进行一定程度的标准化，是非常必要的。在医用耗材使用标准化建设中，医院DRG项目组在笔者团队的辅导下，回顾分析1500例入组HC35病组，对于可收费卫生材料的费用清单，结合国家医疗器械分类目录、医保医用耗材分类目录以及高值耗材管理相关文件，与手术及治疗操作医生配合，共同完成DRG病组临床路径中医院耗材使用标准化路径的设置、实施、评价与优化。

这其中最重要的是给出该病组的院内、院外的标杆值：基于大量医院的同病种数据分析，我们可以给出院外标杆值；基于该医院1500例的数据分析，我们可以给出院内标杆值。通过与标准值的对标分析，可以对医用耗材的适用范围、规格选择、用量控制等给出明确的建议和要求，从而形成临床路径中标准化医用耗材使用的细化方案。

表4-8为医院C使用的医用耗材，通过对比医院A和医院B使用的耗材可以看到，有三类耗材属于不规范性使用：外科手术用防粘连冲洗液、可调式氧气雾化吸入器、复合微孔多聚糖止血粉，需要在临床路径听证会上进行规范。

表4-8　医院C同病种使用材料费明细

收费名称	类别	数量	单价/元	合计/元
医用阻断夹（钛夹）	V03中扁，6颗/片	1	42.00	42.00
一次性使用注射笔用针头	0.25mm×5mm	14	2.10	29.40
一次性使用麻醉面罩	5	1	16.00	16.00
一次性使用呼吸过滤器	直型	1	45.00	45.00
一次性使用呼吸道吸引导管	10F	1	2.20	2.20
一次性使用肝素帽	19mm-LC	1	4.00	4.00
一次性使用便携式输注泵非电驱动	CBI＋PCA 100ml	1	96.00	96.00
住院病历手册		1	2.00	2.00
外科手术用防粘连冲洗液	50ml	1	379.00	379.00
麻醉机和呼吸机用呼吸管路	B0276成人型伸缩呼吸管路1.5m（含接头）	1	25.00	25.00
可调式氧气雾化吸入器	KST-KT-L（成人型）	1	18.00	18.00
复合微孔多聚糖止血粉	0.25g/支	1	300.00	300.00

5. 手术麻醉中药品标准化建设

对比医院A和医院B同病种麻醉用药的数据（表4-9、表4-10），可以看到盐酸乌拉地尔注射液、盐酸艾司洛尔注射液、依托咪酯注射液、地佐辛注射液、酒石酸布托啡诺注射液、托烷司琼注射液的使用有待与临床药师沟通，值得商榷。

表4-9　医院A手术麻醉中使用药品及费用明细

收费项目名称	单价/元	数量	合计/元
吸入用七氟烷	5.82	30	174.60
盐酸布比卡因注射液	29.98	2	59.96
氟哌利多注射液	17.50	1	17.50
复方氯化钠注射液	3.54	2	7.08
硫酸阿托品注射液	5.00	1	5.00
盐酸多巴胺注射液	2.92	1	2.92
盐酸右美托咪定注射液	133.00	1	133.00
罗库溴铵注射液	52.93	1	52.93
盐酸达克罗宁胶浆	23.77	1	23.77
盐酸戊乙奎醚注射液	47.68	1	47.68
枸橼酸舒芬太尼注射液	50.00	4	200.00
丙泊酚中/长链脂肪乳注射液	12.50	1	12.50
羟乙基淀粉130/0.4氯化钠注射液	52.30	1	52.30

表4-10　同地区医院B同病种使用的麻醉药品及费用明细

收费项目名称	单价/元	数量	合计/元
吸入用七氟烷	11.64	10	116.40
氯化钠注射液	4.51	2	9.02
硫酸阿托品注射液	3.95	2	7.90
盐酸多巴胺注射液	4.30	1	4.30
盐酸右美托咪定注射液	133.00	1	133.00
顺苯磺酸阿曲库铵注射液	24.18	2	48.36
盐酸戊乙奎醚注射液	45.00	1	45.00
丙泊酚注射液	17.60	2	35.20
注射用盐酸瑞芬太尼	89.90	1	89.90
新斯的明注射液	71.50	1	71.50
盐酸去氧肾上腺素注射液	32.50	1	32.50
依托咪酯注射液	37.74	1	37.74

续表

收费项目名称	单价/元	数量	合计/元
酒石酸布托啡诺注射液	36.52	1	36.52
咪达唑仑注射液	12.55	1	12.55
氯化琥珀酰胆碱注射液	55.30	1	55.30
氟马西尼注射液（咪达唑仑拮抗剂）	32.00	1	32.00
盐酸乌拉地尔注射液	22.49	1	22.49
盐酸艾司洛尔注射液	54.15	1	54.15
乳酸钠林格注射液	2.70	1	2.70
琥珀酰明胶注射液	71.00	1	71.00
全身麻醉	970.00	1	970.00
氧气吸入中心给氧（间断吸氧）	3.00	2	6.00
自控静脉镇痛治疗	70.00	2	140.00
麻醉中监测一级	180.00	3	540.00
地佐辛注射液	118.00	2	236.00
酒石酸布托啡诺注射液	36.52	4	146.08
枸橼酸舒芬太尼注射液	51.90	2	103.80
盐酸托烷司琼注射液	7.97	2	15.94
生理盐水100ml	3.87	1	3.87

DRG下外科病组要对麻醉相关费用进行统计分析（表4-11），通过院内、院外标杆值的对标，确定合理的麻醉成本。

表4-11 临床路径六径之麻径成本统计

麻醉方式	麻醉用药费	耗材费	操作费
局麻			
全麻		插管	
		喉罩	
腰麻		麻醉包	
神经阻滞麻醉			

6. 术后药品使用的标准化建议

术后药品使用明细见表4-12。

表4-12　术后药品使用明细

项目	收费项目名称	单价/元	数量	合计/元
术后止吐	肌内注射	5.00	2	10.00
	盐酸甲氧氯普胺注射液	1.84	2	3.68
术后补液	5%葡萄糖氯化钠注射液	5.25	2	10.50
	静脉输液	12.00	1	12.00
	（静脉输液）从第二组起，每加一组液体加收	2.00	2	4.00
	10%葡萄糖注射液	5.28	1	5.28
	氯化钾注射液	1.22	2	2.44
术后镇痛	肌内注射	5.00	2	10.00
	盐酸曲马多注射液	5.60	2	11.20
常规补液	5%葡萄糖氯化钠注射液	5.25	2	10.50
	静脉输液	12.00	1	12.00
	（静脉输液）从第二组起，每加一组液体加收	2.00	2	4.00
	10%葡萄糖注射液	5.28	1	5.28
	氯化钾注射液	1.22	2	2.44
术后抗感染×3天	注射用头孢噻肟钠	9.00	12	108.00
	氯化钠注射液	4.00	9	36.00
护理、床位、住院诊查费	二级护理	21.00	3	63.00
	床位费	32.00	3	96.00
	诊查费	15.00	3	45.00
复查血常规、电解质、超敏C反应蛋白	血常规五分类	38.00	1	38.00
	电解质	36.00	1	36.00
	肝功2	31.00	1	31.00
	静脉采血	4.00	1	4.00
	一次性采血器	0.93	2	1.86

我们从1500个病例中选出两个典型病例，列出这两个病例涉及的所有用药，具体见表4-13。

表4-13　两个典型病例的药品使用明细

病例1诊断：①胆囊结石伴慢性胆囊炎急性发作；②肠粘连；③肝功能不全；④高血压病			病例2诊断：①胆囊结石伴慢性胆囊炎急性发作；②肠粘连；③肝功能不全；④梗阻性黄疸		
医嘱项	数量	单价/元	医嘱项	数量	单价/元
0.9%氯化钠注射液（基）（500ml）	2瓶	2.16	0.9%氯化钠注射液（基）（500ml）	2袋	2.16
0.9%氯化钠注射液（直立袋双阀）（100ml）	2袋	7.94	0.9%氯化钠注射液（直立袋双阀）（100ml）	40袋	158.80
10%葡萄糖注射液（500ml）	2袋	10.56	10%葡萄糖注射液（500ml）	3袋	15.84
5%葡萄糖氯化钠注射液（500ml）	8袋	42.00	5%葡萄糖氯化钠注射液（500ml）	10袋	52.50
5%葡萄糖注射液（250ml）	5袋	22.30	5%葡萄糖注射液（500ml）	9袋	47.52
氟哌利多注射液	1支	17.50	氟哌利多注射液	1支	17.50
复方氯化钠注射液	2袋	7.08	复方氯化钠注射液	2袋	7.08
丙泊酚中/长链脂肪乳注射液	1支	12.50	丙泊酚中/长链脂肪乳注射液	1支	12.50
枸橼酸舒太尼注射液	4支	200.00	枸橼酸舒芬太尼注射液	1支	50.00
间苯三酚注射液	6支	93.60	间苯三酚注射液	4支	62.40
罗库溴铵注射液	1支	52.934	罗库溴铵注射液	1支	52.934
氯化钾注射液	6支	7.32	氯化钾注射液	25支	30.50
吸入用七氟烷	30ml	174.60	吸入用七氟烷	30ml	174.60
盐酸布比卡因注射液	2支	59.96	盐酸布比卡因注射液	2支	59.96
盐酸达克罗宁胶浆	1支	23.77	盐酸达克罗宁胶浆	1支	23.77
盐酸戊乙奎醚注射液	1支	47.68	盐酸戊乙奎醚注射液	1支	47.68
盐酸右美托咪定注射液	1支	133.00	盐酸右美托咪定注射液	1支	133.00
注射用头孢曲松钠	5瓶	5.15	注射用头孢呋辛钠	51支	333.54
硫酸阿托品注射液	1支	5.00	硫酸阿托品注射液	1支	5.00
盐酸多巴胺注射液	1支	2.92	盐酸多巴胺注射液	1支	2.92
盐酸甲氧氯普胺注射液	2支	3.68	盐酸甲氧氯普胺注射液	1支	1.84
盐酸曲马多注射液	2支	5.60	盐酸曲马多注射液	1支	2.80
注射用二氯醋酸二异丙胺葡萄糖酸钠	4瓶	11.20	氨甲环酸氯化钠注射液	1瓶	18.60
甘草酸二铵胶囊	24片	14.016	地塞米松磷酸钠注射液	3支	2.121
羟乙基淀粉130/0.4氯化钠注射液	1袋	52.30	氟马西尼注射液	1支	32.00
硝苯地平缓释片	42片	67.62	洛芬待因缓释片	20片	44.44
熊去氧胆酸片	24片	182.40	注射用甲磺酸加贝酯	27支	988.20
维生素C注射液	3支	0.57	注射用泮托拉唑钠	10支	25.60

可以看到，用药有相同的也有不同的，相同的用药可以放入临床路径听证会的表单，不同的用药请临床药师进行点评，选择最具性价比的产品。

国家卫健委临床路径中对药品的使用规范并没有细化明确，临床用药存在随意性，容易形成药品费用管控的盲区。在做基于DRG付费成本控制下的病组临床路径过程中，对药物治疗的路径进行标准化是非常有必要的。在药物治疗标准化建设中，医院的临床药师需要回顾性分析每一个DRG组的药品使用情况数据，如在上面的案例中选择典型病例，进行用药的回顾性分析，以此作为循证依据，结合国家临床药物指南、国家基本药物制度、集采药品目录、国谈药品目录及仿制药一致性评价等，与临床药师配合，指导DRG病组药物治疗标准化路径的设计、实施、评价和持续改进，在药物选择、剂量和疗程上制定限制性规范，从而形成临床路径中标准化药物治疗的细化方案。

7. 基于DRG付费成本控制下的临床路径听证会举办流程

在按项目付费的模式下，科室无论采用何种方法对患者进行诊疗，其成本均能通过医疗服务价格得以补偿，因此科室不会重视临床路径的建设和规范。而DRG付费模式下，救治一个患者获得的收入是一定的，科室成本能否得到补偿，关键在于DRG成本能否按照预先确定的付费标准进行有效控制，相当于DRG倒逼临床科室要重视临床路径的建设。

医院准确核算出DRG成本及对应项目的成本明细后，应当以诊疗效果为中心，以成本控制为抓手，仔细梳理每一个病例的收费明细及成本明细，做好同一病组开包DIP，同一主要诊断和主要手术操作下病例之间进行横向比较，找出费用及成本差异，对标院内、外的标杆值，分析差异产生的原因，召开病组临床路径听证会，有针对性地进行优化。

病组临床路径听证会建议参加人员包括但不限于：临床科室主任、临床科室副主任、医疗组长、科室护士长、药剂科主任＋临床药师＋药学专家、医务科＋DRG项目组＋医保办＋物价科＋设备科＋护理部＋质控科＋麻醉科＋检验检查科、分管院领导。

8. 病种临床路径听证会表单制作流程

（1）确定做临床路径的病种考虑三个方面：一是科室确定竞争病种；二是院内大数据分析；三是结合DRG/DIP支付价的分析。

（2）通过对既往入组患者费用情况进行回顾性分析，并按照项目大类对医疗服务项目汇总梳理，对所有涉及该病种的医嘱病案资料进行分类统计（药品、耗材、检查检验、医疗服务项目），分内科和外科病种，按不同方式统计（外科麻醉单列）。

（3）给出平均值、最高值和最低值，给出院内标杆值。

（4）与院外标杆值作对比。

（5）对一个病种的表单分项目类别与院外标杆值作对比，找出差异点，临床路径听证会重点讨论。

（6）最终确定用于临床路径听证会的基本表单，上会讨论。

（7）将临床路径听证会上达成共识的临床路径细化方案纳入医院医疗质量质控系统，用于日常医疗行为和医疗质量的监测。

（8）按照临床路径病种DRG/DIP医保支付标准、盈余贡献情况及病种疑难风险程度（CMI）等，设定绩效系数，绩效核算到DRG下病组临床路径主诊医师。

第二节　ET25慢性气道阻塞病不伴并发症或合并症的表单制作

一、某三级医院呼吸内科病组分析

某地区三级医院A呼吸内科DRG付费2022年3月总体情况分析，3月份入组179位患者，CMI为0.83，说明该科室整体收治病例难度偏低，缺少介入操作类病组，整个科室的结付比为76.4%，说明科室在DRG付费下总体是亏损的，总亏损金额为150239元。具体如表4-14所示。

表4-14　呼吸内科的DRG盈亏分析

科室	患者量	CMI	结付比/%	总结算点数	平均点数	盈亏/元	例均盈亏/元
呼吸内科	179	0.83	76.4	14798	82.67	−150239	−839.32

呼吸内科费用占比前两位的疾病为肺部感染、慢性阻塞性肺病伴有急性加重，费用占比80%的疾病如表4-15所示。

表4-15 呼吸内科2021年费用占比80%的疾病明细

序号	疾病名称	费用占比/%
1	肺部感染	27.56
2	慢性阻塞性肺病伴有急性加重	21.91
3	支气管肺炎	13.74
4	支气管扩张伴感染	8.20
5	重症肺炎	6.98
6	慢性阻塞性肺病伴有急性下呼吸道感染	1.61
合计		80.00

呼吸内科入组病例数前十的病组分析具体如表4-16所示。

表4-16 医院A呼吸内科入组病例数前十的病组分析

DRG编码	DRG名称	例数	平均住院天数	总结算点数	基准点数	DRG组均次费用/元	平均住院费用/元	例均盈亏/元	总盈亏/元
ET21	慢性气道阻塞病，伴严重并发症或合并症	23	11	2553	114	7724	8968	−1244	−28612
ET25	慢性气道阻塞病，不伴并发症或合并症	21	8	1598	80	5423	5934	−511	−10731
ES33	呼吸系统感染/炎症，伴并发症或合并症	18	8	1234	75	5098	5202	−104	−1872
ES35	呼吸系统感染/炎症，不伴并发症或合并症	15	7	748	50	3351	5175	−1824	−27360
ES31	呼吸系统感染/炎症，伴严重并发症或合并症	12	8	943	94	6337	5477	860	10320
ET23	慢性气道阻塞病，伴并发症或合并症	11	8	983	94	6371	6572	−201	−2211
DT19	中耳炎及上呼吸道感染	7	6	206	31	2097	2666	−569	−3983
ED11	除肺、纵隔、气管、胸壁外的其他手术，伴严重并发症或合并症	6	11	886	174	11739	9192	2547	15282
ED13	除肺、纵隔、气管、胸壁外的其他手术，伴并发症或合并症	5	10	435	122	8230	7479	751	3755
ER12	呼吸系统肿瘤，伴并发症或合并症	5	11	524	110	7470	9072	−1602	−8010

另一家医院B的呼吸内科CMI值为1.01，前十位病组分析如表4-17所示。可以看到，A医院呼吸内科为什么CMI值仅有0.83了，与B医院比较缺少了：EJ11（RW＝1.48）、EJ13（RW＝1.09）和EJ15。从学科建设的角度，A医院呼吸内科要加强电子支气管镜诊断、治疗技术、介入治疗技术等操作类项目，如：氩气刀治疗、冷冻治疗、微波治疗、球囊扩张并记忆合金支架置入治疗良性气道狭窄、恶性气道狭窄、气管支气管良恶性肿瘤的切除治疗、气管支气管异物取出等。这些新技术避免了良性疾病开胸手术的痛苦，如支气管内膜结核所致气道狭窄、肺不张、气管切开术后气管息肉。对于气管结核以及其他良性狭窄，通过气管内灌药、球囊扩张、支架置入以及冷冻、电刀灼烧等综合手段取得良好疗效，避免患者致残并生活质量下降。

表4-17　医院B呼吸内科入组病例数前十的病组分析

DRG编码	DRG名称	计数	支付权重	DRG支付标准/元	平均住院费用/元	例均盈亏/元	平均住院天数
ET25	慢性气道阻塞病不伴并发症或合并症	31	0.50	5974	7299	−1325	8
ET21	慢性气道阻塞病伴严重并发症或合并症	29	0.92	13702	12772	930	9
EJ11	呼吸系统其他手术伴严重并发症或合并症	20	1.48	22049	10407	11642	10
ES25	呼吸系统感染/炎症不伴并发症或合并症	19	0.36	4236	6530	−2294	7
RE15	恶性增生性疾患的化学和/或靶向、生物治疗不伴并发症或合并症	16	0.62	9260	10819	−1559	5
EJ15	呼吸系统其他手术不伴并发症或合并症	15	0.80	11842	9424	2418	8
ET23	慢性气道阻塞病伴并发症或合并症	15	0.63	9407	9341	66	10
EJ13	呼吸系统其他手术伴并发症或合并症	9	1.09	16291	10010	6281	10
ES23	呼吸系统感染/炎症伴并发症或合并症	7	0.64	9590	8716	874	8
ED13	胸部其他手术伴并发症或合并症	6	1.15	17058	11079	5979	12

从表4-18可以看到，ET25涉及的主要诊断有慢性阻塞性肺病伴有急性加重、支气管扩张伴咯血、慢性支气管炎，大部分是无手术操作的病例，也包括无创呼吸

机辅助通气［双水平气道正压（BiPAP）］、纤维支气管镜检查伴肺泡灌洗术、胃镜下活组织检查。

表4-18　ET25病例入组情况

DRG名称	主要诊断名称	主要操作名称	结算点数	DRG每点数费用/元	DRG费用/元	原始总费用/元	盈亏/元
慢性气道阻塞病，不伴并发症或合并症	慢性阻塞性肺病伴有急性加重	无创呼吸机辅助通气［双水平气道正压（BiPAP）］	83.70	61.7545	5169	16784	−11615
	慢性阻塞性肺病伴有急性加重	—	76.07	61.7545	4698	12021	−7323
	支气管扩张伴咯血	纤维支气管镜检查伴肺泡灌洗术	76.07	61.7545	4698	11805	−7107
	慢性阻塞性肺病伴有急性加重	—	76.07	61.7545	4698	11353	−6655
	慢性阻塞性肺病伴有急性加重	胃镜下活组织检查	76.07	61.7545	4698	8640	−3942
	慢性支气管炎	—	76.07	61.7545	4698	8058	−3360
	慢性阻塞性肺病伴有急性加重	纤维支气管镜检查伴肺泡灌洗术	76.07	61.7545	4698	7135	−2437

筛选主要诊断为慢性阻塞性肺病伴有急性加重的所有入组病例，进行大数据对比分析，具体如表4-19所示。

表4-19　主要诊断为慢性阻塞性肺病伴有急性加重的所有入组病例分析

序号	DRG组	DRG名称	主要诊断名称	主要操作名称	结算点数	DRG每点数费用/元	DRG费用/元	原始总费用/元	盈亏/元
1	ET25	慢性气道阻塞病，不伴并发症或合并症	慢性阻塞性肺病伴有急性加重	—	76.07	61.7545	4698	12021	−7323
2								11353	−6655
3								6965	−2267
4								9953	−5255
5								7900	−3202
6								7218	−2520

表4-20为三例典型慢性阻塞性肺病伴有急性加重患者的盈亏分析。

表4-20　三例典型慢性阻塞性肺病伴有急性加重患者的盈亏分析

患者	性别	住院天数	疾病诊断名称	DRG名称	结算点数	DRG每点数费用/元	DRG费用/元	DRG统筹费用/元	原始总费用/元	原始统筹总费用/元	患者自付费用/元	盈亏情况/元
A	男	14	慢性阻塞性肺病伴有急性加重	慢性气道阻塞病，不伴并发症或合并症	76.07	66.16	5033	2944	9510	7421	2089	-4477
B	男	11	支气管扩张伴咯血			64.69	4921	1257	9391	5727	3664	-4470
C	男	13	慢性阻塞性肺病伴有急性加重			64.69	4921	1503	8696	5277	3419	-3775

其中，患者A的住院费用结构及占比：住院总费用9510元，该病例DRG亏损4477元，计算该患者住院14天的毛利为3144元，具体见表4-21。

表4-21　慢性阻塞性肺病伴有急性加重的患者A的住院费用清单及占比

费用清单	金额/元	占总费用比例/%
西药费	4181	43.96
中成药	944	9.93
治疗用一次性医用材料费	330	3.47
检查用一次性医用材料费	25	0.26
实验室诊断费	1630	17.14
影像学诊断费	295	3.10
非手术治疗项目	854	8.98
医疗服务费	682	7.17
护理费	416	4.37
治疗操作费	229	2.41
合计	9510	100

毛利的计算方法：该病例药品加耗材总费用5480元，零加成则都是成本，实验室诊断费加影像学诊断费合计1925元，按照毛利率50%计算，毛利为963元，医疗服务性收入总计2181元，所以该病例最终毛利为3144元。该病例DRG亏损为4477元，4477减去3144元，净亏损为1344元。如果该病例的DRG亏损额低于3144元呢？如亏损2000元，则该病例的最终毛利为1144元，在前面章节讲过，DRG下从全成本角度考虑，不是真的"亏"，只能叫"少赚"。

附：国家卫健委临床路径——慢性阻塞性肺疾病加重期临床路径（2012年版）

（一）适用对象：第一诊断为慢性阻塞性肺疾病急性加重期（ICD-10：J44.001/J44.101）。

（二）诊断依据：《临床诊疗指南　呼吸病学分册》（中华医学会编著，人民卫生出版社），《内科学》（第七版，人民卫生出版社）。

（1）有慢性阻塞性肺疾病病史；

（2）出现超越日常状况的持续恶化，并需改变常规用药者；

（3）患者短期内咳嗽、咳痰、气短和（或）喘息加重，痰量增多，或痰的形状发生改变，可伴发热等炎症明显加重的表现。

（三）治疗方案的选择：《临床诊疗指南　呼吸病学分册》（中华医学会编著，人民卫生出版社），《内科学》（第七版，人民卫生出版社）。

（1）根据病情严重程度选择治疗方案；

（2）必要时进行气管插管和机械通气。

（四）标准住院日为10～21天。

（五）进入路径标准：

（1）第一诊断必须符合ICD-10：J44.001/J44.101慢性阻塞性肺疾病编码；

（2）当患者同时具有其他疾病诊断，但在住院期间不需要特殊处理也不影响第一诊断的临床路径流程实施时，可以进入路径。

（六）入院1～3天检查项目：

（1）血、尿、大便常规；

（2）肝肾功能、电解质、血气分析、凝血功能、D-dimer（D-二聚体）、血沉、

C反应蛋白（CRP），感染性疾病筛查（乙肝、丙肝、梅毒、艾滋病等）；

（3）痰病原学检查（痰培养、痰涂片、痰找真菌菌丝、痰找抗酸杆菌）；

（4）胸部正侧位片、心电图、超声心动图、腹部超声、肺功能（病情允许时）；

（5）根据患者病情进行：胸部CT、下肢血管彩超。

（七）治疗方案：

（1）教育和劝导患者戒烟；因职业或环境粉尘、刺激性气体所致者，应脱离污染环境；

（2）一般治疗：控制性氧疗，休息等；

（3）依据病情选择抗生素、支气管舒张剂、祛痰剂和（或）糖皮质激素；

（4）处理各种并发症；

（5）中医辨证治疗。

（八）出院标准：

（1）症状明显缓解；

（2）临床稳定24小时以上。

（九）有无变异及原因分析：

（1）存在并发症，需要进行相关的诊断和治疗，延长住院时间；

（2）病情加重，需要呼吸支持者，归入其他路径。

（十）疗效判断标准依据《临床疾病诊断与疗效判断标准》：

治愈标准：

（1）咳嗽、咳痰、呼吸困难等症状消失；

（2）肺功能检查示FEV1/FC、FEV1占预计值百分比明显好转；

（3）X线胸片检查肺部感染性病变吸收消失。

好转标准：

（1）咳嗽、咳痰、呼吸困难等症状消失；

（2）肺功能检查示FEV1占预计值百分比较前改善；

（3）X线胸片检查肺部感染性病变吸收。

二、大数据分析制作DRG下开包DIP后的病种临床路径表单

1. ET25临床路径表单数据整理分析

ET25慢性气道阻塞病，不伴并发症或合并症病组，主要诊断：慢性阻塞性肺疾病加重期，选择该医院三年入组病例数据，合计1200例，进行大数据分析，整理临床路径表（表4-22）。

表4-22　主要诊断为慢性阻塞性肺疾病加重期的临床路径表

医嘱大类	医嘱名称	数量	单价/元	合计/元
治疗费	肺功能	1	274	274
	肌内注射（省管）	1	4	4
	日常生活能力评定	1	22	22
	雾化吸入	2	5	10
	指脉氧监测	26	2	52
	雾化吸入（氧气雾化吸入加收）	2	3	6
	耳针	3	13	39
氧气费	氧气吸入	1	70	70

疾病临床路径表单已经比较明确地记载了疾病治疗过程中各项具体诊疗获得及主要医嘱项，根据医嘱项可与物价收费项目进行对照，故慢性阻塞性肺疾病加重期按照临床路径治疗的费用即可测算出来。

医保监管与临床路径优化的结合：日常生活能力评定的费用是否可以收取？

未进行康复项目收取"日常生活能力评定"费用属于医保"一般违法行为"。医保监管违规点及原因：纵观整个"全国医疗服务价格项目规范（2012年版）"中"日常生活能力评定"只有在"FA（十七）精神心理"中有出现，地方医疗服务价格也把"日常生活能力评定"归到康复类。出现该问题是护理部门或科室把用来评定护理分级的"日常生活能力评定Barthel指数评估量表"非收费项目进行收费，造成违规费用。

2. 处置治疗明细（表4-23）

表4-23　慢性阻塞性肺疾病加重期临床路径处置治疗明细

医嘱名称	数量	单价/元	合计/元
Ⅱ级护理	7	12.00	84.00
病房取暖费：三人间（中央空调）	7	5.00	35.00
雾化吸入：氧化雾化	10	14.00	140.00
心电监测（持续）	72	8.00	576.00
血氧饱和度监测（持续）	72	6.00	432.00
氧气吸入：持续吸氧	7	70.00	490.00
呼吸机辅助呼吸（持续）	72	15.00	1080.00
持续呼吸功能检测（持续）	72	5.00	360.00
氧气吸入：加压给氧（持续）	72	7.00	504.00
静脉用药调配中心（普通药物配置）	10	4.00	40.00
静脉用药调配中心（抗菌药物配置）	10	4.00	40.00
静脉输液（第二组以上）	5	4.00	20.00
静脉注射：静脉采血	2	5.00	10.00
肺功能康复评定	1	35.00	35.00
肺通气功能检查	1	65.00	65.00
流速容量曲线（V-V曲线）	1	32.00	32.00
支气管舒张试验	1	85.00	85.00
血气分析（干湿法）+全血乳酸测定	2	127.00	254.00
动脉加压注射	2	10.00	20.00
钠测定-10（临床）	1	9.00	9.00
氯测定（临床）	1	6.00	6.00
钙测定（临床）	1	6.00	6.00
钾测定-10（临床）	1	9.00	9.00
血红蛋白测定（Hb）（临床）	1	2.00	2.00

3. 药品使用明细（表4-24）

表4-24 三年1200例大数据统计住院期间用药和出院带药目录

医嘱大类	医嘱名称	数量	单价/元	合计/元
住院期间用药	硫酸特布他林雾化吸入用溶液（2ml：5mg）	2	4.85	9.70
	噻托溴铵粉雾剂（18μg）	1	218.98	218.98
	吸入用布地奈德混悬液（2ml：1mg）	2	14.32	28.64
	盐酸伊托必利分散片（50mg）	24	1.00	24.00
	0.9%氯化钠注射液（100ml）	30	3.97	119.10
	5%葡萄糖注射液（250ml）	1	4.70	4.70
	注射用炎琥宁（80mg）	5	13.59	67.95
	注射用哌拉西林钠他唑巴坦钠（4.5g）	1	46.39	46.39
	镁加铝咀嚼片（0.5g×10片）	20	2.39	47.80
	盐酸氨溴索口服溶液（100ml：0.3g）	100	0.15	15.00
	多索茶碱注射液（10ml：0.1g×6支/盒）	4	13.00	52.00
	消咳喘胶囊（0.35g×36粒）	36	0.51	18.36
	苏黄止咳胶囊（0.45g×18粒）	54	3.14	169.56
出院带药	布地奈德福莫特罗吸入粉雾剂（Ⅱ）（0.32mg/9μg/吸×60吸）	1	317.55	317.55
	镁加铝咀嚼片（0.5g×10片）	50	2.39	119.50
	兰索拉唑肠溶片（15mg×20片）	40	1.71	68.40
	盐酸伊托必利分散片（50mg×24片）	48	1.00	48.00
	苏黄止咳胶囊（0.45g×18粒）	72	3.14	226.08
	消咳喘胶囊（0.35g×36粒）	108	0.51	55.08
	中草药	1	266.80	266.80

对标医院的该病种使用药品明细，见表4-25。

表4-25 对标医院的该病种使用药品明细

医嘱大类	医嘱名称	数量	单价/元	合计/元
西药	吸入用布地奈德混悬液（2ml：1mg）	10	14.32	143.20
	灭菌注射用水（500ml）	6	2.28	13.68
	盐酸左氧氟沙星氯化钠注射液（250ml：0.5g）	5	51.40	257.00
	0.9%氯化钠注射液（100ml：0.9g）	22	4.00	88.00
	注射用头孢他啶（1.0g）	40	45.00	1800.00
	注射用多索茶碱（200mg）	6	25.01	150.06
	注射用甲泼尼龙琥珀酸钠（40mg）	12	16.90	202.80
	肝素钠注射液（2ml：12500U）	2	11.33	22.66
	盐酸氨溴索口服液（100ml：300mg）	1	9.61	9.61
	多索茶碱片（0.2g）	24	1.09	26.16
	硫酸沙丁胺醇（吸入）气雾剂（100μg/揿×200揿）	1	20.40	20.40
	噻托溴铵粉雾剂（18μg）	30	6.00	180.00
	沙美特罗替卡松吸入粉雾剂（50μg/500μg）	1	299.27	299.27
	泮托拉唑钠肠溶胶囊（20mg×16粒）	16	1.89	30.24

经过临床路径听证会后的"药径"见表4-26。

表4-26 临床路径听证会后的"药径"

医嘱大类	医嘱名称	数量	单价/元	合计/元
主要期间用药	硫酸特布他林雾化吸入用溶液（2ml：5mg）	12	4.85	58.20
	吸入用布地奈德雾混悬液（2ml：1mg）	12	3.19	38.28
	注射用头孢他啶（1.0g）	36	9.16	329.76
	0.9%氯化钠注射液（100ml）	30	3.97	119.10
	5%葡萄糖注射液（250ml）	12	4.70	56.40
	多索茶碱注射液（10ml：0.1g×6支/盒）	32	13.00	416.00
	注射用甲泼尼龙琥珀酸钠（40mg×5支）	12	1.99	23.88
	盐酸氨溴索口服溶液（100ml：0.3g）	200	0.15	30.00
出院带药	布地奈德福莫特罗吸入粉雾剂（Ⅱ）（0.32mg/9μg/吸×60吸）	1	296.73	296.73
	中草药	1	266.80	266.80

4. 检查化验类项目明细（表4-27）

表4-27　检查化验类项目明细

医嘱大类	医嘱名称	数量	单价/元	合计/元
检查	远程心电诊断：地市级	1	56.00	56.00
	CT平扫	1	202.00	202.00
	三维重建	1	41.00	41.00
化验	新型冠状病毒核酸检测（单样检测）	1	132.00	132.00
	血细胞分析＋C反应蛋白	2	57.00	114.00
	淀粉样蛋白A（SAA）	2	18.00	36.00
	降钙素原	2	221.00	442.00
	肝功2	1	129.00	129.00
	肾功2	1	27.00	27.00
	电解质2	1	24.00	24.00
	心肌标志物	1	230.00	230.00
	B型钠尿肽（BNP）	1	184.00	184.00
	心肌酶	1	55.00	55.00
	肌红＋肌钙	1	202.00	202.00
	凝血全套	1	72.00	72.00
	DD2聚体	1	55.00	55.00
	内毒素检测（LPS）	1	49.00	49.00
	葡聚糖检测	1	110.00	110.00
	曲霉菌抗原检测	1	110.00	110.00
	肺炎支原体抗体	1	74.00	74.00
	肺炎衣原体抗体	1	92.00	92.00
	尿液分析＋沉渣	1	28.00	28.00
	粪便常规＋潜血（自动）	1	25.00	25.00
	细菌培养＋药敏＋涂片＋结核涂片	1	129.00	129.00

5. 临床路径听证会结果

ET25慢性阻塞性肺病伴有急性加重，不伴并发症或合并症，临床路径听证会结果如表4-28所示。

表4-28　基于最佳临床实践实现病种优化有效收入比

项目	听证会前		听证会后		前后费用对比/元
	费用/元	占比/%	费用/元	占比/%	
护理	621	7.25	441	7.13	−180
检查	2285	26.68	2006	32.44	−279
药物	3783	44.18	1783	28.85	−2000
氧气	630	7.36	490	7.93	−140
材料	241	2.81	149	2.41	−92
治疗	736	8.60	1046	16.92	310
中草药	267	3.12	267	4.32	0
总计	8563	100.00	6182	100.00	−2381
有效收入	3196	37.30	3046	49.30	−150

经过上述数据分析、院内外标杆值对照、听证会讨论，形成病种临床路径标准表单，最后结果，该病种听证会前总费用8563元，听证会后总费用6182元，总费用下降27.8%，平均住院日由9天降为7天。有效收入从听证会前的3196元降到3046元，但有效收入比从37.3%上升到49.3%，上升了12.0%。ET25在该地区的DRG支付价为5423元，目前该病种经过听证会后下降为6182元，与支付价比还是亏损的，笔者觉得这是正常的，允许同一病组下不同主要诊断有费用差异。如ET25病组涉及的主要诊断慢性阻塞性肺病伴有急性加重，经过临床路径听证会后的总费用为6182元，高于ET25的支付价5423元，这是合理的；而主要诊断为慢性支气管炎的费用应该要求低于5423元的DRG病组支付价。

通过病种临床路径听证会，规范医疗服务行为，成功实现该病种总体费用下降，减轻老百姓的负担，有效收入比上升，平均住院日下降，加快床位周转，提高医疗效率，真正实现老百姓满意、政府满意、医保满意、医院满意的多赢局面。

第三节　GE15病组开包DIP病种三段论九分法的表单制作

一、医疗保障基金监管与病种临床路径的关联

1. 医疗保障基金监管政策解读

医疗保障基金监管顶层设计基本完成，集中体现为中央全面深化改革委员会通过的两个重要文件和国务院常务会议审议通过的一个规划：一是中共中央、国务院印发的《关于深化医疗保障制度改革的意见》，要求健全严密有力的基金监管机制，改革完善监管体制，完善创新监管方式，依法追究欺诈骗保行为责任；二是国务院办公厅印发的《关于推进医疗保障基金监管制度体系改革的指导意见》，明确了未来我国医疗保障基金监管制度体系改革的基本原则、主要目标、各项制度安排等内容；三是《"十四五"全民医疗保障规划》，提出建设安全医保，基金运行更加安全稳健，信息安全管理持续强化，医疗保障安全网更加密实。

法治建设取得突破，2020年可以称为医保基金监管规范年。这一年，国务院常务会议审议通过《医疗保障基金使用监督管理条例》，这是我国医保基金监管领域第一部行政法规，也是医保领域第一部专门行政法规。除此之外，这一年还出台了《基本医疗保险用药管理暂行办法》《医疗保障定点医疗机构管理暂行办法》和《医疗保障定点零售药店管理暂行办法》等部门规章，以及执法事项清单、执法文书指引等，在规范执法权限、文书、证件、流程、处罚标准等方面均做到有法可依、依法治理。

2022年4月7日，国家医疗保障局印发《医疗保障基金智能审核和监控知识库、规则库管理办法（试行）》的通知，这一通知的出台标志着医疗保障基金的审核和监控进入常态化和智能化。

医保基金智能审核和监控是信息化时代医保管理重要的技术手段。知识库、规则库（以下简称"两库"）建设是智能审核和监控的工作核心，其建设质量关系到智能审核和监控应用成效。多年来，各地在探索实践中逐步构建起自成体系的"两库"，为提升智能审核和监控效能奠定了良好基础。但各地自建的审核监控规则数

量从几十条到几百条不等，知识数量从几万条到几百万条不等，繁简不一；部分地方存在"两库"权威性和实用性不足等问题，不利于智能审核和监控进一步发挥积极作用。2020年，《国务院办公厅关于推进医疗保障基金监管制度体系改革的指导意见》（国办发〔2020〕20号）明确提出"全面建立智能监控制度"的要求，启动规划研究，统一、规范推进"两库"建设。

医疗保障基金智能审核和监控是指医疗保障部门依据有关法律、法规、规定以及相关行业标准、规范等，依托全国统一的医疗保障信息平台，运用信息化手段，利用大数据实时动态监控医疗保障基金全过程使用情况，并根据监控结果进行协议管理和行政监管的监督管理方式。知识库是医疗保障基金智能审核和监控所需知识和依据的集合，规则库是基于知识库判断监管对象相关行为合法合规合理性的逻辑、参数指标、参考阈值以及判断等级的集合。

2."两库"建设与病种临床路径的关联

"两库"建设应经过知识搜集，由法律法规、政策规范、医药学知识、医保信息业务编码、管理规范等构成。主要依据源于以下内容：①法律、法规、规章及规范性文件；②药品说明书，医疗器械注册证；③相关行业主管部门发布的规范标准；④医疗保障部门在管理工作中形成的基本规范；⑤其他有利于规范医药服务行为，保障定点医药机构提供合理、必要服务的管理要求。

规则库基于知识库产生。规则要素包括规则名称、定义、逻辑、参数、应用场景、判断等级以及具体违规情形等。"两库"应用前应广泛征求意见，组织多方论证，形成共识。论证形式包括学术论证、业务论证、行业论证。

重点看看学术论坛的要求：学术论证应组织行业学（协）会、科研院所等单位的医保管理、医疗卫生、法律、信息技术等专业领域的专家参加，业务论证应组织医保管理、经办业务人员参加，行业论证应组织卫生健康、中医药等部门以及医药机构相关领域专家参加。

学术论证的重点包括：①涉及专业性强、操作复杂的医学诊疗和临床路径知识与规则；②可能存在争议的规则；③较为复杂的规则阈值设定；④其他需要专家重点论证的情形。

其中，对于专业性强、操作复杂的医学诊疗和临床路径知识与规则要进行学术论坛，做好院内病种临床路径的标准表单是论证的基础，基于临床路径听证会后的标准表单，提交给相关行业学（协）会，供医疗保障机构进行"两库"论证时参考。

3. 医疗保障基金监管典型案例分享

某三甲医院A接受医保飞检后典型案例：

（1）开展"胃肠减压"时，不得另行收取"插胃管"费用。

（2）开展"拔牙术"时，不得同时收取"口腔局部止血"费用。

（3）开展"全身麻醉（插管）"时，不得另行收取"呼吸机辅助呼吸"费用。

（4）开展各类腔镜手术时，不得另行收取"人工气腹术"费用。

（5）开展"经肠镜EMR"治疗时，不得收取"经电子内镜食管胃十二指肠黏膜切除术（EMR）"费用。

（6）开展产后康复相关治疗时，不得按"肌电图""单纤维肌电图""低频脉冲电治疗""电子生物反馈疗法""等速肌力训练""引导式教育训练"等项目收费。

（7）开展"局部浸润麻醉"时，不得收取"麻醉中监测"费用。

（8）开展"电针"治疗时，不得重复收取"普通针刺"费用。

（9）开展"中药熏洗治疗"时，不得收取"中药熏药治疗"费用。

（10）开展针刺诊疗项目"埋针治疗"时，不得将埋针治疗使用的一次性耗材对照为诊疗项目"浮针"收费。

（11）开展病理检查收取"病理图文报告"费用时，不得另行收取"显微摄影术"费用。

（12）开展内镜标本病理检查收取"内镜组织活检检查与诊断"费用时，不得另行收取"快速石蜡切片检查与诊断"费用。

（13）开展内镜标本病理检查时，不得收取"手术标本检查与诊断"费用。

（14）开展"泌尿系彩超"时，不得同时收取"双肾及肾血管彩超"费用。

（15）开展超声引导下穿刺麻醉时，不得按疼痛治疗项目"超声引导下神经（丛）阻滞"收费。

（16）开展"鼻饲管置管（注食、注药、十二指肠灌注加收）"时，不得收取各类"注射器"费用。

（17）除腔内、介入、眼科、创面体表感染灶外，开展超声检查时，不得收取"医用消毒超声耦合剂"费用。

（18）除开展"肠内高营养治疗"外，例如开展"鼻饲管置管"时，不得收取"一次性使用营养输注管路"费用。

（19）除开展"中心静脉穿刺置管术"操作外，例如开展"动静脉置管护理"时，不得收取"中心静脉置管术换药包"费用。

（20）"经腹腔镜肠粘连松解术"等经腹腔镜手术重复收取"腹腔镜探查术"费用。根据《省基本医疗保险诊疗项目目录（2017年版）》规定，"经腹腔镜肠粘连松解术"等经腹腔镜手术项目内包含插入辅助器械，探查的操作步骤。

（21）收取"单胎顺产接生"时不规范收取"会阴Ⅰ-Ⅱ度裂伤缝合术"，分娩记录中，会阴裂伤程度未达到Ⅱ度。根据《省基本医疗保险诊疗项目目录（2017年版）》规定，"单胎顺产接生"项目内涵：产道是否裂伤（不含Ⅱ度裂伤缝合）。

（22）收取"经尿道输尿管镜支架置入术"时重复收取"经尿道输尿管镜检查"费用。根据《省基本医疗保险诊疗项目目录（2017年版）》规定，"经尿道输尿管镜支架置入术"项目内涵：会阴区消毒，利多卡因凝胶润滑尿道，膀胱镜检，扩张输尿管口，插入输尿管镜检查，插入输尿管支架管。

以上违规项目都已经在病种临床路径听证会的时候提出，并在临床路径标准表单中予以规范。

二、GE15病组开包DIP病种三段论九分法的表单制作

某DRG点数法付费地区，三级医院A的普外科2022年3月入组病例数前十位的病组分析，具体见表4-29。

2022年3月DRG入组病例数178例，科室CMI 1.15，偏低，科室当月DRG结付比68.7%，属于亏损；当月总结算点数20520，平均点数115，总体亏损257186元，例均亏损1445元。

GE15病组开包DIP病种三段论九分法的具体分类明细见表4-30。

所谓三段论九分法，就是全院病组分为优势病组、竞争病组、基层病组，每一个病组在依据开包DIP的结果分为上段、中段、下段，合计为九分法。

表4-29 医院A普外科前十的病组分析

序号	DRG编码	DRG名称	计数	基准点数	总结算点数	DRG组均次费用/元	平均住院费用/元	例均盈亏/元	平均住院天数
1	HC29	胆囊切除手术	21	136	2712	9205	10043	-838	8
2	GE15	腹股沟及腹疝手术，不伴并发症或合并症	14	91	1207	5234	9872	-4638	7
3	IZ19	肌肉骨骼系统置入物/假体的康复照护	12	71	816	4821	6039	-1218	8
4	GD15	伴穿孔、化脓、坏疽等阑尾切除术，不伴并发症或合并症	9	126	1109	8534	12207	-3673	8
5	FF19	大隐静脉和小隐静脉手术	8	109	854	7348	7169	179	6
6	JR19	皮肤、皮下组织的其他手术，不伴发症或合并症	8	81	375	5472	4032	1440	5
7	KD19	甲状腺大手术	5	216	1026	14634	12232	2402	8
8	RE13	恶性增生性疾患的化学治疗和/或其他治疗，伴并发症或合并症	5	75	355	5056	4703	353	3
9	GD25	阑尾切除术，不伴并发症或合并症	4	120	457	8137	9455	-1318	7
10	GV15	消化道梗阻或腹痛，不伴并发症或合并症	4	53	199	3551	3876	-325	4

表4-30　GE15病组开包DIP病种三段论九分法的具体分类明细

DRG编码	DRG名称	权重	DRG支付价	病种组合代码	病种组合名称	总例数	DIP分值	DIP支付价/元	病种结构分段
GE15	腹股沟疝及腹疝手术，不伴并发症或合并症	1.22	9418	K40.2:53.1701	双侧腹股沟疝，不伴有梗阻或坏疽：双侧腹股沟疝无张力修补术	93	2094	13294	上段
				K40.3:53.0501	单侧或未特指的腹股沟疝，伴有梗阻，不伴有坏疽：单侧腹股沟斜疝无张力修补术	117	2005	12727	
				K40.9:53.0203	单侧或未特指的腹股沟疝，不伴有梗阻或坏疽：腹腔镜下单侧腹股沟斜疝修补术	41	1517	9632	
				K40.3:53.0401	单侧或未特指的腹股沟疝，伴有梗阻，不伴有坏疽：单侧腹股沟斜疝无张力修补术	98	1401	8892	
				K40.2:53.1501	双侧腹股沟疝，不伴有梗阻或坏疽：双侧腹股沟斜疝无张力修补术	106	1299	8247	中段
				K40.2:53.1203	双侧腹股沟疝，不伴有梗阻或坏疽：腹腔镜下双侧腹股沟斜疝修补术	101	1286	8164	
				K40.9:53.0302	单侧或未特指的腹股沟疝，不伴有梗阻或坏疽：单侧腹股沟直疝无张力修补术	253	1286	8164	
				K40.9:53.0501	单侧或未特指的腹股沟疝，不伴有梗阻或坏疽：单侧腹股沟斜疝无张力修补术	1354	1227	7790	
				K40.3:53.0001	单侧或未特指的腹股沟疝，伴有梗阻，不伴有坏疽：单侧腹股沟疝修补术	133	1160	7362	
				K40.9:53.0401	单侧或未特指的腹股沟疝，不伴有梗阻或坏疽：单侧腹股沟斜疝无张力修补术	1655	1106	7018	
				K40.2:53.1202	双侧腹股沟疝，不伴有梗阻或坏疽：双侧腹股沟斜疝囊高位结扎术	131	1091	6922	
				K40.9:53.0204	单侧或未特指的腹股沟疝，不伴有梗阻或坏疽：腹腔镜下单侧腹股沟斜疝囊高位结扎术	841	1057	6709	下段
				K40.2:53.1201	双侧腹股沟疝，不伴有梗阻或坏疽：双侧腹股沟斜疝修补术	77	1008	6399	
				K40.9:53.0201	单侧或未特指的腹股沟疝，不伴有梗阻或坏疽：单侧腹股沟斜疝修补术	509	859	5454	
				K40.9:53.0001	单侧或未特指的腹股沟疝，不伴有梗阻或坏疽：单侧腹股沟疝修补术	400	820	5207	
				K40.9:53.0202	单侧或未特指的腹股沟疝，不伴有梗阻或坏疽：单侧腹股沟斜疝囊高位结扎术	657	730	4633	

对于同一DRG病组，结合DIP病种分类进行开包，其中涉及的DIP病种分值高且在本院均费也高的为上段，DIP病种分值低且在本院均费也低的为下段，其他为中段。上段从DRG角度可以战略性亏损，中段从DRG角度有亏有盈，下段必须实现盈利。

表4-31为某三级医院GE15病组开包DIP后三段论的具体分布情况。

表4-31　某三级医院GE15病组开包DIP后三段论的具体分布

科室	主要诊断名称	手术及操作名称	入组病例数	平均住院天数	平均住院费用/元	例均盈亏/元	盈亏/元	平均西药费/元	平均治疗费/元	平均检查费/元	平均化验费/元	平均卫生材料费/元
普外二科病房	单侧腹股沟疝	单侧腹股沟斜疝疝囊高位结扎术（下段）	16	3	4425	724	11584	387	25	0	380	770
	单侧腹股沟斜疝		2	2	3713	1436	2872	295	0	0	461	672
	腹嵌顿疝		1	7	7024	−1875	−1875	785	0	0	523	990
	嵌顿性腹股沟斜疝		1	2	4097	1052	1052	309	0	0	184	499
普外二科病房	单侧腹股沟疝	单侧腹股沟疝无张力修补术（中段）	6	4	5233	−84	−504	537	267	64	385	1405
普外一科病房			3	7	5891	−742	−2226	579	400	0	960	1072
普外一科病房	单侧腹股沟斜疝		3	8	6291	−1142	−3426	834	400	0	707	1241
普外一科病房	单侧腹股沟斜疝	单侧腹股沟斜疝无张力修补术（中段）	5	7	5495	−346	−1730	348	400	187	801	1066
普外二科病房			1	4	4891	258	258	132	400	0	647	1223
普外二科病房	单侧腹股沟疝	腹腔镜下单侧腹股沟斜疝无张力修补术（上段）	2	5	9879	−4730	−9460	1686	34	0	474	2528
普外二科病房	双侧腹股沟疝	双侧腹股沟疝无张力修补术（上段）	2	5	6560	−1411	−2822	358	400	0	770	1901

继续深入分析10个入组GE15病组的典型病例，具体数据如表4-32所示。

表4-32 GE15病组10个典型病例的入组情况

序号	DRG名称	主要诊断名称	主要操作名称	结算点数	DRG每点数费用/元	DRG费用/元	原始总费用/元	盈亏/元
1	腹股沟及腹疝手术，不伴并发症或合并症	双侧腹股沟斜疝	腹腔镜下双侧腹股沟斜疝无张力修补术	86.21	61.7545	5324	13058	-7734
2		单侧腹股沟斜疝	腹腔镜下经腹膜前腹股沟疝补片修补术（TAPP）				11917	-6593
3		单侧腹股沟斜疝	腹腔镜下单侧腹股沟斜疝无张力修补术				11666	-6342
4		单侧腹股沟直疝	单侧腹股沟直疝无张力修补术				10371	-5047
5		单侧腹股沟疝	腹腔镜下经腹膜前腹股沟疝补片修补术（TAPP）				8873	-3549
6		单侧腹股沟斜疝	腹腔镜下单侧腹股沟斜疝无张力修补术				7808	-2484
7		单侧腹股沟斜疝	单侧腹股沟斜疝无张力修补术				6052	-728
8		单侧腹股沟疝	单侧腹股沟疝无张力修补术				5773	-449
9		单侧腹股沟斜疝	单侧腹股沟斜疝无张力修补术				5748	-424
10		单侧腹股沟斜疝	单侧腹股沟斜疝疝囊高位结扎术				4521	803

从表4-32中可以看到，入组GE15病组的这10个病例，涉及的主要诊断包括双侧腹股沟斜疝、单侧腹股沟斜疝、单侧腹股沟直疝、单侧腹股沟疝，涉及的主要操作名称包括腹腔镜下单侧腹股沟斜疝无张力修补术、腹腔镜下经腹膜前腹股沟疝补片修补术（TAPP）、单侧腹股沟斜疝无张力修补术、单侧腹股沟斜疝疝囊高位结扎术。换句话说，这些不同的主要诊断和主要操作的病例都入GE15病组，DRG点数都是86.21，支付价都是5324元，所以在做病组临床路径时要结合主要诊断和主要操作开包DIP。我们重点区分腹腔镜下手术和普通手术两大类。

接下来选取主要诊断均为单侧腹股沟斜疝、主要手术操作分别为腹腔镜下单侧腹股沟斜疝无张力修补术和单侧腹股沟斜疝无张力修补术，分别做病种临床路径。

1. 主要诊断为单侧腹股沟斜疝、主要手术操作为腹腔镜下单侧腹股沟斜疝无张力修补术的临床路径

在GE15病组下选取主要诊断为单侧腹股沟斜疝、主要手术操作为腹腔镜下单侧腹股沟斜疝无张力修补术，此为三段论九分法的上段。

主要手术操作为：腹腔镜下单侧腹股沟斜疝无张力修补术，术前总费用1632.6元，具体如表4-33所示。

主要手术操作为：腹腔镜下单侧腹股沟斜疝无张力修补术，术中总费用2872元，具体如表4-34所示。

表4-33　术前费用明细

项目	物价名称	单价/元	计数	合计/元
护理费	Ⅱ级护理（省管）	21	1	21
	葡萄糖测定（床边血糖仪检测加收）	5	1	5
	葡萄糖测定（床边血糖仪检测加收）	3	1	3
床位费	三人间床位费	23	1	23
	普通病房床位费（陪伴使用非正式病房床位）	4.6	1	4.6
诊查费	住院诊查费	6	1	6
	住院诊查费（县级公立医院取消药品加成后加收9元）	9	1	9
其他费	病房取暖费（3人间）	8	1	8
治疗费	残气容积测定	33	1	33
	肺弥散功能检查	39	1	39
	肺通气功能检查	33	1	33
	流速容量曲线（V—V曲线）	29	1	29
	气道阻力测定	31	1	31
	强迫振荡肺功能检查	88	1	88
	静脉注射（静脉采血）	4	2	8
材料费	一次性使用呼吸过滤器（GZ—GL-4）	35	1	35
放射检查费	螺旋CT平扫	222	1	222
	使用心电或呼吸门控设备	15	1	15
心脑电图费	常规心电图检查	11	1	11
	常规心电图检查（十二通道加收）	7	1	7
超声检查费	浅表器官彩色多普勒超声检查	86	1	86
	心脏彩色多普勒超声	114	1	114
	左心功能测定	55	1	55

续表

项目	物价名称	单价/元	计数	合计/元
超声检查费	组织多普勒显像（TDI）	55	1	55
	彩色多普勒超声常规检查（腹部）	133	1	133
其他费	超声计算机图文报告	8	3	24
血、尿、粪三大常规	全血细胞计数＋五分类	38	1	38
	尿液分析	28	1	28
	粪便常规	3	1	3
生化（肝功、肾功、血脂、血糖、电解质、凝血、心肌酶谱）	肝功Ⅲ	119	1	119
	肾功Ⅰ	18	1	18
	血糖Ⅰ	5	1	5
	电解质Ⅱ	30	1	30
	血凝试验	51	1	51
其他检验费用	输血前传染性标志物免疫学检查	225	1	225
西药费	硝苯地平缓释片Ⅱ（20mg×15片×3板）	0.4	45	18

表4-34　术中费用明细

项目	物价名称	单价/元	计数	合计/元
护理费	Ⅰ级护理（省管）	26	4	104
床位费	三人间床位费	23	5	115
	普通病房床位费（陪伴使用非正式病房床位）	4.6	5	23
诊查费	住院诊查费	6	5	30
	住院诊查费（县级公立医院取消药品加成后加收9元）	9	5	45
其他费	病房取暖费（3人间）	8	5	40
手术费	充填式无张力疝修补术	481	1	481
	使用各种内镜加收	244	1	244
	使用高频电刀加收	147	1	147
	经同一切口进行的两种不同疾病的手术	495	1	495
麻醉费	全身麻醉	689	1	689
	全身麻醉（省管）（加时）	70	1	70
	麻醉中监测一级	33	4	132
治疗费	红外线治疗（省管）	4	14	56
	呼吸机辅助呼吸	11	3	33
	气压治疗	8	14	112
	雾化吸入	5	7	35
	雾化吸入（氧气雾化吸入加收）	3	7	21

主要手术操作为：腹腔镜下单侧腹股沟斜疝无张力修补术，术中材料费用3482.35元，具体如表4-35所示。

表4-35 术中材料及费用明细

物价名称	单价/元	计数	合计/元
一次性血氧探头（DP100N/A）	70.0	1	70.0
一次性使用雾化面罩（B型×30个）	9.8	1	9.8
医用胶（腔镜型）（1.5ml/支）	465.5	2	931.0
一次性细菌过滤器（×25/200）	64.3	1	64.3
一次性使用留置针（防逆流）22（FY-22G×50支）	19.9	2	39.8
一次性使用吸氧管（一体式吸氧管）［A型×30（OT-MI-130）］	32.8	1	32.8
太合线（可吸收手术缝合线）（12根/盒）	27.7	2	55.4
中性电极（成人）（DJG1-K）	24.0	1	24.0
麻醉机呼吸机回路管［麻醉气囊回路面罩（三件套）］	74.0	1	74.0
丝线编织非吸收性缝线（慕丝线）（1/4/7#×12根）	4.5	1	4.5
医用敷贴（100）	1.4	8	11.2
一次性使用吸引管（吸引连接管）（3m×150/件）	11.0	1	11.0
钠石灰（1/10）（4.5kg桶装）	44.55	1	44.55
一次性使用穿刺器	315.0	1	315.0
疝修补片（D86×11cm）	1600.0	1	1600.0
一次性使用气管插管包（7/7.5×20）	195.0	1	195.0

重点看疝修补片（D86×11cm）的价格为1600.0元，对比B医院使用补片：医用聚丙烯修补网（塞），价格为1377.0元。这类产品目前还没有进行国家集采，如果国家集采了就好选择，直接选择集采的产品，目前应该在确保产品质量和供应的情况下，尽量选择性价比高的产品，这也体现医保回归"保基本"的导向。

主要手术操作为：腹腔镜下单侧腹股沟斜疝无张力修补术，术中药品费用570.92元，具体如表4-36所示。

主要手术操作为：腹腔镜下单侧腹股沟斜疝无张力修补术，术后总费用787.64元，具体如表4-37所示。

表4-36　术中药品及费用明细

物价名称	单价/元	计数	合计/元
复方氯化钠注射液（500ml）	3.54	2	7.08
枸橼酸舒芬太尼注射液（50μg：1ml）	51.91	1	51.91
咪达唑仑注射液（10mg：2ml）	18.51	1	18.51
注射用氯诺昔康粉针（8mg）	12.90	7	90.30
0.9%氯化钠注射液（500ml）	5.25	2	10.50
0.9%氯化钠注射液（100ml）	3.97	7	27.79
5%葡萄糖氯化钠注射液（500ml）	5.25	7	36.75
氯化钾注射液（10ml：1g×5支）	0.15	14	2.10
琥珀酰明胶注射液（500ml：20g）	68.88	1	68.88
吸入用七氟烷（100ml/瓶）	5.80	20	116.00
罗库溴铵注射液（5ml：50mg）	48.40	2	96.80
灭菌注射用水（2ml×10支）	0.06	7	0.42
丙泊酚乳状注射液（50ml：500mg）	43.88	1	43.88

表4-37　术后费用明细

项目	物价名称	单价/元	计数	合计/元
护理费	Ⅰ级护理（省管）	26	3	78
床位费	三人间床位费	23	3	69
	普通病房床位费（陪伴使用非正式病房床位）	4.6	3	13.8
诊查费	住院诊查费	6	3	18
	住院诊查费（县级公立医院取消药品加成后加收9元）	9	3	27
其他费	病房取暖费（3人间）	8	3	24
化验费	超敏C反应蛋白测定	30	2	60
	血细胞分析（机器法血常规）（五分类）	38	2	76
治疗费	静脉输液	11	8	88
	静脉输液（输液加药）	2	8	16
	心电监测	6	20	120
	特大换药（外擦药物治疗）	33	1	33
氧气费	氧气吸入中心给氧（持续吸氧）	70	1	70
材料费	（预充式）导管冲洗器（5ml×30/540支）	6.3	8	50.4
西药费	洛芬待因缓释片（0.2g×13mg×20片）	2.22	20	44.44

2. 主要诊断为单侧腹股沟斜疝、主要手术操作为单侧腹股沟斜疝无张力修补术的临床路径

在GE15病组下选取主要诊断为单侧腹股沟斜疝、主要手术操作为单侧腹股沟斜疝无张力修补术，具体如表4-38所示。

表4-38 GE15病组下单侧腹股沟斜疝无张力修补术的入组病例明细

序号	DRG名称	主要操作名称	结算点数	DRG每点数费用/元	DRG费用/元	原始总费用/元	盈亏/元
1						7951	−2627
2	腹股沟及腹疝手术，不伴并发症或合并症	单侧腹股沟斜疝无张力修补术	86.21	61.7545	5324	5748	−424
3						5773	−449
4						6052	−728
5		单侧腹股沟斜疝疝囊高位结扎术				4521	803

主要手术操作为：单侧腹股沟斜疝无张力修补术，术前总费用1889.6元（腹腔镜下手术的术前总费用为1632.6元），具体如表4-39所示。

表4-39 术前费用明细

项目	物价名称	单价/元	计数	合计/元
护理费	Ⅱ级护理（省管）	21.0	1	21.0
治疗费	静脉注射（静脉采血）	4.0	1	4.0
床位费	三人间床位费	23.0	1	23.0
	普通病房床位费（陪伴使用非正式病房床位）	4.6	1	4.6
其他费	病房取暖费（3人间）	8.0	1	8.0
诊查费	住院诊查费	6.0	1	6.0
	住院诊查费（县级公立医院取消药品加成后加收9元）	9.0	1	9.0
放射检查费	螺旋CT平扫	222.0	1	222.0
	使用心电或呼吸门控设备	15.0	1	15.0
心脑电图费	常规心电图检查	11.0	1	11.0
	常规心电图检查（十二通道加收）	7.0	1	7.0
超声检查费	浅表器官彩色多普勒超声检查	86.0	2	172.0
	心脏彩色多普勒超声	114.0	1	114.0
	左心功能测定	55.0	1	55.0
	组织多普勒显像（TDI）	55.0	1	55.0
	彩色多普勒超声常规检查（腹部）	133.0	1	133.0
	彩色多普勒超声常规检查（泌尿系）	133.0	1	133.0

项目	物价名称	单价/元	计数	合计/元
其他费	超声计算机图文报告	8.0	4	32.0
血、尿、粪 三大常规	全血细胞计数＋五分类	38.0	1	38.0
	尿液分析	28.0	1	28.0
	粪便常规	3.0	1	3.0
生化（肝 功、肾功、 血脂、血 糖、电解 质、凝血、 心肌酶谱）	肝功Ⅲ	119.0	1	119.0
	血糖Ⅱ	76.0	1	76.0
	血脂Ⅱ	131.0	1	131.0
	电解质Ⅱ	30.0	1	30.0
	血凝试验	51.0	1	51.0
	心肌酶	91.0	1	91.0
其他检 验费用	输血前传染性标志物免疫学检查	225.0	1	225.0
	D-二聚体＋FDP	73.0	1	73.0

　　主要手术操作为：单侧腹股沟斜疝无张力修补术，术中总费用1788.6元（腹腔镜下手术的术中总费用为2872元），具体如表4-40所示。

表4-40　术中费用明细

项目	物价名称	单价/元	计数	合计/元
护理费	Ⅰ级护理（省管）	26.0	1	26.0
床位费	三人间床位费	23.0	1	23.0
	普通病房床位费（陪伴使用非正式病房床位）	4.6	1	4.6
其他费	病房取暖费（3人间）	8.0	1	8.0
诊查费	住院诊查费	6.0	1	6.0
	住院诊查费（县级公立医院取消药品加成后加收9元）	9.0	1	9.0
手术费	充填式无张力疝修补术	481.0	1	481.0
	使用高频电刀加收	72.0	1	72.0
麻醉费	自控静脉镇痛治疗	67.0	2	134.0
	腰麻硬膜外联合阻滞	503.0	1	503.0
	麻醉中监测二级	33.0	2	66.0
治疗费	红外线治疗（省管）	4.0	30	120.0
	气压治疗	8.0	30	240.0
	雾化吸入	5.0	12	60.0
	雾化吸入（氧气雾化吸入加收）	3.0	12	36.0

　　主要手术操作为：单侧腹股沟斜疝无张力修补术，术中材料费用1962.6元（腹腔镜下手术的术中材料费用为3482.35元），具体如表4-41所示。

表4-41　术中材料及费用明细

物价名称	单价/元	计数	合计/元
一次性血氧探头（DP100N/A）	70.0	1	70.0
一次性使用雾化面罩（B型×30个）	9.8	1	9.8
一次性使用麻醉穿刺包（联合包）（×40个）	56.8	1	56.8
一次性使用留置针（防逆流）22（FY-22G×50支）	19.9	2	39.8
一次性使用吸氧管（一体式吸氧管）[A型×30（OT-MI-130）]	32.8	1	32.8
手术电极电刀笔（10支装×100）	46.1	1	46.1
安信纳米创伤贴[9×15（cm），30张/360]	10.8	4	43.2
中性电极（成人）（DJG1-K）	24.0	1	24.0
医用聚丙烯修补网（塞）	1377.0	1	1377.0
丝线编织非吸收性缝线（慕丝线）（1/4/7#×12根）	4.5	4	18.0
医用敷贴（100）	1.4	2	2.8
一次性使用吸引管（吸引连接管）（3m×150/件）	11.0	1	11.0
电子输注泵（100ml×60）	220.0	1	220.0
引流袋1m（常规型）	1.5	1	1.5
一次性使用胶乳胆管引流管（12Fr 14Fr 16Fr 18Fr 22Fr 24Fr 26Fr）	9.8	1	9.8

主要手术操作为：单侧腹股沟斜疝无张力修补术，术中药品费用407.55元（腹腔镜下手术的术中药品费用为570.92元），具体如表4-42所示。

表4-42　术中药品及费用明细

物价名称	单价/元	计数	合计/元
醋酸去氨加压素注射液（4μg：1ml）	19.33	3	57.99
复方氯化钠注射液（500ml）	3.54	4	14.16
枸橼酸舒芬太尼注射液（50μg：1ml）	51.91	2	103.82
盐酸布比卡因注射液（5ml×5支）	37.50	1	37.50
注射用氯诺昔康粉针（8mg）	12.90	2	25.80
0.9%氯化钠注射液（500ml）	5.25	2	10.50
0.9%氯化钠注射液（100ml）	3.97	17	67.49
5%葡萄糖氯化钠注射液（500ml）	5.25	8	42.00
氯化钾注射液（10ml：1g×5支）	0.15	3	0.45
氟比洛芬酯注射液（5ml：50mg）	21.88	2	43.76
维生素C注射液（0.5g×10支）	0.21	6	1.26
灭菌注射用水（2ml×10支）	0.06	12	0.72
盐酸利多卡因注射液（0.1g：5ml）	2.10	1	2.10

主要手术操作为：单侧腹股沟斜疝无张力修补术，术后总费用957.38元（腹腔镜下手术的术后总费用为787.64元），具体如表4-43所示。

表4-43　术后费用明细

项目	物价名称	单价/元	计数	合计/元
护理费	Ⅱ级护理（省管）	21.00	3	63.00
床位费	三人间床位费	23.00	3	69.00
	普通病房床位费（陪伴使用非正式病房床位）	4.60	3	13.80
其他费	病房取暖费（3人间）	8.00	3	24.00
诊查费	住院诊查费	6.00	3	18.00
	住院诊查费（县级公立医院取消药品加成后加收9元）	9.00	3	27.00
西药费	醋酸去氨加压素注射液（4μg：1ml）	19.33	9	173.97
	注射用氯诺昔康粉针（8mg）	12.90	6	77.40
	5%葡萄糖氯化钠注射液（500ml）	5.25	3	15.75
	氯化钾注射液（10ml：1g×5支）	0.15	9	1.35
	维生素C注射液（0.5g×10支）	0.21	18	3.78
	0.9%氯化钠注射液（100ml）	3.97	9	35.73
治疗费	静脉输液	11.00	17	187.00
	静脉输液（输液加药）	2.00	17	34.00
	心电监测	6.00	14	84.00
	大换药（外擦药物治疗）	28.00	1	28.00
氧气费	氧气吸入中心给氧（持续吸氧）	70.00	1	70.00
材料费	（预充式）导管冲洗器（5ml×30/540支）	7.90	4	31.60

三、GE15病组临床路径标准表单制作与医疗行为规范

通过病组临床路径的实施与优化，推动了次均药品费用和耗材费用的持续下降，为技术服务性收入提升创造了空间，医院以病组临床路径为抓手进行精细化成本管理，节省了医保基金，提升了患者满意度，实现了医院与患者的双赢。

医院要做好病组临床路径的实施与优化，一方面，以病组开包后的病种标杆费用为依据，做好药品和耗材的院内外标杆值测算，在充分保证患者安全和医疗质量的基础上，要求临床科室严格按照临床路径标准表单中的项目开展临床诊疗，积极采取适宜技术，使用基本药物和国家集采药物，为患者实施安全、有效、经济的诊

疗方案；另一方面，严格管理检验科、病理科、麻醉科、手术室、ICU等平台涉及业务成本，对各类医技检查的合理性、手术患者的麻醉方式选择、手术科室耗材使用、ICU每日床位费用进行严格评估，有效控制各医疗环节的业务成本。

医院要基于病种进行管理，将均次费用和平均住院日等指标分解到每一个支付病种，如果是DRG病组，则需要开包DIP，明确核心病种。通过大数据对比分析，不仅要知道超在哪里，更要分析超支的原因，药品耗材超支与检查检验超支的性质不完全一样。药品耗材是零加成，没有"利润"空间，而诊疗费和检验检查费基本是"利润"空间，是有效收入。药品耗材是外部的成本，若超标，是难以弥补成本的；诊疗费是虚拟的亏空，若超支，只是压缩了利润空间而已。因此，我们要基于最佳临床实践实现病种的最优有效收入比。

第五章
基于最佳临床实践实现
病种最优有效收入比

第一节　基于精细化运营管理的各部门核心职责

一、医院精细化管理

不同的人对这个词会有不同的解读，因为精细化涉及的层面很广，文化、经济和社会各方面的精细化管理都会让医院管理者感到困扰。有的人认为只要处处以患者和医疗服务为中心，尽心尽力为患者安排每一项工作，从小的细节思考，妥善地安排工作就是精细化管理。从更广义的医院管理角度去看精细化管理，就不是只有尽心尽力了，因为医院的精细化管理不仅涉及医院如何提供服务，也要思考成本与效益。医院精细化管理是推动医院高质量发展的重要手段。成效良好的医院精细化管理有利于提升医院的医疗质量和效率，改善医患关系，避免医疗纠纷。

1. 精细化管理的4个特点

（1）以目标为中心，精细化管理是一种有明确目标的管理方式。

（2）以整个系统为中心，强调整个系统的最优化而不是子系统的最优化，避免产生次佳化的后果，医院在精细化管理过程中，子系统之间彼此紧密连接，成为一个完整有机的系统，这可以从实施精细化管理的医院看出来。

（3）以责任为中心，分配给每个管理人员一定的任务，而且要能衡量其投入和产出；如果医院要获得系统的精细化管理效果，那么每一个人都应该被赋予明确的责任。精细化可以成为每位员工的责任，遇见其他员工有未尽之责，要互相提醒。

（4）以人为中心，每个员工都被安排了具有挑战性的精细化工作，并根据其绩效支付报酬。例如，医院鼓励员工创新，经过确认的创新成果产生了经济效应，可以视情况给予奖励。

2. 医院的运营管理

先来思考一个问题，谁应该为自己的健康负责？大部分的回答应该是"自己"，自己应该为自己的健康负责。现实并非如此，尤其是在我国基本医疗保障体系下，政府会对人民健康负责。要想全面回答这个问题，先来探究一下医疗对医院来说究竟是"报酬"还是"责任"？自从有人类群居以来就有经济活动，而医疗服务是经济活动中重要的一环，其由来早已不可考证。在现代化国家还没有出现之前，医疗几乎不被视为"人权"，而被视为一个人努力付出劳动后的应得或（经交易后）应该享受的"报酬"。随着人类文明的进步，这一观念逐渐出现了分化。在社会主义国家，医疗开始被视为一个国家国民的"天赋人权"，为老百姓提供医疗照顾成了政府的重要"责任"。美国医疗保险的主流是商业医疗保险，不管是主险还是附加险，主要是以商业保险的方式在销售。以奉行"福利主义"的瑞典、德国等北欧国家为代表，主张国家必须为国民提供必要的（基础）医疗服务。

对于公立医院来说，医疗既是"报酬"，也是"责任"。从"责任"的角度，公立医院要体现其公益性；从"报酬"的角度，公立医院也需要运营管理，也需要经营。医院是一种比较特殊的经营行为，其经营的本质是效率，用最少的钱达到最好的效果。医疗服务的提供者是人，医疗服务的接受者也是人，在这个过程中，医疗的本质是科学加人文，在医疗模式上是成立的，但在商业模式上不一定成立，如新生儿科，医疗模式合适，帮助新生儿解决很多问题，但是放在商业模式上看，需要准备很多的设备和人，而且不能指望有那么多有问题的孩子，如果多了，那可能是上游出了问题。目前很多国内的医疗机构是纯粹追求商业模式，医疗模式是不合理的，是过度诊断、过度医疗和过度手术。商业模式指的是讲效率，讲效益。

我们需分工合治，要各归其位。很多院长是临床医生出身，考虑更多的是医疗的内容，商业本质和效率考虑得比较少，需要平衡好商业模式与医疗模式。不是医管分治，是分工合治，一切以患者为中心，提高医疗服务的可及性，同时使费用足够低。主诊医师负责制是一个非常好的载体，追求内部的合理化，这个合理化包括人性，要具前瞻性，追求永续经营。

运营管理一词是一个管理学上的统称，是指在某一个或某一些产品生产和服务过程中的计划、组织、实施和控制的一系列工作的总称。从另一个角度来讲，运营管理也可以指对生产和服务机构的主要产品和服务进行系统设计、运行、评价和改进。近年来，随着政府对医疗制度的改革，医师多点执业、分级诊疗、鼓励社会办医、DRG/DIP支付改革等政策纷纷出台，医疗环境发生了翻天覆地的变化，医院的运营也从收入成长型转为成本控制型。面临多变的环境，医院运营管理如何更好地适应市场竞争的需要，成为医院生存发展的突出问题。

由于涉及的管理范围广泛、工作事项繁多，所以很多人对运营管理的第一印象是远大缥缈，具体工作困难。在医疗行业，大家对于运营管理的重视程度相较于企业管理晚了许多年，一是因为医疗服务的特性让大家在道德情感上主观回避运作经营这一概念，二是医疗高知识高技术含量的行业壁垒使运营管理这一专业工作的难度提升。医院运营管理的实践发展道路近些年才有了一些可见的进步。

管理就是决策，决策事件如何做、优先顺序、资源配置以及最终目标达成。管理者就是决策者，管理者做出的每个决策都会影响业务实际执行者的心理活动和行为方式。医院的管理决策，相比企业来说，在时间、道德、安全、成本等多方面都更有挑战和话题性，医院决策层必须重视日常运营管理，才能在关键节点和特殊场景做出正确的决策，抓住机会解决医院发展问题。

二、《关于加强公立医院运营管理的指导意见》文件中涉及运营管理的内容

2020年12月25日，国家卫健委正式发布《关于加强公立医院运营管理的指导意见》（国卫财务发〔2020〕27号），将公立医院运营管理提到前所未有的高度。2016年，习近平总书记在全国卫生与健康大会上的讲话指出，要抓好建立现代医院管理制度建设，推动医院管理模式和运行方式转变；要显著提高医院管理的科学化、精细化、信息化水平，规范医疗行为，不断提高服务能力和运行效率。2017年，《国务院办公厅关于建立现代医院管理制度的指导意见》（国办发〔2017〕67号）提出，要努力实现社会效益与运行效率的有机统一，实现医院治理体系和管理能力现代

化。近年来,《管理会计基本指引》《国务院办公厅关于加强三级公立医院绩效考核工作的意见》等有关文件提出,医院运营效率要体现精细化管理水平,推进业务和财务深度融合。

目前,公立医院亟须彻底扭转重资源获取轻资源配置、重临床服务轻运营管理的倾向,提升精细化运营管理水平,向强化内部管理要效益。

三、医院为什么要成立运营管理部

医院运营管理部的定位是隶属于医院、服务于科室的运营管理团队,在医院中层管理架构中,充当调研、协调、沟通、协助纵向部门执行,落实医院决议的角色。协助推动运营创新,加强部门与科室间交流和沟通,促进部门与科室间的互动,充实科室行政管理架构,在科室管理小组领导下,协助完成相关职能,在院、部、科各层面中建立新的信息交流、沟通与反馈机制。

医院的管理主要是依据岗位职责和工作分工来进行的,是与执行者并行的一种监督和评价组织。运营部到底解决什么问题?

1. 运营管理部的定位及功能

医院已经有了那么多的管理部门和管理者,为什么还要设立医院运营部呢?医院运营部主要是根据医院的战略管理与目标管理,针对医院各种医疗资源、医疗流程和医院绩效管理来展开的。这是与医院的医务处管医疗质量工作、财务部管医院经济工作是有本质差别的。

我们需要清楚地认识以下两点,才能最终建设好运营部。这些很重要,是理念的问题。

(1)运营部是一个服务组织,是为内部员工和外部病患提供服务的组织;有很多医院都会提出"病患第一,员工第二",这个大家都知道。也许发展到一定阶段,你的医院也许会像Starbucks一样,提出"员工第一"。我们在这里不去讨论,我想强调的是无论是患者还是员工,对于运营部来说都是服务对象,运营部应该为他们服务,而不是只提问题和考核别人,特别是要解决一些流程问题,例如:临床人员工作中遇到的流程问题,运营部协助提供问题解决方案,并监督执行;病患就诊过程中遇见归属不清或需要统筹协调解决的问题。

(2)运营部不是用来替代某一个职能部门的功能,而是来帮助整合医疗服务流程，提高医疗服务质量及病患满意度，提升品牌知名度，增加医院效益。医院的部门架构基本完善，组织架构已经比较固定，基本上以职能型组织架构为主，只是有的可能多出来市场部或者客服部。这样的组织架构的好处是分工专业化，各个职能部门在自己的架构下可以下达指令及执行。我们看一下医疗服务的本质，它是为来医院就诊的每位病患提供专业的诊治服务，准确地说，医疗服务包括对疾病的检查、诊断、治疗和健康的管理。

作为一种组织架构的设置及运转，我认为运营管理部至少能为医院解决以下几个痛点问题。

痛点问题之一：充分整合与优化各个部门之间的协作，统筹复杂项目管理。医院提供服务一定是一个涉及多个部门的过程，为什么很多流程不畅、纸上谈兵、简单问题复杂化、小问题演变成大问题，其实是各部门之间各自为政，把自身的利益摆在第一位、医院的利益摆在第二位、兄弟科室放在第三位，这确实是很多科室负责人思考问题的思路，不能说错，只能说高度够不够高，这个确实很难去衡量。如果让某一个涉及部门来统筹解决整个系统问题，不但负责主体来回变化，不容易形成标准化作业，并且作业流程或效果都很低下，操作性和可持续性都大打折扣。例如：护理部负责解决病区患者凌晨医嘱及执行的必要性问题、医疗部负责解决科室医疗新技术发展问题等，他们都会过于局限化，或者处理影响效果有限。因为护理部解决不了医嘱的适当和不适当的区分，医疗部解决不了新技术的市场、客服、整体流程、成本及经营规划、预算、财务分析问题。因此，运营部作为第三方，站在医院的立场上，可以更好地整合部门之间的合作。

痛点问题之二：真正地推动精细化的医疗服务流程，标准化、流程化地解决问题。运营部可以在院长的管理下调动医院可用资源，并且在汇报及执行的力度上起到积极的作用，可以更全面细致地帮助科室或部门解决问题，推动科室医疗服务的改善，标准化、流程化地解决问题。在运营部的统一规划下，可以推动全院的专项改革，并开展足够的全面分析及检讨，确保实施效果。

痛点问题之三：能够有效、及时、全面地向医院管理者提供有效的管理及决策支持。在运营管理这条线上，医院高层很多时候得到的情况反馈不全面，或者因为反馈路径漫长，或者处于各部门的职责真空地带，很难对问题做出有效、全面、及时的决策。运营部汇集了全院的信息及运转状态数据，建立运营数据的监控及反馈，提供建议解决方案，追踪落实及实施状况，及时地发现问题并做出适当调整。这既能为医院管理者解决和过滤一部分紧急、非重要的问题，又能将重要、紧急的问题及时推动，向医院高层管理者汇报，及时决策和规划。另外，管理者持续了解非紧急、重要的问题的追踪处理状态，保证继续正确实施及进度。

痛点问题之四：让一线医疗人员享受日趋完善的内部服务支持。医疗人员是产生医疗服务的重要一环，同样在他们的背后需要一群人或许多流程为他们提供服务，例如消毒的器械与耗材的采购、设备报修、患者的投诉等。医疗工作人员正在向病患提供服务的时候出现问题或者有问题需要长期解决的时候，他们没有精力也无法全面了解及解决问题，甚至有些问题屡次发生却无法解决，例如门诊秩序及安全。运营部可以让医疗人员从这些不好的内部服务体验中解脱出来，帮助他们解决这些问题，让医疗人员专心于患者的医疗诊治，不再分心或牵扯精力。

痛点问题之五：提高内部及外部各类问题的解决时效。海因里希法则又称"海因里希安全法则"，当一个企业有300个隐患或违章，必然要发生29起轻伤或故障，在这29起轻伤事故或故障中，必然包含有一起重伤、死亡或重大事故。医院可以被想象是一个复杂的机器，工作人员就是操作者。在运转过程中，机器可能出问题，操作者也可能出问题。换个角度，一旦出现问题，对患者来说可能是致命的，因为有可能造成不可逆的伤害。虽然在统计学上说这无法避免，但我们希望概率降到最低，危害控制在最小。制定和遵守严格的规章制度，可以促进我们来实现这个目标，但是在这之前我们必须解决依据是什么、为什么这样做、解决哪些问题、是否有效及时、执行能否持续等一系列问题。运营部可以负责建立一个专项的问题处理机制，并持续、综合地推进问题的解决，不应只是按问题的危害程度来安排解决，而是重点处理牵扯部门多、协调难度大、病患感受差的流程问题。

痛点问题之六：分析经营数据，提出解决方案，推动医院计划及战略目标的实现。一些医院的财务、医务、病患等数据基本是分开呈报或会议讨论，领导研究形成决策。这存在很大的弊端，各部门的数据不能互相关联及整合，不能对同一个问题形成综合判断。另外，领导决策需要自己重新整合分门别类的数据，不断重新投入人力，并且在数据不充分或时间受限的情况下，导致决策失误的可能性上升。这也从侧面反映了很多医院的管理决策多为个人主义或英雄主义，也是因为领导没有得到有效的数据分析及建议方案的支持导致的。

痛点问题之七：协助科室提高医疗服务质量和内部建设。运营部下建立科室经理或经营助理管理制度，可以帮助科室主任来有效应对科室的人力引进、项目推进、服务提高、耗材设备管理、经营分析、部门间配合等工作，既能解放科室主任，让其工作专注于战略、规划、重大问题，又能让其工作重心放在医疗技术的提高和质量的管控上，促进科室的内部学科建设。很多医院已经认识到了这个作用，开始陆续设置相关岗位。随着医院规模的扩大和管理精细化，运营部不是不可或缺的部门，但绝对是一个让医院运转更好的部门。

2. 运营管理部的建设原则

先试点，后推广；先容易，后困难。一方面是基于自身能力考虑（先挑好干的进行），另一方面是基于对方配合意愿（先挑配合度好的进行）。还有，先挑容易出成绩的进行。宜全职，忌兼职。团队成员最好全职全身心投入，忌讳两边同时干，不然两边都干不好。

某医院运营管理部岗位职责举例。

（1）依据医院发展规划，建立完善的人、财、物、技术、空间、设施等资源分类配置标准。加强资源调配与优化，促进各类资源动态匹配，提高内部资源配置对医、教、研、防等业务工作的协同服务能力，包括资源配置的评估论证及使用情况追踪，定期分析科室经营管理报表，及时反馈与改进。

（2）加强临床、医技、医辅等业务科室的运营指导，常态化关注科室运营发展情况，有效指导医疗业务科室提升运营效益。强化教学、科研、预防、后勤服务等工作的制度管理和成本控制，定期对人力、设备、材料、药品、床位、工作量、工作效率等专项进行横向与纵向分析，及时发现、反馈并解决问题。

（3）在医院总体发展战略及目标指导下拟定医院经济管理方案，加强内部绩效考核。建立内部综合绩效考核指标体系，从医疗、教学、科研、预防及学科建设等方面，全方位开展绩效评价工作，全面考核运营管理实施效果。

（4）负责公立医院绩效考核相关工作，根据业务特点拟定院科绩效考核内容和指标，在医院确定的绩效分配原则下完成院、科及个人的绩效评估与考核，建立及完善公平、公正、高效的激励机制。

（5）制订、策划并组织实施科室综合绩效考核，通过服务效率、服务质量和经济效益等指标，科学合理地考核科室的工作业绩。对科室成本核算资料进行损益分析与评价，帮助科室改善经营策略。检查并监督医院经济数据归集情况，做好医院各种经营状况资料分析评估报告。

（6）加强资产管理，做好国有资产配置、使用、处置等各环节管理工作，强化资产使用效益的分析和追踪评价。负责医院国有资产的产权界定、登记、变动、注销、评估、年检等管理工作，及时、准确、真实地反映医院国有资产变动及效益状况，对医院资产出租、出借事项进行统一监管，参与各类资产采购、处置流程监督，对医院资产进行合理配置和利用，提高资产使用效益。

（7）对医院合同的管理进行规范和监督，定期或不定期开展检查，确保合同管理工作规范、有序的开展。对合同及协议实行统一编号，建立合同台账管理，负责合同管理的信息化建设。

（8）承担医院医学装备委员会办公室工作，严格设备物资的审批流程和管理。

四、明确DRG/DIP下各相关职能科室核心职责，临床科室设立DRG/DIP专管员

医院运营管理是对医院运营过程的计划、组织、实施和控制，是与医疗服务密切相关的各项核心资源管理工作的总称。简单地说，医院运营管理是帮助医院实现人、财、物三项核心资源精益管理的一系列管理手段和方法集。精细化运营管理的本质是对医院整体发展战略和目标的分解、细化和落实，核心思想是"精、准、细、严"，实现效益最大化。精细化运营管理强调在每一个流程和环节都要建立明确的责任链，明确人、事、物的责任，具有重具体、重落实、重成效的特点。DRG下医院的精细化运营管理要明确DRG付费涉及哪些部门，至少包括如下部门：医保办、病案室、医务科、质控科、护理部、药剂科、卫材科、信息科、绩效办、财务科。为了实现应对DRG/DIP付费的战略目标，明确以上各部门的核心职责，首先是医保办，毕竟DRG/DIP属于狭义的医保支付方式改革范畴。

医保办的核心职责是确保DRG付费下医院的结付比不低于100%。

先来解释一下什么是结付比，或者叫支付率。结付比 = DRG统筹费用/原始统筹费用（即按项目付费统筹）。我们知道目前医疗保障经办机构对医疗机构医保费用的支付主要采用按项目的后付制，DRG付费属于预付制，一旦当地医疗保障局实施DRG支付改革，对于统筹区域参加的医院来说，就存在一个整体盈亏的问题：

结付比大于100%，表明该医院在DRG付费政策下是盈利的，多拿钱了；结付比小于100%，表明该医院亏损了，少拿钱了。

表5-1是某医保统筹区域DRG付费下测算的六家医院的结付比情况，可以看到盈利的是C医院，居民医保盈利更多，亏损最多的是D医院，居民医保相对亏损更多。

表5-1 某医保统筹区域部分DRG付费改革医院的结付比情况

医疗机构名称	参保类别	结算总点数	DRG总费用/元	DRG统筹总费用/元	总费用/元	按项目付费统筹总费用/元	结付比/%
A	居民	1135787	78091074	47941513	78118040	47968479	99.94
	职工	153619	10626261	8063239	10810671	8247648	97.76
B	居民	3479076	238851699	130590322	239060821	130799443	99.84
	职工	378504	26160926	18530393	26396663	18766129	98.74
C	居民	7269038	499252574	216581475	489358185	206687087	104.79
	职工	1349327	93101951	64607312	91100372	62605733	103.20
D	居民	2104679	144630999	86400963	154532129	96302094	89.72
	职工	156735	10839878	7864514	11527676	8552312	91.96
E	居民	2150846	147748839	80183778	146837515	79272454	101.15
	职工	222243	15352068	11072008	15664401	11384341	97.26
F	居民	2871715	197173676	104966484	197843997	105636804	99.37
	职工	367776	25378788	17736542	25960326	18318080	96.83

可以计算医院整体DRG付费的结付比，也可以计算每一个临床科室的结付比，同时可以把结付比加入临床科室的绩效考核中（表5-2）。如某三甲医院DRG下临床科室绩效考核细则总共六项，其中第三项就是考核科室的结付比。

（1）科室RW总量指标（20分），指标意义：反映科室整体服务体量及能级，数值越高，反映有效服务量高；

（2）科室CMI值（10分），指标意义：反映科室整体学科排名，分值越高，科室竞争力越强；

（3）DRG医保结付比（补偿率）（40分），指标意义：反映医疗总费用偏移程度，结付比（补偿率）超100%，提示科室病组费用有结余；

（4）优势病组的占比与总例数（10分），指标意义：优势病组可以战略性亏损，占比越高，科室医疗技术能级越高；

（5）竞争病组临床路径的入径率（10分），指标意义：竞争病组不允许亏损，在确保医疗质量的前提下规范医疗服务行为；

（6）科室有效收入比与总金额（10分），指标意义：体现优劳优得，基于最佳临床实践实现病组最优的有效收入比。

表5-2　某三甲医院分科室具体考核得分表

科室举例	住院均次费用/元	住院均次药费/元	DRG总量指数	CMI	DRG医保支付率（结付比）	优势病组占比	竞争病组临床路径入径率	科室有效收入比	绩效考核总得分（满分100分）
消化内科	11000	3465	增幅≥8%	增幅≥8%	≥100%	增幅≥8%	≥90%	≥50%	
内镜中心	4500	675	增幅≥8%	增幅≥8%	≥100%	增幅≥8%	≥90%	≥70%	
呼吸内科（肺功能室）	13500	6750	增幅≥8%	增幅≥8%	≥100%	增幅≥2%	≥90%	≥50%	
心内科（心电图室）	30000	4050	增幅≥8%	增幅≥8%	≥100%	增幅≥5%	≥90%	≥60%	
神经内科（脑电图室）	14000	4340	增幅≥8%	增幅≥8%	≥100%	增幅≥5%	≥90%	≥50%	
内分泌科	10500	2363	增幅≥8%	增幅≥8%	≥100%	增幅≥1%	≥90%	≥40%	
肾脏内科（血透室）	11700	3569	增幅≥8%	增幅≥8%	≥100%	增幅≥3%	≥90%	≥40%	

明确了责任，医保办主任就应该思考，如何能够确保医院结付比不低于100%。产生医院结付比低于100%的原因有且仅有两个：一是病案的问题，没有拿回该拿的钱；二是部分病组出现了亏损。

首先入组要正确，尤其是主要诊断的正确率，不要出现高码低编、不入组的歧义病案，降低高倍率病案和低倍率病案的比例，这应该成为病案室的核心职责。病案室的核心职责是确保病案能正确入组，编的对。

医保办主任继续思考，如果病案编的对，也传的准，还有什么情况会导致医院结付比小于100%？亏损病组的数量和比例是直接原因。如某三甲医院DRG付费测算该医院有500个病组，可能200个病组盈利，300个病组亏损，这300个亏损病组就会导致医院结付比小于100%。如何对亏损病组进行分析，减少亏损病组数量或者亏损程度，这应该是谁的核心职责？当然是医务处。

医务处的核心职责是管控病组成本，减少病组的亏损，在保证医疗质量的前提下，基于最佳临床实践实现病种最优有效收入比，这和DRG改革的目标"规范医疗服务行为"是完全一致的。

大部分医院病案室是医务处的二级科室，大家认为医院成立DRG工作专班应该请哪个部门牵头和主要负责呢？当然是医务处，医保办协助医务处。医保办的具体工作是数据的分析整理，透过数据发现问题，同时做好高低倍率病案的原因分析，与医保局沟通申请特病单议等内容。

医务处主任需要思考，如何能够控制病组成本，减少病组的资源消耗。病组成本主要包括四个方面：药品、耗材、检查检验、医疗服务性项目。首先，控制药品成本，实现DRG下病组的合理用药，这应该是药剂科尤其是临床药学的核心职责，国家卫健委在2018年明确发文，药师是审方的第一责任人。其次，管控耗材成本，实现DRG下耗材的合理使用，这应该是卫生材料科的核心职责。这里要明确，耗材的供应和价格管理部门应该是卫生材料科，但耗材使用的合理性也是医务处的工作内容。

通过对核心病组中正常倍率病例费用异动情况进行分析，主要包括：西药异动分析、中成药异动分析、检查用一次性医用材料异动分析、手术用一次性医用耗材异动分析、治疗用一次性医用耗材异动分析、实验室诊断异动分析，实现异动情况的准确数据分析，这需要信息科协助提取大量的数据，所以信息科的核心职责是配合医务科和相关部门做好数据的提取和整理。

临床医师是否会为了控制病组成本影响医疗的质量、效率和安全呢？有可能，在确保医疗质量的前提下去控制成本，这是质控科的工作。质控科的核心职责是平衡好成本、质量、效率和安全，绝对不能为了控制成本而影响医疗质量，医务科应该做减法，质控科室应该做加法。

如何平衡质量与成本，最好的抓手是临床路径，更准确地讲应该是基于DRG付费成本管控下的病组临床路径。临床路径是为一组同质治疗方案的整体治疗环节设计的跨部门、跨职业组和跨专业的行动准则，并且能将医疗质量和经济效益有机结合起来。

目前大部分医院绩效一次分配（从医院到科室）方案主体还是工作量加上收支，换句话说，有工作量就有奖金测算，但实施DRG付费后的最大变化是，能测算出有的工作量是盈利，有的工作量是亏损，难道都要发奖金吗？肯定不行，DRG下绩效考核方案肯定需要调整。另外，在病组成本管控方面，如何确保医生的行为朝我们期望的方向发展，这也需要绩效考核来保驾护航，所以绩效办的核心职责是：做好DRG下绩效考核方案的优化调整。

财务部的核心职责是：做好DRG下病组成本的测算。

是否所有的病组都不允许亏损呢？不是，部分病组应该允许战略性亏损，那些高权重病组（RW≥2）、涉及新技术的病组应该允许亏损，而且重点科室不一定是盈利科室，盈利科室不一定符合医疗机构未来战略目标与发展方向，盈利科室或许需要调整收入结构和学科发展方向。选择哪些病组作为战略病组，允许亏损到什么程度，这些都是医务科需要考虑的问题，其实也是DRG下学科建设的问题。

总结一下，DRG/DIP付费下医院主要涉及十个行政职能部门：医保办、病案室、医务科、质控科、护理部、药剂科、卫材科、信息科、绩效办、财务科，十个部门需要十分用心和十分努力，才能确保医院应对DRG/DIP支付改革做到十全十美。再次明确这十个部门的核心职责如下。

（1）医保办的核心职责是确保DRG付费下医院的结付比不低于100%；

（2）病案室的核心职责是确保病案能正确入组，编的对；

（3）医务处的核心职责是管控病组成本，减少病组的亏损；

（4）药剂科的核心职责是做好病组的合理用药；

（5）卫生材料科的核心职责是病组的合理耗材使用；

（6）质控科的核心职责是平衡好质量与成本的关系，做好病组临床路径；

（7）护理部的核心职责是不可收费耗材成本管控，协助降低平均住院日，科室病案质控协助；

（8）信息科的核心职责是确保病案数据及时准确上传，配合医务科和相关部门做好数据的提取和整理；

（9）绩效办的核心职责是做好DRG下绩效考核方案的优化调整；

（10）财务部的核心职责是做好DRG病组成本的测算。

结合以上部门的核心职责，医院必须做好如下五个方面的工作：①病案正确入组；②病组成本管控；③病组临床路径；④绩效方案优化调整；⑤学科建设和病组结构调整。本书重点探讨这五个方面工作的核心抓手，或者所有工作的切入点和着力点，就是病组临床路径。

除了明确各相关行政职能科室的核心职责，临床科室负责人应担任DRG管理小组组长，负责DRG全面管理工作。临床科室还应该设置DRG/DIP专管员，原则上由高年资医师担任，也推荐科室护士长担任，负责DRG的日常管理、培训、监控及督导。专管员应能有效了解临床活动中出现的问题并且迅速解决，尤其是在DRG质量的监控审核工作中。

具体来说，DRG/DIP专管员的主要职责如下：一是组织开展DRG/DIP政策全科室人员培训；二是研究决定科室的学科定位发展与病组存量调整和增量计划；三是研究决定病组收治流程优化与日常诊疗的规范管理；四是研究决定资源调度、利用，成本核算与科室内部绩效二次分配问题；五是协助制订DRG病组开包DIP病种核心领域临床路径；六是总结DRG业务与管理中存在的其他主要问题及解决方案；七是达成共识以后，由科室DRG组长向医院DRG管理部门进行汇报、沟通、反馈。

有条件的科室还可以充实组织架构，按需将医保专管员、诊疗组组长、病案质控员、物价专员、科护长等人员纳入DRG管理团队。

第二节　神经内科精细化运营分析确定核心病组

以某大型三甲医院神经内科为例，解读DRG下通过精细化运营分析确定该科室核心病组的过程。

一、科室总体盈亏情况

1. 神经内科人员基本情况

副高级职称以上人员占比14.63%，中级职称人员占比46.34%，结构还是合理的，具体如表5-3所示。

表5-3　神经内科人员基本情况

部门	医生人数	副高级以上	中级	研究生以上
神内一	8	2	2	2
神内二	7	0	4	1
神内三	9	1	5	1
神内四	9	1	4	1
神内五	8	2	4	2
总计	41	6	19	7

2. 神经内科基本指标纵向同期对比情况

从工作量指标、效率指标、业务收入及结构、门诊收入及结构、住院收入及结构、次均费用六个维度对神经内科2021年与2020年数据进行了对比，具体见表5-4。

表5-4 神经内科基本指标纵向同期对比情况

项目	指标名称	2021年	2020年	增量
工作量指标	门诊人次	48348	45614	2734
	出院人次	8152	8599	−447
	实际占用床日	55630	60762	−5132
效率指标	平均住院日	6.7	6.96	−0.26
	床位使用率/%	86.80	95.13	−8.33
	床位周转次数	47	49	−2
业务收入及结构	业务收入/万元	7082.72	12762.73	−5680
	检查占比/%	27.90	27.70	0.20
	化验占比/%	14.00	14.20	−0.20
	医疗技术占比/%	20.30	18.90	1.40
	药品及材料占比/%	37.80	39.20	−1.40
	药占比/%	34.00	35.40	−1.40
	材料占比/%	3.80	3.80	0.00
门诊收入及结构	门诊收入/万元	1529.95	1324.19	205.76
	检查占比/%	43.73	44.76	−1.03
	化验占比/%	15.24	16.10	−0.86
	医疗技术占比/%	10.98	11.62	−0.64
	药品及材料占比/%	30.05	27.52	2.53
	药占比/%	29.95	27.45	2.50
	材料占比/%	0.10	0.07	0.03
住院收入及结构	住院收入/万元	5552.77	6140.78	−588.01
	检查占比/%	23.76	23.27	0.49
	化验占比/%	13.65	13.63	0.02
	医疗技术占比/%	22.69	20.79	1.90
	药品及材料占比/%	39.91	42.30	−2.39
	药占比/%	35.09	37.52	−2.43
	材料占比/%	4.82	4.78	0.04
次均费用	门诊次均费用/元	316.45	290.3	26.14
	医疗费/元	221.35	210.41	10.94
	材料费/元	0.32	0.2	0.11
	药品费/元	94.78	79.69	15.09
	住院次均费用/元	6811.54	7141.27	−329.73
	医疗费/元	4093.06	4120.51	−27.46
	材料费/元	328.32	341.35	−13.04
	药品费/元	2390.17	2679.41	−289.23

3. 神经内科基本指标的病区横向对比情况

从工作量指标、效率指标、业务收入及结构、门诊收入及结构、住院收入及结构、次均费用六个维度对神经内科五个病区进行了横向比较，总的来看，神经内科三病区业务收入最高，神经内科五病区住院次均费用最低，具体如表5-5所示。

表5-5　神经内科基本指标的病区横向对比情况

项目	指标名称	神内一	神内二	神内三	神内四	神内五
工作量指标	门诊人次	10306	10730	8959	8316	10037
	出院人次	1739	1587	1839	1411	1576
	实际占用床日	11569	10840	12172	10171	10878
效率指标	平均住院日	6.59	6.51	6.47	7.11	6.9
	床位使用率/%	90.30	84.60	95.00	79.40	84.90
	床位周转次数	50	45	53	40	45
业务收入及结构	业务收入/万元	1402.72	1478.99	1574.03	1393.19	1233.8
	检查占比/%	29.30	29.00	27.00	27.20	27.00
	化验占比/%	12.70	15.20	15.30	11.90	14.80
	医疗技术占比/%	20.30	17.60	19.80	23.50	20.40
	药品及材料占比/%	37.70	38.20	37.90	37.40	37.80
	药占比/%	33.40	35.90	33.40	32.30	35.10
	材料占比/%	4.30	2.30	4.50	5.10	2.70
门诊收入及结构	门诊收入/万元	291.58	357.65	290.82	315.98	273.93
	检查占比/%	46.40	46.24	41.76	41.58	42.17
	化验占比/%	15.78	15.02	18.08	11.51	16.23
	医疗技术占比/%	13.30	5.36	11.29	15.99	9.74
	药品及材料占比/%	24.52	33.38	28.87	30.92	31.86
	药占比/%	24.47	33.21	28.75	30.86	31.75
	材料占比/%	0.05	0.17	0.12	0.06	0.11
住院收入及结构	住院收入/万元	1111.14	1121.34	1283.21	1077.21	959.87
	检查占比/%	24.82	24.48	23.10	23.40	23.02
	化验占比/%	11.86	15.21	14.59	11.97	14.48
	医疗技术占比/%	22.18	20.87	22.03	25.42	23.22
	药品及材料占比/%	41.14	39.44	40.28	39.21	39.28
	药占比/%	35.69	36.55	34.59	32.74	35.96
	材料占比/%	5.45	2.89	5.69	6.47	3.32
次均费用	门诊次均费用/元	282.92	333.32	324.61	379.96	272.92
	医疗费/元	213.55	222.06	230.89	262.48	185.97
	材料费/元	0.14	0.57	0.39	0.23	0.3
	药品费/元	69.23	110.69	93.33	117.26	86.65
	住院次均费用/元	6389.53	7065.78	6977.76	7634.37	6090.6
	医疗费/元	3760.88	4279.04	4167.12	4640.94	3698.2
	材料费/元	348.23	204.2	397.03	493.94	202.21
	药品费/元	2280.42	2582.54	2413.61	2499.49	2190.2

4. 神经内科重点运营指标分析

2021年神经内科五个病区门诊人次同比增长情况和2020年科室数据横向对比，可以看到仅有神内三在下降，增幅最高的是神内五，具体如表5-6所示。

表5-6　门诊人次同比增长情况

病区	2021年	2020年	增幅/%
神内一	10306	9619	7.14
神内二	10730	9477	13.22
神内三	8959	9605	−6.73
神内四	8316	8245	0.86
神内五	10037	8668	15.79

2021年神经内科五个病区出院人次同比增长情况和2020年科室数据横向对比，可以看到所有病区都在下降，其中下降幅度最大的神内四，需要认真分析其下降的原因，寻找对策，具体如表5-7所示。

表5-7　出院人次同比增长情况

病区	2021年	2020年	增幅/%
神内一	1739	1817	−4.29
神内二	1587	1684	−5.76
神内三	1839	1933	−4.86
神内四	1411	1562	−9.67
神内五	1576	1603	−1.68

2021年神经内科五个病区门诊住院比的同比增长情况和2020年科室数据横向对比，可以看到总体基本持平，增幅最大的是神内二，具体如表5-8所示。

表5-8　门诊住院比的同比增长情况

病区	2021年	2020年	增幅/%
神内一	5.93	5.29	12.10
神内二	6.76	5.63	20.07
神内三	4.87	4.97	−2.01
神内四	5.89	5.28	11.55
神内五	6.37	5.41	17.74

2021年神经内科五个病区床位使用率的增长情况和2020年科室数据横向对比，可以看到床位使用率都在下降，降幅最大的是神内五，具体如表5-9所示。

表5-9　床位使用率的增长情况

病区	2021年	2020年	增幅/%
神内一	90.30%	99.15%	−8.93
神内二	84.60%	93.17%	−9.20
神内三	95.00%	102.66%	−7.46
神内四	79.40%	84.58%	−6.12
神内五	84.90%	96.07%	−11.63

2021年神经内科五个病区平均住院日增长情况和2020年科室数据横向对比，可以看到只有神内四的平均住院日在上升，需要深入分析原因，具体如表5-10所示。

表5-10　平均住院日的增长情况

病区	2021年	2020年	增幅/%
神内一	6.59	6.81	−3.23
神内二	6.51	6.90	−5.65
神内三	6.47	6.77	−4.43
神内四	7.11	6.81	4.41
神内五	6.90	7.50	−8.00

2021年神经内科五个病区出院患者手术占比增长情况和2020年科室数据横向对比，可以看到虽然总业务收入在下降，但医疗服务收入总体略有上升，尤其是神内四，医疗服务收入占比从19.80%上升到23.50%，增幅18.69%，无论是增幅还是绝对值都是五个病区最高的，具体如表5-11所示。

表5-11　神经内科五个病区总收入情况

病区	总业务收入/万元		增幅/%	药占比/%		增幅/%	医疗服务收入占比/%		增幅/%
	2021年	2020年		2021年	2020年		2021年	2020年	
神内一	1402.72	1490.81	−5.91	33.40	35.60	−6.18	20.30	19.60	3.57
神内二	1478.99	1513.56	−2.28	35.90	36.00	−0.28	17.60	18.00	−2.22
神内三	1574.03	1661.74	−5.28	33.40	35.90	−6.96	19.80	18.50	7.03
神内四	1393.19	1517.36	−8.18	32.30	34.30	−5.83	23.50	19.80	18.69
神内五	1233.80	1281.51	−3.72	35.10	37.70	−6.90	20.40	20.60	−0.97

2021年神经内科五个病区住院业务收入、药占比、耗材占比、服务收入占比同比增长情况,可以看到住院业务收入都在下降,但住院服务收入占比都在上升,说明病组费用结构在改善,其中神内四无论是住院服务收入的绝对值还是增幅都是五个病区最高的,具体如表5-12所示。

表5-12　神经内科五个病区住院收入情况

病区	住院业务收入/万元		增幅/%	住院药占比/%		增幅/%	住院服务收入占比/%		增幅/%
	2021年	2020年		2021年	2020年		2021年	2020年	
神内一	1111.14	1246.4	−10.85	35.69	37.56	−4.98	22.18	21.06	5.32
神内二	1121.34	1234.75	−9.18	36.55	37.31	2.04	20.87	20.41	2.25
神内三	1283.21	1370.32	−6.36	34.59	37.54	7.86	22.03	19.60	12.40
神内四	1077.21	1218	−11.56	32.74	35.71	8.32	25.42	20.65	23.10
神内五	959.87	1071.32	−10.40	35.96	39.77	9.58	23.22	22.61	2.70

2021年神经内科五个病区门诊业务收入、药占比、耗材占比、服务收入占比同比增长情况,可以看到门诊业务收入仅神内三在下降,下降了12.95%,其他都在上升,增幅最高的是神内五,门诊服务收入占比略有增长,具体如表5-13所示。

表5-13　神经内科五个病区门诊收入情况

病区	门诊业务收入/万元		增幅/%	门诊药占比/%		增幅/%	门诊服务收入占比/%		增幅/%
	2021年	2020年		2021年	2020年		2021年	2020年	
神内一	291.58	244.42	19.29	24.47	25.79	−5.12	13.30	12.43	7.00
神内二	357.65	278.82	28.27	33.21	29.16	13.89	5.36	5.87	−8.69
神内三	290.82	291.41	−0.20	28.75	27.84	3.27	11.29	12.97	−12.95
神内四	315.98	299.36	5.55	30.86	27.08	13.96	15.99	15.72	1.72
神内五	273.93	210.19	30.32	31.75	27.13	17.03	9.74	10.56	7.76

2021年神经内科五个病区门诊次均费用和门诊次均药费同期对比,可以看到门诊次均费用、门诊均次药费都在增加,其中门诊均次费用增幅最高的是神内二,绝对值最高的是神内四,需要重点关注,具体如表5-14所示。

表5-14 神经内科五个病区门诊费用情况

病区	门诊均次费用/元		增幅/%	门诊均次药费/元		增幅/%
	2020年	2019年		2020年	2019年	
神内一	282.92	254.1	11.34	69.23	65.53	5.65
神内二	333.32	294.2	13.30	110.69	85.79	29.02
神内三	324.61	303.4	6.99	93.33	84.47	10.49
神内四	379.96	363.08	4.65	117.26	98.32	19.26
神内五	272.92	242.49	12.55	86.65	65.79	31.71

2021年神经内科五个病区住院次均费用和住院次均药费同期对比，可以看到住院均次费用都在下降，其中下降幅度最大的是神内五，也是绝对值最低的，神内五总体费用下降的重要原因是均次药费的控制，该科室住院均次药费下降17.60%，绝对值下降到2190.16元，为五个病区最低，具体如表5-15所示。

表5-15 神经内科五个病区住院费用情况

病区	门诊均次费用/元		增幅/%	门诊均次药费/元		增幅/%
	2021年	2020年		2021年	2020年	
神内一	6389.53	6859.63	−6.85	2280.42	2576.48	−11.49
神内二	7065.78	7332.22	−3.63	2582.54	2735.65	−5.60
神内三	6977.76	7089.11	−1.57	2413.61	2661.25	−9.30
神内四	7634.37	7797.69	−2.09	2499.49	2784.56	−10.24
神内五	6090.55	6683.21	−8.87	2190.16	2657.91	−17.60

科室分病区DRG总体指标分析，可以看到：CMI最高的是神内三，最低的是神内五；费用消耗指数最低的神内五，最高的是神内四；时间消耗指数最低的是神内三，最高的是神内五。神内五CMI最低，而时间消耗指数最高，需要重点分析原因，具体如表5-16所示。

神经内科排名前十的重点DRG病组情况对比分析，可以看到入组总例数最多的还是BR23病组，这也是本章重点分析BR23病组的原因，具体如表5-17所示。

表5-16 神经内科五个病区DRG总体指标分析

病区	总例数	组数	总权重	CMI	费用消耗指数	时间消耗指数	低风险组死亡率	入组例数	大于60天人数	入组率/%	科室得分
神内一	1716	57	1558.9	0.91	0.7801	0.7134	0	1716	0	100.00	93.28
神内二	1556	62	1371.0	0.88	0.8586	0.7171	0	1554	1	99.94	93.11
神内三	1743	75	1740.9	1.00	0.8136	0.7010	0	1742	0	99.94	94.23
神内四	1353	51	1315.0	0.97	0.9256	0.7565	0	1351	2	99.93	92.81
神内五	1488	84	1289.9	0.87	0.7617	0.7610	0	1487	0	99.93	93.74

表5-17 神经内科排名前十的重点DRG病组情况对比分析

序号	分组编码	DRG组名称	总例数	平均住院日	平均住院费用/元	权重	总权重
1	BR23	脑缺血性疾患，伴有一般并发症或合并症	3042	7.26	7654.74	0.95	2889.90
2	BR25	脑缺血性疾患，不伴有并发症或合并症	2369	6.17	5690.28	0.70	1658.30
3	BU29	平衡失调及听觉障碍	391	4.56	4207.16	0.54	211.14
4	BV39	头痛	269	4.33	3764.41	0.47	126.43
5	BR11	颅内出血性疾患，伴有严重并发症或合并症	245	11.96	13205.71	1.89	463.05
6	BV11	癫痫病，伴有严重并发症或合并症	158	5.05	5846.39	0.70	110.60
7	BR15	颅内出血性疾患，不伴有并发症或合并症	132	10.51	7872.07	1.14	150.48
8	BM11	脑血管介入检查术，伴有严重并发症或合并症	122	9.36	16103.80	2.08	253.76
9	BX23	颅神经/周围神经疾患，伴有一般并发症或合并症	90	5.13	4505.50	0.50	45.00
10	BX25	颅神经/周围神经疾患，不伴有并发症或合并症	85	5.13	4505.50	0.78	66.30

5. 十个重点DRG病组在不同病区的具体指标分析

（1）BR23脑缺血性疾患，伴有一般并发症或合并症　可以看到，入组例数最多的是神内一，平均住院日最短的神内三，平均住院费用最低的是神内五，这些都可以成为该病组的院内标杆值，具体如表5-18所示。

表5-18　BR23在神经内科五个病区的分析

病区	入组例数	平均住院日	平均住院费用/元	权重	总权重
神内一	753	7.05	7160.68	0.95	715.35
神内二	628	7.12	7797.54	0.95	596.60
神内三	624	6.91	7582.64	0.95	592.80
神内四	446	7.5	8698.85	0.95	423.70
神内五	591	7.71	7033.98	0.95	561.45
汇总	3042	7.26	7654.74	0.95	2889.90

（2）BR25脑缺血性疾患，不伴有并发症或合并症　可以看到，入组例数最多的是神内一，平均住院日最短的神内三，平均住院费用最低的是神内五，具体如表5-19所示。

表5-19　BR25在神经内科五个病区的分析

病区	入组例数	平均住院日	平均住院费用/元	权重	总权重
神内一	520	6.05	5300.66	0.7	364.00
神内二	460	6.43	6297.27	0.7	322.00
神内三	510	5.73	5488.07	0.7	357.00
神内四	472	6.33	6125.50	0.7	330.40
神内五	407	6.29	5239.91	0.7	284.90
汇总	2369	6.17	5690.28	0.7	1658.30

（3）BU29平衡失调及听觉障碍　可以看到，入组例数最多的是神内三，平均住院日最短的神内五，平均住院费用最低的是神内五，神内五可以成为该病组的院内标杆值，具体如表5-20所示。

表5-20　BU29在神经内科五个病区的分析

病区	入组例数	平均住院日	平均住院费用/元	权重	总权重
神内一	63	4.51	4257.24	0.54	34.02
神内二	43	5.47	4961.33	0.54	23.22
神内三	119	4.33	3976.20	0.54	64.26
神内四	112	4.79	4372.76	0.54	60.48
神内五	54	3.69	3468.27	0.54	29.16
汇总	391	4.56	4207.16	0.54	211.14

（4）BV39头痛　可以看到，入组例数最多的是神内二，平均住院日最短的神内三，平均住院费用最低的也是神内三，神内三可以成为该病组的院内标杆值，具体如表5-21所示。

表5-21　BV39在神经内科五个病区的分析

病区	入组例数	平均住院日	平均住院费用/元	权重	总权重
神内一	54	4.83	3674.34	0.47	25.38
神内二	77	4.47	4432.08	0.47	36.19
神内三	47	3.74	3234.02	0.47	22.09
神内四	42	3.88	3937.30	0.47	19.74
神内五	49	4.71	3544.33	0.47	23.03
汇总	269	4.33	3764.41	0.47	126.43

（5）BR11颅内出血性疾患，伴有严重并发症或合并症　可以看到，入组例数最多的是神内一，平均住院日最短的神内二，平均住院费用最低的也是神内二，神内二可以成为该病组的院内标杆值，具体如表5-22所示。

表5-22　BR11在神经内科五个病区的分析

病区	入组例数	平均住院日	平均住院费用/元	权重	总权重
神内一	73	10.67	10072.70	1.89	137.97
神内二	41	9.83	9916.40	1.89	77.39
神内三	45	12.44	13364.10	1.89	85.05
神内四	43	14.02	19890.89	1.89	81.27
神内五	43	12.84	12784.46	1.89	81.27
汇总	245	11.96	13205.71	1.89	463.05

（6）BV11癫痫病，伴严重并发症或合并症　可以看到，入组例数最多的是神内一，平均住院日最短的神内二，平均住院费用最低的是神内三，具体如表5-23所示。

表5-23　BV11在神经内科五个病区的分析

病区	入组例数	平均住院日	平均住院费用/元	权重	总权重
神内一	44	5.48	7095.43	0.7	30.80
神内二	36	3.94	5538.25	0.7	25.20
神内三	28	4.57	5049.78	0.7	19.60
神内四	26	5.15	6234.01	0.7	18.20
神内五	24	6.13	5314.47	0.7	16.80
汇总	158	5.05	5846.39	0.7	110.60

（7）BR15颅内出血性疾患，不伴有并发症或合并症　可以看到，入组例数最多的是神内四，平均住院日最短的神内五，平均住院费用最低的也是神内五，神内五可以成为该病组的院内标杆值，具体如表5-24所示。

表5-24　BR15在神经内科五个病区的分析

病区	入组例数	平均住院日	平均住院费用/元	权重	总权重
神内一	8	10.75	8362.50	1.14	9.12
神内二	18	10.72	8886.76	1.14	20.52
神内三	36	11.67	8446.68	1.14	41.04
神内四	42	10.10	7777.20	1.14	47.88
神内五	28	9.32	5887.19	1.14	31.92
汇总	132	10.51	7872.07	1.14	150.48

（8）BM11脑血管介入检查术，伴有严重并发症或合并症　可以看到，入组例数最多的是神内三，平均住院日最短的神内五，平均住院费用最低的也是是神内五，神内五可以成为该病组的院内标杆值，具体如表5-25所示。

表5-25　BM11在神经内科五个病区的分析

病区	入组例数	平均住院日	平均住院费用/元	权重	总权重
神内一	11	10.09	13285.27	2.08	22.88
神内二	5	10.80	21758.11	2.08	10.40
神内三	58	8.86	15823.76	2.08	120.64
神内四	44	9.30	16489.26	2.08	91.52
神内五	4	7.75	13162.61	2.08	8.32
汇总	122	9.36	16103.80	2.08	253.76

（9）BX23颅神经/周围神经疾患，伴有一般并发症或合并症　可以看到，入组例数最多的是神内二，平均住院日最短的神内二，平均住院费用最低的是神内二，神内二可以成为该病组的院内标杆值，具体如表5-26所示。

表5-26　BX23在神经内科五个病区的分析

病区	入组例数	平均住院日	平均住院费用/元	权重	总权重
神内一	22	4.86	4267.47	0.50	11.00
神内二	23	4.48	4265.68	0.50	11.50
神内三	15	4.80	4531.07	0.50	7.50
神内四	17	5.53	4445.28	0.50	8.50
神内五	13	6.00	5018.02	0.50	6.50
汇总	90	5.13	4505.50	0.50	45.00

（10）BX25颅神经/周围神经疾患，不伴有并发症或合并症　可以看到，入组例数最多、平均住院日最短、平均住院费用最低的都是神内二，神内二是该病组的院内标杆值，具体如表5-27所示。

表5-27　BX25在神经内科五个病区的分析

病区	入组例数	平均住院日	平均住院费用/元	权重	总权重
神内一	22	4.86	4267.47	0.78	17.16
神内二	23	4.48	4265.68	0.78	17.94
神内三	15	4.80	4531.07	0.78	11.70
神内四	17	5.53	4445.28	0.78	13.26
神内五	8	6.00	5018.02	0.78	6.24
汇总	85	5.13	4505.50	0.78	66.30

二、科室核心病组的明确与分析

神经内科2021年收治的病种情况见图5-1和图5-2。

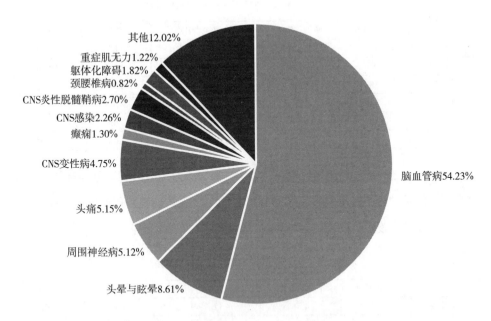

图5-1　神经内科2021年收治病种分类

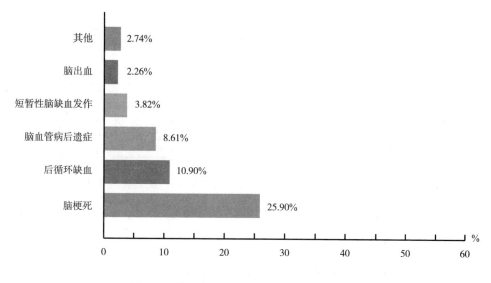

图5-2　神经内科2021年收治脑血管病例情况

神经内科出院例数排名前四位的病种在不同病区横向对比情况介绍如下。

病种：I63入脑前动脉血栓形成引起的脑梗死。可以看到，该病种总例数最多的是神内三，平均住院日最短的神内三，平均住院费用最低是神内一，药占比最低的是神内三，神经三可以成为该病种的院内标杆值，具体见表5-28所示。

表5-28　I63入脑前动脉血栓形成引起的脑梗死的分病区分析

病区	总例数	平均住院日	平均住院费用/元	药占比/%
神内一	725	7.66	8101.35	42.20
神内二	741	7.78	8825.99	42.15
神内三	846	7.50	9295.21	39.86
神内四	637	8.49	10466.66	40.13
神内五	443	8.62	8311.89	42.44
汇总	3392	8.01	9000.22	41.36

病种：G45椎基底动脉综合征。可以看到，该病种总例数最多的是神内五，平均住院日最短的神内四，平均住院费用最低是神内五，药占比最低的是神内三，具体见表5-29所示。

表5-29　G45椎基底动脉综合征的病区分析

病区	总例数	平均住院日	平均住院费用/元	药占比/%
神内一	211	5.24	4585.25	28.13
神内二	358	5.2	4974.22	27.85
神内三	335	4.84	4710.56	25.26
神内四	356	4.7	4569.03	19.38
神内五	390	5.03	4114.28	27.01
汇总	1650	5.00	4590.67	25.53

病种：I67大脑动脉夹层形成，未破裂。可以看到，该病种总例数最多的是神内一，平均住院日最短的是神内三，平均住院费用最低是神内一，药占比最低的是神内四，具体见表5-30。

表5-30　I67大脑动脉夹层形成，未破裂的病区分析

病区	总例数	平均住院日	平均住院费用/元	药占比/%
神内一	281	5.08	4128.36	24.42
神内二	22	5.55	4417.09	27.41
神内三	109	4.88	5387.37	20.89
神内四	18	5.44	5437.17	13.22
神内五	12	5.67	5138.36	23.39
汇总	442	5.32	4901.67	21.87

病种：H81梅尼埃（美尼尔）病。可以看到，该病种总例数最多的是神内三，平均住院日最短的是神内五，平均住院费用最低也是神内五，药占比最低的是神内四，神内五可以成为该病种的院内标杆值，具体见表5-31。

表5-31　H81梅尼埃（美尼尔）病的病区分析

病区	总例数	平均住院日	平均住院费用/元	药占比/%
神内一	63	4.51	4257.24	19.18
神内二	44	5.48	4981.13	25.17
神内三	122	4.24	3906.46	17.45
神内四	113	4.78	4370.04	14.35
神内五	58	3.60	3510.55	18.62
汇总	400	4.52	4205.08	18.95

神经内科入组病例数前十的病组，可以看到当月入组病例数最多是BR23，总例数110例，其中涉及主要诊断最多的是多发性脑梗死43例，其次是后循环缺血42例，短暂性大脑缺血性发作（TIA）8例，前三位主要诊断的病例总数为93例，占

比为84.55%，符合二八原理（表5-32）。

表5-32 神经内科入组病例数前十的病组分析

DRG 编码	DRG名称	主要诊断名称	例数	总例数
BR23	脑缺血性疾患，伴并发症或合并症	多发性脑梗死	43	110
		后循环缺血	42	
		短暂性大脑缺血性发作	8	
		腔隙性脑梗死	4	
		基底节脑梗死	3	
		丘脑梗死	3	
		脑梗死	3	
		脑干梗死	2	
		脑动脉供血不足	1	
		大脑动脉狭窄脑梗死	1	
BR21	脑缺血性疾患，伴严重并发症或合并症		21	21
BR25	脑缺血性疾患，不伴并发症或合并症		18	18
TV19	焦虑性障碍	焦虑状态	7	7
BU29	神经系统变性疾患	不安腿综合征（不宁腿综合征）	4	10
		偏身舞蹈症	3	
		帕金森病	2	
		混合性痴呆	1	
BV11	癫痫病，伴严重并发症或合并症	症状性癫痫（继发性癫痫）	4	4
BX29	颅神经/周围神经疾患	三叉神经损伤	2	4
		慢性炎症性脱髓鞘性多发性神经病	1	
		2型糖尿病性外展神经麻痹	1	
VS21	药物中毒或毒性反应，伴严重并发症或合并症	一氧化碳的毒性效应	2	2
VS23	药物中毒或毒性反应，伴并发症或合并症	一氧化碳的毒性效应	4	4
VS25	药物中毒或毒性反应，不伴并发症或合并症	一氧化碳的毒性效应	4	4

第三节　BR2脑缺血性疾病病组全景式多维度分析

一、BR23病组开包DIP分析

表5-33是BR23病组所涉及主要诊断的具体列表，该医院全年BR23共有1719例，本院该病组的均费为10371元，平均住院日为9.22天。BR23主要涉及15个主要诊断，不同的主要诊断都是入组BR23病组，例数和均费差异挺大。其中，例数最多的主要诊断是脑梗死742例，占比为43.16%，均费为13269元；第二位是慢性缺血性脑血管病576例，占比为33.5%，均费为7474元；第三位是脑动脉供血不足146例，占比为8.49%，均费为7176元。均费最高的是主要诊断为大面积脑梗死9例，均费18922元；均费最低为椎基底动脉综合征2例，均费4524元。

表5-33　BR23病组开包DIP病种三段论分析表

科室	例数	均费	平均住院日	主要诊断名称	例数	均费/元
神经内科	1719	10371	9.22	短暂性大脑缺血性发作	59	8446
				后循环缺血	11	6954
				基底节脑梗死	86	10497
				颈动脉狭窄脑梗死	15	9949
				慢性缺血性脑血管病	576	7474
				脑动脉供血不足	146	7176
				脑干梗死	16	10973
				脑梗死	742	13269
				腔隙性脑梗死	9	12119
				丘脑梗死	21	8452
				小脑梗死	19	13227
				椎基底动脉综合征	2	4524
				椎动脉栓塞脑梗死	2	13748
				出血性脑梗死	6	13747
				大面积脑梗死	9	18922

这里也体现了DRG与DIP的区别，不同主要诊断的病例都是入BR23病组，DRG的组数CHS-DRG 1.1版本为628组，而DIP通常某个地区为7000~8000个病种，不同的主要诊断会分入不同的病种，给予不同的分值，对应不同的DIP支付价，具体如表5-34所示，从这个角度来看，DIP更贴近临床，所以临床医生更容易接受。

表5-34 某医院BR23病组开包DIP病种分值表

DRG分组编码	DRG分组名称	例数	DRG权重	DRG支付价/元	DIP分组名称	DIP分组编码	例数	DIP分值	DIP预算单价/元	DIP支付价/元
BR23	脑缺血性疾患，伴一般并发症或合并症	6655	0.79	7070	人脑前动脉血栓形成引起的脑梗死	I63.0	62	663	10	6630
					人脑前动脉栓塞引起的脑梗死	I63.1	8	760	10	7600
					人脑前动脉未特指的闭塞或狭窄引起的脑梗死	I63.2	46	928	10	9280
					大脑动脉血栓形成引起的脑梗死	I63.3	730	613	10	6130
					大脑动脉栓塞引起的脑梗死	I63.4	70	756	10	7560
					大脑动脉未特指的闭塞或狭窄引起的脑梗死	I63.5	389	700	10	7000
					其他脑梗死	I63.8	606	368	10	3680
					未特指的脑梗死	I63.9	3825	575	10	5750
					脑梗死后遗症	I69.3	546	396	10	3960
					其他短暂性大脑缺血性发作和相关的综合征	G45.8	7	246	10	2460
					未特指的短暂性大脑缺血性发作	G45.9	366	443	10	4430

6655个病例，1个DRG组，费率8950元，DRG病组支付价7070元

6655个病例，11个DIP病种，DIP支付价最高9280元，最低2460元

从表5-34中可以看到，某医院三年BR23病组共入组6655个病例，该病组权重为0.79，费率8950元，DRG支付价7070元，而如果是DIP，6655个病例入11个DIP病种，最多的是未特指的脑梗死3825例，占比57.48%，其次是大脑动脉血栓引起的脑梗死730例，占比10.97%，第三位是其他脑梗死606例，占比9.11%，前三位病种占比77.56%，符合二八原理，所以我们DRG开包DIP做临床路径时，重点做这三个主要诊断：未特指的脑梗死、大脑动脉血栓引起的脑梗死、其他脑梗死。

二、BR23病组的盈亏分析

大部分医院BR23病组是亏损的，亏损的主要原因还是药占比过高。

表5-35为A医院BR2组的盈亏分析，其中BR21和BR23为亏损，BR25为盈利。不同的并发症或合并症，带来的病组权重不一样，DRG支付价也不一样。BR21脑缺血性疾患，伴严重并发症或合并症，权重最高为1.16，DRG支付价也最高为15731元。医院共收治该病组384例，本院例均费用为19429元，每例亏损3698元。BR23脑缺血性疾患，伴一般并发症或合并症，权重为0.91，DRG支付价为11174元，医院共收治该病组1706例，本院例均费用为12519元，每例亏损1345元。

具体看BR23不同入组病例的盈亏情况，B医院2022年2月收治患者中入组BR23的合计137例，涉及神经内科一病区、二病区、三病区、四病区和神经介入病区，共亏损29592元。

表5-36为BR23病组亏损金额前十位的具体病例入组及亏损明细。

该地区BR23病组权重为0.7927，费率为8350元，支付价为权重×费率＝6619元。

病例1为典型的医保零支付病例。该病例平均住院日为14天，住院期间的医疗总费用为22048元，BR23在该地区的支付价为6619元。该患者为居民医保，按照当地居民医保的支付标准，该患者自费金额为8389元，过去按照项目付费，医保局还要为该患者支付13659元，而实施DRG付费后，医保支付费用＝费率×权重-患者自费，所以该病例医保应该支付-1770元。按照各地DRG付费规定细则，负值按照零计算，所以这个病例按照DRG付费，医保局的支付为零，就是所谓的零支付病例。

表5-35　A医院BR2病组盈亏分析

序号	分组编码	分组名称	权重	例数	本院例均费用/元	DRG支付价/元	例均盈亏/元	总盈亏/元
1	BR21	脑缺血性疾患，伴严重并发症或合并症	1.16	384	19429	15731	-3698	-1420032
2	BR23	脑缺血性疾患，伴一般并发症或合并症	0.91	1706	12519	11174	-1345	-2294570
3	BR25	脑缺血性疾患，不伴并发症合并症	0.84	47	8347	10259	1912	89864

表5-36　B医院BR23病组亏损金额前十位的具体病例入组及亏损明细

序号	病区	DRG编码	DRG名称	权重	费率/元	住院床日	医疗总费用/元	医保结算/元	患者自负/元	DRG支付价/元	病组盈亏/元
1	神内三	BR23	脑缺血性疾患，伴并发症或合并症	0.7927	8350	14	22048	13659	8389	6619	-15429
2	神经介入					15	21149	12158	8991		-14530
3	神经介入					15	17094	9754	7340		-10475
4	神经介入					13	15922	8781	7141		-9303
5	神内二					12	14473	8270	6203		-7854
6	神经介入					12	14466	8143	6323		-7847
7	神内四					12	13905	7688	6217		-7286
8	神经介入					10	13590	7917	5673		-6971
9	神内三					11	13512	7670	5842		-6893
10	神经介入					12	13454	7902	2832		-6835

再看病例10，该患者住院期间的实际花费为13454元，所以该病例亏损6835元。这个亏损属于账目亏损，不是真实亏损，准确说叫"少赚"。

因此，DRG超支的病例其实不是亏损，准确说叫"少赚"。我们的结论是：从病组全成本的角度来看，DRG付费下可以超支，药品和耗材不能超支，检查检验项目或者医疗服务费可以部分超支，医疗服务费超支不影响该病组的全成本测算。从病组成本结构的角度来说，我们重点管控的病组成本应该是药品和耗材费，其次是检查检验费，最后是医疗服务费。

第四节　高、低倍率病案与正常倍率病案分析与解读

一、高、低倍率病案占比及管控要点

1. 高、低倍率病案的定义

国家医疗保障局2019年10月给出的《国家医疗保障疾病诊断相关分组（CHS-DRG）分组与付费技术规范》对高、低倍率病案进行了权威解读。

为了鼓励医院收治疑难重症，防止推诿患者和低标准入院等情况的出现，DRG结算细则对未入组病例、费用极高病例、费用极低病例、低住院时间病例等的认定标准、程序与具体结算办法做出规定。

此部分病例是医保基金监管的重点，需重点审查。

1）未入组病例

医院初次提交病案未能入组的病例，须由医院对病案重新审核后，在规定的时间内再次提交给分组器进行分组，如仍然不能进入DRG分组，则需查明不能入组原因。如属于现行DRG分组方案暂未包括的参保人住院病案，在确定新的分组前对其住院医疗费用按项目付费方式进行结算。

2）费用极高病例

参保病例能入组，但住院总费用高于DRG支付标准规定倍数的（一般规定三级医院超过3倍，二级医院超过2倍，各地可自行规定），定义为费用极高病例。为了保证急重症患者得到及时有效的治疗，鼓励医院收治危重患者，此类患者按项目

付费方式进行结算。但费用超高结算人次不得超出当期本院出院人次5%，如超过5%，则按照住院总费用高于DRG支付标准的差额从高到低进行排序，取排序在前5%的人次所对应的费用按项目付费方式结算。

3）费用极低病例

参保病例能入组，但住院总费用低于DRG支付标准规定倍数的（一般规定为30%，各地可自行规定），定义为费用极低病例。为保证医保基金的使用效率，费用极低病例同样按项目付费方式结算。

4）其他特殊申请按项目付费患者

定点医疗机构可根据临床需要，向医保经办机构申请部分特殊患者按项目付费，但须严格控制按项目付费的患者数量，按月考核按项目付费的患者数，不得超过总出院人次的3%。拟按项目付费的患者，定点医院须逐例申报，医保经办机构审核通过后方可按项目付费结算。可特殊申请按项目付费结算的参保患者，仅包含以下四种情况：①急诊入院的危急重症抢救患者；②已在医保经办机构备案的新技术项目，可暂先按项目付费执行一年后，再根据数据进行测算，修订该病种分组的支付标准；③住院天数过长或住院费用过高等特殊情况；④经医保经办机构核准可申请按项目付费的其他情况。

此外，对于住院天数远低于该地平均住院日的低住院天数患者（一般≤4天），为提高基金的使用效率，各地也可自行根据天数选用按比例结算等结算方式。

国家医保局文件讲的是费用极高病例和费用极低病例，我们通常讲的是高倍率病案和低倍率病案，意思是一样的。

2. 高、低倍率病案出现的原因及案例解析

1）高倍率病案

实际费用/标杆费用＞2.5，为高倍率病案，在医保支付中，超过2.5倍的费用将由医院自行承担。造成高倍率病案原因：常为手术及操作的漏编，其他可能的原因有主要诊断选择错误，即高码低编。高倍率病案使得医院在医保基金支付方面处于亏损状态，对于高倍率病案的跟踪是医院管理的重点工作之一。

导致出现高倍率病例的原因很多：一种是入错了组，如本该进入2.5万元组的，但由于主要诊断选择错误、其他诊断或手术操作漏填等原因误入了1万元组（需修改医保结算清单）；另一种是患者在住院期间出现了并发症，因处理并发

症导致了较高的医疗消耗（这种情况医保不予补偿，因其入院病情为4并且可以避免；注：入院病情为4是指住院期间新发生的疾病，即"入院时没有"）；还有一种是上面提过的故意高码低编，人为造成高倍率病例，企图诱使医保按项目付费。

另编码规则出现在ICD-9手术中，提示编码员据实补充，同时开展手术及操作的编码。

举例，原始病案情况：冠心病患者做了冠脉造影，实际花费了43000多元，是标杆费用的近4倍（表5-37）。

表5-37　FQ15高倍率病案一例

病案号	DRG分组	实际费用/元	DRG支付价/元	出院科室	主要诊断名称	主要诊断编码	主要手术及操作	主要手术及操作编码
1	FQ15	43594	11717	心血管内科	冠状动脉粥样硬化性心脏病	I25.105	两根导管冠状动脉造影	—

经过核对手术及医嘱，提示另编码：PCI、PTCA、治疗血管量、支架数量。修改后情况：实际费用/标杆费用≈0.8，变为费用正常病案（表5-38）。

表5-38　FM25正常病案一例

病案号	DRG分组	实际费用/元	DRG支付价/元	出院科室	主要诊断名称	主要诊断编码	主要手术及操作	主要手术及操作编码
2	FM25	43594	54977	心血管内科	冠状动脉粥样硬化性心脏病	I25.105	经皮冠状动脉覆膜支架置入术/PTCA/治疗血管数量/支架数量	36.06/00.66/00.44/00.46

对于此类问题，建议：尽量完整填写诊断与手术名称，对应选择更详细的编码；尽量结合医嘱信息，减少手术漏编导致的假象高倍率；重点排查编码规则中合并编码和另编码问题。

2）低倍率病案

实际费用/标杆费用<0.4，为低倍率病案。低倍率病案不纳入DRG支付形式，依然使用按项目付费的方式进行支付。造成低倍率病案原因，客观讲应该是患者24h出院或治疗不充分，其他因素如主要诊断错误或多编、低码高编，也会造成低倍率病案，低倍率病案的大批出现会引起医保和卫生行政部门的重点关注，反映了

医疗质量、数据质量等问题，同时增加了骗保风险，是医院管理者重点跟踪的病案类型之一。

导致出现低倍率病例的原因很多：一种是入错了组，如本该进入4千元组的，但由于主要诊断选择错误、其他诊断多填等原因，误入了1万元组（需修改医保结算清单）；另一种是患者未完成整个诊疗过程，自动出院；还有一种是故意高套编码，套得太高，误入低倍率组。

在此强调主要诊断选择规则对于低倍率病案的影响。例：原始病案主要诊断为股骨骨折，手术为股骨内固定物取出术。同时，该病例未填写骨折的外因编码，可初步判断该病案此次的入院目的不是为了治疗骨折，综合以上判断，结合主要诊断选择的基本原则，建议将Z47取出骨折内固定装置调整为主要诊断，以明确此次住院的目的。

原病案：实际费用/标杆费用≈0.3，为低倍率病案（表5-39）。修改后：实际费用/标杆费用≈0.8，变为费用正常病案（表5-40）。

表5-39　IF25低倍率病案一例

病案号	DRG分组	实际费用/元	DRG支付价/元	出院科室	主要诊断名称	主要诊断编码	其他诊断	其他诊断编码	主要手术及操作	主要手术及操作编码
3	IF25	9784	31627	骨科	股骨骨折	S72.901	骨折术后	z98.8602	股骨内固定物取出术	78.65001

表5-40　IH35正常病案一例

病案号	DRG分组	实际费用/元	DRG支付价/元	出院科室	主要诊断名称	主要诊断编码	其他诊断	其他诊断编码	主要手术及操作	主要手术及操作编码
4	IH35	9784	12018	骨科	取出骨折内固定装置	Z47.001	骨折术后	z98.8602	股骨内固定物取出术	78.65001

如果按照推荐进行修改，分组结果由IF25变为IH35，与标杆费用比从0.3提升至0.8，从低倍率病案变为正常倍率病案。在避免了医疗支付风险的同时，也客观反映了CMI等绩效评价指标。

对于此类问题，建议：按照编码规范，选择正确的编码，如实反映医疗过程；

注意"应省略"的编码错误，减少因过多编码导致的低倍率病案；尽量完整填写诊断与手术名称，选择更详细的编码。

3. 低倍率病案出现的原因及医院管理策略

1）低倍率病案出现的原因分析

编码员或者医生，因为对编码规则理解不深或故意高套，导致低码高编，病案进入一个权重更高的病组/种，使得支付标准远高于实际消耗，沦为"吊车尾"的低倍率病案。或者编码没有问题，但实际医疗行为提供严重不足，导致资源消耗远低于正常诊疗，如分解住院、挂床住院、低标入院等。

举例，某医院收治患者入院手术，第一次以外科收入院，手术后安排出院，当天换另一疾病诊断收入内科，达到出院指征后出院。由于两次住院一次有手术，另一次没有手术，诊断也不一致，导致两次分入的ADRG组也不一样，完美地躲过"重复入院"的医保违规审核。但聪明反被聪明误，这两个病组的低倍率病案特别多，而刚刚提到按低倍率支付并不能给医院带来预想的"额外"收入，这两个病组总体也是逆差状态；并且，低倍率病案占比和人次人头比这两个指标过高容易引起医保的关注，得不偿失。

把住院费用转移至门诊或者药店，也很容易出现低倍率病案。如对于双通道药品而言，既能在医院购买，又能去药店购买，部分地区对于双通道药品管理不够清晰，医生让患者带药入院，或者出院后去药店购药，降低住院费用，若是转移的费用过多，落入低倍率病案范畴就可以理解了。

还有医保政策的问题。DRG按照组内的平均费用来测算权重，分组不当也会导致进入低倍率病案。某地脑血管介入治疗病组，将单纯的脑血管造影和脑血管支架置入分入同一个病组，自然做造影的患者就容易落入低倍率病案。再如，对于某些一疗程需要多次住院的疾病，如恶性肿瘤化疗，往往第一次住院费用较多，而后的化疗只有药品费和少许的医疗服务费，总费用很低，也很容易落入低倍率病案。

再或者，DRG对于儿童没有单独分组（除了浙江省DRG分出20个低于17岁的病组），支付按照儿童和成人的平均标准来进行，但儿童用药是明显少于成人的，可能也会导致某些内科病组里大量儿童患者成为低倍率病案，这也是儿科某些病组亏损的原因之一。

2）低倍率病案亏钱的原因

低倍率病案是指患者的实际医疗花费低于一定标准的病案，大多数地区标准为上年度病组/种平均住院费用（或支付标准）的30%或40%。对于低于这个标准的病案，医保部门认为存在异常行为，不再按照原支付标准足额支付，而是按照实际花费支付，或根据实际花费打折之后支付。这样一来，部分医疗机构想四两"博"千金的计划就落空了。

举个四川省自贡市的例子：假设A病组去年病组均费10000元，点数是80，低倍率标准为去年病组均费的30%，也就是10000×30% = 3000元，今年的点值是120元/点，那么A病组今年的支付标准 = 点数×点值 = 80×120 = 9600元。若患者实际花费只有1000元，低于低倍率标准3000元，虽然该病例进入A病组，但医保不会按照其支付标准9600元支付，而是按照实际医疗总费用/A病组均费×点数×点值 = 1000/10000×80×120 = 960元支付，跟之前按项目付费相比少了40元。

3）医院如何管理低倍率病案

首先，准确填写病案首页，入正确的、合适的病组；

其次，规范临床路径和出入院标准，临床路径可以较大程度在保证医疗质量的同时，减少医生个体习惯带来的费用差异，出入院标准明确，可以避免分解住院这种不合规的医疗行为；

最后，医院职能科室要深入临床工作，共同分析目前政策存在的漏洞，全院达成统一策略，做好备案，为临床提供支撑。同时，积极与医保部门沟通。

对于政策性问题导致的低倍率病案，医院不能闭口不言，要积极向医保部门反馈，共同破局。如是否考虑完善分组，是否考虑日间门诊治疗等。除了低倍率病案的问题，如医院发现其他政策问题，也要客观反馈目前遇到的问题和临床的真实声音。

4. DRG点数法付费地区的某三级医院的高、低倍率病例分析

从表5-41中可以看到，该医院2022年一季度DRG入组病例数9379人，其中职工医保2013人，居民医保7366人，职工医保总亏损946799元，居民医保总盈利337225元，全院总体亏损609574元。其中，高倍率病例56例，带来了1621412元的亏损，远高于全院总体亏损，管理好高倍率病例最为关键。

表5-41　某三级医院2022年一季度盈亏分析

类型		住院人次	医疗总收入/元	核算费用/元	盈亏额/元	盈亏率/%
按基金类型	职工	2013	13335576	12388777	−946799	−7.10
	居民	7366	48640419	48977644	337225	0.69
	全院	9379	61975995	61366421	−609574	−0.98
按病例类型	高倍率病例	56	4785983	3164571	−1621412	−33.88
	低倍率病例	2557	7911004	7404011	−506993	−6.41
	正常倍率病例	6585	45552113	48218915	2666802	5.85
	单议病组病例	1	29722	19096	−10626	−35.75
	康复1	172	3616521	2517610	−1098911	−30.39
	康复2	8	80652	42218	−38434	−47.65
	全院	9379	61975995	61366421	−609573	−0.98

该医院神经内科的高倍率病案如表5-42所示。

通过高倍率病案的具体亏损金额分析，可以看到亏损额最高的是BK19脑梗死使用呼吸机治疗（≥96小时）的病例，具体见表5-43。

高倍率病案出现的原因分析，具体见表5-44。

该医院BR21病组中的低倍率病案分析，具体见表5-45。

可以清晰看到，低倍率病案医疗总费用偏低，主要诊断都是脑梗死，具体见表5-46。

表5-42　该医院神经内科的高倍率病案分析

分组编码	分组名称	基准点数	成本系数	病例点数	追加点数	拨付点数	每点数费用/元
BK29	神经系统诊断伴呼吸机支持＜96小时	236.26	0.97	229.63	4.73	234.36	75.94
BJ13	神经系统其他手术，伴并发症或合并症	331.82	0.96	319.63	206.56	526.19	72.39
BZ29	神经系统疾患伴ICU治疗	356.36	0.94	335.58	890.72	613.15	75.94
BK29	神经系统诊断伴呼吸机支持＜96小时	236.26	0.97	229.63	345.86	575.49	75.94
BZ29	神经系统疾患伴ICU治疗	356.36	0.94	335.58	687.46	1023.04	75.94
BR15	颅内出血性疾患，不伴并发症或合并症	145.93	1.01	147.58	4371.2	4518.79	72.39
BY11	颅内损伤，伴重要并发症或合并症	150.06	0.98	147.15	757.27	904.42	72.39
BK19	神经系统诊断伴呼吸机支持≥96小时	1083	0.98	1060.4	1073.3	2133.74	75.94
BK29	神经系统诊断伴呼吸机支持＜96小时	236.26	0.97	229.63	328.44	558.07	75.94
BZ29	神经系统疾患伴ICU治疗	356.36	0.94	335.58	2740.6	3076.16	75.94
BU21	神经系统变性疾患，伴重要并发症或合并症	216.81	0.8	172.95	802.26	975.21	75.94
BZ11	神经系统其他疾患，伴重要并发症或合并症	201.35	1.01	203.28	687.13	890.41	75.94
BZ29	神经系统疾患伴ICU治疗	356.36	0.94	335.58	201.09	536.67	75.94
BR11	颅内出血性疾患，伴重要并发症或合并症	249.23	1.19	296	178.67	474.67	75.94
BK19	神经系统诊断伴呼吸机支持≥96小时	1083	0.98	1060.4	156.6	1217	75.94
BZ29	神经系统疾患伴ICU治疗	356.36	0.94	335.58	157.31	492.88	72.39
BR15	颅内出血性疾患，不伴并发症或合并症	145.93	1.01	147.58	422.98	570.56	75.94
BR25	脑缺血性疾病，伴或不伴并发症或合并症	99.38	0.74	73.22	945.26	1018.48	75.94

表5-43　高倍率病案的具体亏损金额分析

基金类型	分组编码	追加金额/元	医疗总费用/元	盈亏额/元	盈亏率/%	主要诊断编码	主要诊断名称	主要手术编码	主要手术名称
居民	BK29	359.44	37638	−19840	−52.71	i63.900	脑梗死	96.72001	呼吸机治疗（≥96小时）
居民	BZ29	67641.99	126454	−79891	−63.18	g93.100	缺氧性脑损害	96.07001	胃插管减压
居民	BK29	26264.93	64540	−20838	−32.29	i63.900	脑梗死	96.71001	呼吸机治疗（＜96小时）
居民	BZ29	52206.41	110424	−32734	−29.64	i61.900	脑出血	96.07001	胃插管减压
居民	BK19	81510.17	255470	−93434	−36.57	i63.900	脑梗死	96.72001	呼吸机治疗（≥96小时）
居民	BK29	24942.09	63167	−20787	−32.91	i63.900	脑梗死	96.71001	呼吸机治疗（＜96小时）
居民	BZ29	208121.9	272342	−38739	−14.22	g92.x01	一氧化碳中毒性脑病		
居民	BU21	60923.9	97466	−23409	−24.02	j15.102	铜绿假单胞菌性肺炎	96.07001	胃插管减压
居民	BZ11	52181.13	85948	−18330	−21.33	j44.900	慢性阻塞性肺病		
居民	BZ29	15271.29	72067	−31312	−43.45	i61.300	脑干出血	96.07001	胃插管减压
居民	BR11	13568.13	53401	−17355	−32.50	i61.900	脑出血	96.04001	气管插管
居民	BK19	11892.3	183172	−90753	−49.55	i61.900	脑出血	96.72001	呼吸机治疗（≥96小时）
居民	BS15	34188.93	47382	−27931	−58.95	s14.101	颈部脊髓损伤		
居民	BR15	32121.1	56375	−13046	−23.14	i60.900	蛛网膜下腔出血		
居民	BR25	71783.78	90223	−12879	−14.27	i63.900	脑梗死		
职工	BJ13	14953.25	68627	−30536	−44.50	a49.815	肺炎克雷伯菌感染	96.72001	呼吸机治疗（≥96小时）
职工	BR15	316447	367749	−40634	−11.05	i61.900	脑出血		
职工	BY11	54821.29	83390	−17919	−21.49	s06.206	弥漫性轴索损伤		
职工	BZ29	11388.01	68614	−32934	−48.00	i61.600	多发性脑出血		

表5—44 高倍率病案出现的原因分析

基金类型	分组编码	出院科室	分组错误原因
职工	BJ13	ICU室	查看病案首页明细及反馈，主要诊断、主要手术上传错误，应调整主要诊断为硬膜下钻孔引流术，入组BJ13
居民	BK29	ICU室	查看病案首页明细，主要资源消耗在改善循环、营养神经、ICU治疗、呼吸机治疗1小时以及抗感染等治疗，与主要诊断及主要手术吻合，原分组无误。争议病例反馈主要是对分组有疑问的病例提出反馈意见，非分组问题无须反馈
居民	BZ29	ICU室	查看病案首页明细，主要资源消耗在ICU、抗感染、营养支持、抗癫痫、康复治疗等，与主要诊断吻合，原分组无误，无须调整分组。争议病例反馈主要是对分组有疑问的病例提出反馈意见，非分组问题无须反馈
居民	BK19	ICU室	查看病案首页明细，主要资源消耗在抗感染、营养支持、ICU治疗、营养神经、对症等，与主要诊断及主要手术吻合，原分组无误，无需调整分组。争议病例反馈主要是对分组有疑问的病例提出反馈意见，非分组问题无须反馈
居民	BZ11	六病区	查看病案首页明细，主要资源消耗为抗感染、促醒、解痉平喘、气切护理、面罩吸氧等，同意调整主要诊断为肺性脑病，入组BZ11收费，同意调整主要诊断为肺性脑病，但未见呼吸机辅助呼吸相关

表5-45 BR21病组中的低倍率病例分析

基金类型	分组名称	基准点数	成本系数	病例点数	拨付点数	每点数费用/元
居民	脑缺血性疾病，伴重要并发症或合并症	139.53	0.75	22.93	22.93	75.94
				19.03	19.03	
				28.11	28.11	
				21.81	21.81	
				29.87	29.87	
				13.75	13.75	
				34.91	34.91	
				42.62	42.62	
				36.72	36.72	
				23.59	23.59	
				25.32	25.32	
				60.42	60.42	
				62.61	62.61	
				46.57	46.57	
				42.48	42.48	
				41.89	41.89	
				26.03	26.03	
职工				35.24	35.24	72.39
				46.41	46.41	
				33.88	33.88	

表5-46　BR21低倍率病案分析

基金类型	分组名称	主要诊断编码	主要诊断名称	主要手术编码	主要手术名称	医疗总费用/元
居民	脑缺血性疾病，伴重要并发症或合并症	g45.900	短暂性脑缺血发作	—	—	3303.85
		g45.900	短暂性脑缺血发作	88.91002	头部核磁共振检查	3350.25
		i63.402	脑栓塞	—	—	1084.25
		i63.900	脑梗死	—	—	1500.51
		i63.900	脑梗死	—	—	1719.64
		i63.900	脑梗死	—	—	1860.12
		i63.900	脑梗死	—	—	2355.73
		i63.900	脑梗死	—	—	3672.48
		i63.900	脑梗死	—	—	4937.72
		i63.900	脑梗死	57.94001	插入导尿管	4658.17
		i63.900	脑梗死	87.03001	头部CT检查	3360.98
		i63.900	脑梗死	89.53001	心电向量图	1808.71
		i63.900	脑梗死	89.53001	心电向量图	2217.12
		i63.900	脑梗死	89.53001	心电向量图	4765.25
		i63.903	出血性脑梗死	—	—	1996.84
		i63.903	出血性脑梗死	—	—	2052.69
		i63.903	出血性脑梗死	87.03001	头部CT检查	2753.19
		i67.805	慢性缺血性脑血管病	89.53001	心电向量图	2895.64
职工		i63.900	脑梗死	—	—	2671.81
		i63.903	出血性脑梗死	—	—	2779.34
		i63.903	出血性脑梗死	—	—	3660.27

5. 高、低倍率病案的管控要点

（1）通常医保会控制高倍率病案申诉的比例以及金额上限，合理控制高倍率病案的数量，避免高倍率病案过多，超出限额则得不到合理赔付。控制高倍率病案的一个方法是把名额按具体情况分给各科室，由科内进行合理控制。该操作简单，但各科室具体名额如何测算很难。各科室当然希望给出各种理由增加一些高倍率病案的名额。因此，最好的方法是做病组临床路径，对于具体病案具体分析，给出相应的药耗占比的标准，进行精细化管控。

（2）合理控制低倍率，这是难点，可能很多人想不明白为什么要控制。如果医保低倍率按DRG付费，这些病例会是着重检查的病例，被发现高套的概率也会很大；如果医保低倍率按项目付费，这些病例表面看没有损失，但达不到最大收益；如果医保低倍率按固定金额付费，通常医保会给很少的钱，无法满足医院，若出现权重高的组，医院甚至亏损更多。

低倍率病案还会影响下一年的标杆，所以怎么都不合适，从全成本的角度来看，没挣到的就是赔的，医院要仔细考量。

严重亏损案例，等于是给其他医院做嫁衣，服务其他医院，亏自己医院；本院亏损越多，其他医院越高兴，因为这还能提高第二年的标杆。大量盈利案例也会影响下一年该病组权重的测定，会出现所谓的"内卷"。

（3）竞争很激烈的病组、对外宣传的病组、月入组例数少的病组，可以考虑严格控制病组成本。在保证医疗质量的前提下，严格执行病组临床路径，可以在当地实现该病组的最优性价比，给老百姓带来真正的实惠。入组病例数量较多、在本地占比较高、有一定难度的病组，为优势病组，这类病组不建议过多控制，甚至可以战略性亏损，控制费用时只需要控制到DRG地区标杆值就行。有些病组花多了钱也不会赔，只要不超过标杆值的20%，如康复治疗多、检查多的患者。

6. 正确看待病组内具体病例的超支和结余

组内病例有的结余，有的超支，这是正常现象。DRG为"病例组合"，同一个DRG病组内可能涵盖几十个甚至上百个病种，这也是笔者强调DRG下要开包DIP的原因，一个组的DRG病例的临床过程相似，医疗资源消耗相近，但不绝对相同，所以每一份具体病例的费用会围绕基准点数上下波动。

由于历史数据的不真实、不准确，导致个别病组DRG点数过低，可能出现组内大部分病例超支的情况。对此情况，一方面需要医疗机构坚持原则，主动作为，不要迎合错误的历史数据，而是把真实的数据体现出来，通过逐年调整，尽快使该DRG点数回归合理；另一方面，在以详尽、合理的数据测算为依据，并有充分理由的前提下，经专家论证，不合理的DRG点数当年即可进行调整。

破除"每一份病例都要结余"的错误理念。DRG付费模式下，医疗机构应该变"向每一份病例要结余"为"向每一份病例要效益"，在严格执行临床路径的前提下，根据DRG临床路径测算出特殊病例的实际付费空间，在院内赋予这些特殊病例一个新的权重并作为院内考核的标准，用结余病例省下来的钱弥补院内赋予权重病例的正常超支，最后追求全院病例合计有结余。这样做，既能保证科室开展治疗大重病技术的积极性，又能达到合理控制成本的目的。

竞争病组和基层病组通过建立病组临床路径，一定要实现结余，优势病组可以战略性超支，用竞争病组和基层病组的结余去弥补这个超支，实现医院总体平衡。

基于病例超支和结余互补的情况，医疗机构也应该同步完善院内薪酬和考核体系，逐步调整为主要以医生的工作量、工作难度和工作效率为评价指标，合理进行绩效分配，破除以结余多少进行绩效分配的简单做法。

医疗机构不符合DRG改革原则和精神的违规行为主要有哪些？

（1）冲量　在疾病谱没有明显变化的情况下，医疗服务数量和服务总点数大幅增加。服务能力较弱的医疗机构，易于低标准入院、轻症入院、分解住院；龙头医院和专科优势医院的冲量行为，更多表现为通过套高诊断、诊断升级及不合理的内科外科化、内科医技化、外科术式升级等方式，来获得尽可能多的点数。

（2）缩减服务　外科病例以缩短住院天数为主要外在表现，即使对尚未达到出院标准的患者，也要求提前出院或转为康复；内科病例主要表现为费用一旦接近基准点数，即要求患者出院。

（3）推诿重症患者　推诿重症患者一方面会导致医患关系、保患关系恶化，另一方面会导致医疗机构的诊疗能力将难以提升。

（4）违规行为的危害后果和医保部门的应对举措　违规行为可能一时得利，但贻害无穷。冲量后总点数"注水"，但是点值会不合理下降；缩减服务，追求每一个病例盈利，会导致病组点数的逐年下降，出现病组的"死亡螺旋"困境。

任何非正常行为都会在真实世界的大数据中有所映射，医保局会按照"点面结合，立体防控"的总思路，逐步健全DRG付费模式下的监管体系，确保有限的医保基金用在刀刃上。在点的监管上，从合规性、反套高、反套低三个维度，建立了一期监管规则，其中刚性规则28条，疑点规则2条，分条明确了规则内涵、违规性质、处罚办法。在面的监管上，围绕费用发生情况、医疗服务质量、入组情况、病组病例异常变化四个维度，运用大数据分析技术，逐月、逐季度、逐年对于DRG付费的病案、病组、人次、费用等进行综合分析挖掘，对医疗机构的病案质量、医疗服务质量和效率等进行横向和纵向的综合研判，分析比较，对共性问题"出标准"集中查纠，个性问题"点对点"依规处理。

二、正常倍率病案盈亏的RW区间分布

1. 病组RW区间分析

卫健版DRG对不同医院、不同RW区间的病组例数分析，主要分为六个区间段，我们对亏损病组的分析也分为同样的六个区间段：$0 < RW < 0.5$，$0.5 \leq RW < 1$，$1 \leq RW < 2$，$2 \leq RW < 5$，$5 \leq RW < 10$，$RW \geq 10$，其中$RW = 2$是重点节点。

从某地区12家医院病组权重分布表（表5-47）可以看到，$0 < RW < 0.5$区间病例数，医院11的例数占比最高，说明医院11收治的轻病患者比较多；$RW \geq 10$区间病例数，医院2的例数占比最高，说明医院2收治的重病患者比较多。

2. 医院层面盈亏病组按照RW六个区间段的分析数据汇总

医保DRG测算，该医院共有399个病组，其中盈利病组285个，亏损病组114个，具体RW权重分布见表5-48。

先讨论亏损病组，$RW \geq 2$的亏损病组（表5-49）要看是否涉及新技术、新项目的问题，这些高权重的亏损病组或许才是学科的未来，是重点发展的病组。

其中，病例数最多的是RC19恶性增生性疾患放射治疗，共计168例，然后是GB29小肠、大肠（含直肠）的大手术，共计47例。

需要重点管控的是$RW < 2$的病组（表5-50），尤其是$RW < 0.5$的9个病组。

表5-47 某地区12家医院的病组权重分布

医院序号	0<RW<0.5		0.5≤RW<1		1≤RW<2		2≤RW<5		5≤RW<10		RW≥10		总计
	例数	占比/%	例数	占比/%	例数	占比/%	例数	占比/%	例数	占比/%	例数	占比/%	
1	17274	23.26	33091	44.55	16281	21.92	7455	10.04	145	0.20	31	0.04	74277
2	10454	19.02	23400	42.58	14875	27.07	6010	10.94	160	0.29	61	0.11	54960
3	9411	18.62	23410	46.31	12517	24.76	5044	9.98	165	0.33	5	0.01	50552
4	8289	18.18	19989	43.83	12840	28.16	4353	9.55	119	0.26	12	0.03	45602
5	5524	15.20	17576	48.35	10071	27.70	3063	8.43	72	0.20	46	0.13	36352
6	6950	21.57	17359	53.88	6128	19.02	1715	5.32	63	0.20	1	0.00	32216
7	5951	19.72	15959	52.88	6208	20.57	2018	6.69	44	0.15	0	0.00	30180
8	5761	21.43	13930	51.81	5569	20.71	1572	5.85	52	0.19	1	0.00	26885
9	4741	17.64	14547	54.11	5605	20.85	1924	7.16	66	0.25	0	0.00	26883
10	4437	18.74	13394	56.57	4827	20.39	1005	4.24	14	0.06	0	0.00	23677
11	8358	43.16	7644	39.48	2739	14.14	616	3.18	7	0.04	0	0.00	19364
12	3394	17.60	10805	56.04	3999	20.74	1042	5.40	42	0.22	0	0.00	19282

表5-48 盈亏病组的权重分布

病组类型	0<RW<0.5	0.5≤RW<1	1≤RW<2	2≤RW<5	5≤RW<10	RW≥10	合计
盈利病组	16	124	94	40	10	1	285
亏损病组	9	52	35	16	1	1	114

表5-49 RW≥2的亏损病组分析

DRG编码	DRG名称	权重	费率/元	支付标准/元	例均费用/元	人次	例均盈亏/元
WJ11	烧伤伴移植皮之外的任何手术室手术,伴严重并发症或合并症	11.4779	10847	124500.78	146508.20	1	−22007
GB19	食管、胃、十二指肠的大手术	5.2542	10847	56992.31	58690.53	28	−1698
GB29	小肠、大肠(含直肠)的大手术	4.9114	10847	53273.96	56226.73	47	−2953
FN13	外周动脉经皮血管内检查和/或治疗,伴并发症或合并症	4.7174	10847	51169.64	66952.24	12	−15783
RC19	恶性增生性疾患放射治疗	3.8654	10847	41927.99	61083.83	168	−19156
FK29	心脏起搏器置换或更新	3.7576	10847	40758.69	54214.90	4	−13456
HC49	胆囊切除术以外的胆道手术	3.3855	10847	36722.52	38912.16	4	−2190
GC19	食管、胃、十二指肠的其他手术	3.0048	10847	32593.07	40909.39	9	−8316
WR11	大于体表30%或多处三度烧伤、腐蚀及冻伤/等灼伤,伴严重并发症或合并症	2.9347	10847	31832.69	84033.20	4	−52201
FF23	外周动脉其他手术,伴并发症或合并症	2.8370	10847	30772.94	37974.76	6	−7202
HL19	肝胆胰系统的诊断性操作	2.7721	10847	30068.97	30163.43	16	−94
RD19	恶性增生性疾患的介入和/或射频治疗	2.6627	10847	28882.31	29716.78	28	−834
RU12	与化学和/或靶向、生物治疗有关的恶性增生性疾患(14天以上)	2.5786	10847	27970.07	31210.93	23	−3241
RA23	淋巴瘤、白血病等伴其他手术,伴并发症或合并症	2.5254	10847	27393.01	29512.64	2	−2120
EJ11	呼吸系统其他手术,伴严重并发症或合并症	2.3924	10847	25950.36	43795.64	5	−17845
IR11	骨盆骨折,伴严重并发症或合并症	2.2961	10847	24905.80	61565.83	1	−36660
GJ11	消化系统其他手术,伴严重并发症或合并症	2.2230	10847	24112.88	79925.80	5	−55813
RV19	与放射治疗有关的恶性增生性疾患	2.1904	10847	23759.27	69738.22	7	−45979

表5-50 RW＜2的病组组盈亏分析

DRG编码	DRG名称	权重	费率/元	支付标准/元	例均费用/元	人次	例均盈亏/元
HS19	肝功能衰竭	0.9997	10847	10843.75	11258.25	2	−415
LF11	建立、设置、移除肾辅助装置，伴严重并发症或合并症	0.9916	10847	10755.89	22801.73	1	−12046
JR13	乳房恶性肿瘤，伴并发症或合并症	0.9821	10847	10652.84	15204.07	3	−4551
LJ15	泌尿系统其他手术，不伴并发症或合并症	0.9774	10847	10601.86	14704.58	3	−4103
BR21	脑缺血性疾患，伴严重并发症或合并症	0.9656	10847	10473.86	13573.41	48	−3100
IF59	骨科固定装置去除/修正术	0.9639	10847	10455.42	10720.58	23	−265
VZ13	其他损伤、中毒及毒性反应疾患，伴并发症或合并症	0.9619	10847	10433.73	35265.15	2	−24831
ES23	呼吸系统感染/炎症，伴并发症或合并症	0.9570	10847	10380.58	11663.47	18	−1283
VR19	损伤	0.9546	10847	10354.55	11325.06	5	−971
IH19	周围神经手术	0.9514	10847	10319.84	11452.09	26	−1132
VC19	与损伤有关的清创术	0.9491	10847	10294.89	13566.16	4	−3271
QS33	再生障碍性贫血，伴并发症或合并症	0.9464	10847	10265.60	13142.92	7	−2877
HZ21	胆道其他疾患，伴严重并发症或合并症	0.9271	10847	10056.25	11998.74	5	−1942
GS19	胃肠出血	0.9099	10847	9869.69	12284.20	37	−2415
MZ13	其他男性生殖系统疾患，伴并发症或合并症	0.8907	10847	9661.42	13958.36	19	−4297

续表

DRG编码	DRG名称	权重	费率/元	支付标准/元	例均费用/元	人次	例均盈亏/元
VJ15	其他损伤的手术，不伴并发症或合并症	0.8744	10847	9484.62	9947.04	2	−462
FZ19	其他循环系统疾患	0.8706	10847	9443.40	26338.65	4	−16895
MZ11	其他男性生殖系统疾患，伴严重并发症或合并症	0.8656	10847	9389.16	15819.65	6	−6430
QS19	红细胞病及营养性贫血	0.8620	10847	9350.11	10630.99	16	−1281
HZ13	其他肝脏病疾患，伴并发症或合并症	0.8589	10847	9316.49	12598.53	12	−3282
IS15	前臂、腕、手或足损伤，不伴并发症或合并症	0.8393	10847	9103.89	11894.78	5	−2791
CB39	晶体手术	0.8379	10847	9088.70	9549.63	2	−461
GT13	炎症性肠病，伴并发症或合并症	0.8346	10847	9052.91	15601.84	1	−6549
XT11	其他后期照护，伴严重并发症或合并症	0.8239	10847	8936.84	9225.91	1	−289
LX11	尿路结石、阻塞及尿道狭窄，伴严重并发症或合并症	0.8177	10847	8869.59	9466.51	2	−597
EW19	胸膜病变及胸腔积液	0.7967	10847	8641.80	12204.25	5	−3562
BR23	脑缺血性疾患，伴并发症或合并症	0.7961	10847	8635.30	8737.18	543	−102
RE13	恶性增生性疾患的化学和/或靶向、生物治疗，伴并发症或合并症	0.7665	10847	8314.23	9178.26	134	−864
BU29	神经系统变性疾患	0.7500	10847	8135.25	8316.01	14	−181
VS23	药物中毒或毒性反应，伴并发症或合并症	0.7500	10847	8135.25	8203.51	10	−68

续表

DRG编码	DRG名称	权重	费率/元	支付标准/元	例均费用/元	人次	例均盈亏/元
FR49	冠状动脉粥样硬化/血栓/闭塞	0.7431	10847	8060.41	9825.81	9	−1765
QR15	网状内皮及免疫性疾患，不伴并发症或合并症	0.7418	10847	8046.30	8769.59	4	−723
DC21	耳部其他小手术，伴严重并发症或合并症	0.7295	10847	7912.89	16160.42	1	−8248
BR25	脑缺血性疾患，不伴并发症或合并症	0.7232	10847	7844.55	8126.57	29	−282
KV19	先天性代谢异常	0.7203	10847	7813.09	24292.93	3	−16480
DU11	头、颈、外耳、口鼻的创伤及变形，伴严重并发症或合并症	0.7180	10847	7788.15	12041.23	2	−4253
EX21	百日咳及急性支气管炎，伴严重并发症或合并症	0.6933	10847	7520.23	9206.08	4	−1686
GV13	消化道梗阻或腹痛，伴并发症或合并症	0.6769	10847	7342.33	8865.06	17	−1523
MZ15	其他男性生殖系统疾患，不伴并发症或合并症	0.6763	10847	7335.83	8946.82	12	−1611
QS49	其他贫血	0.6762	10847	7334.74	7369.11	14	−34
DD19	鼻成型术	0.6666	10847	7230.61	9988.56	4	−2758
DU13	头、颈、外耳、口鼻的创伤及变形，伴并发症或合并症	0.6641	10847	7203.49	58235.48	2	−51032
LU13	肾及尿路感染，伴并发症或合并症	0.6538	10847	7091.77	8237.01	15	−1145
TT13	进食及睡眠障碍，伴并发症或合并症	0.6414	10847	6957.27	7416.80	4	−460
XS19	体征及症状	0.6303	10847	6836.86	7093.99	7	−257

续表

DRG编码	DRG名称	权重	费率/元	支付标准/元	例均费用/元	人次	例均盈亏/元
FU16	严重心律失常及心脏停搏（7天以内）	0.6282	10847	6814.09	10707.25	6	-3893
EU19	重大胸部创伤	0.6215	10847	6741.41	14036.93	9	-7296
CS19	眼的神经及血管疾患	0.6122	10847	6640.53	6699.25	2	-59
SV19	细菌性疾患	0.5929	10847	6431.19	15058.90	5	-8628
OZ19	与妊娠有关的其他疾患	0.5764	10847	6252.21	7778.73	149	-1527
PU19	足月儿	0.5723	10847	6207.74	6363.80	20	-156
VS25	药物中毒或毒性反应，不伴并发症或合并症	0.5213	10847	5654.54	7448.70	10	-1794
BT25	神经系统的其他感染，不伴并发症或合并症	0.4931	10847	5348.66	9676.62	2	-4328
OS19	产褥期相关疾患	0.4392	10847	4764.00	6895.28	2	-2131
SR15	败血症，不伴并发症或合并症	0.4171	10847	4524.28	5341.16	2	-817
OF19	中期引产手术操作	0.3786	10847	4106.67	4845.92	1	-739
DT29	会厌炎、喉炎及气管炎	0.3398	10847	3685.81	4423.24	6	-737
EX25	百日咳及急性支气管炎，不伴并发症或合并症	0.3386	10847	3672.79	3757.97	42	-85
CC19	角膜、巩膜、结膜手术	0.2948	10847	3197.70	4826.56	1	-1629
DT19	中耳炎及上呼吸道感染	0.2856	10847	3097.90	3138.80	137	-41
OS29	流产相关疾患	0.2808	10847	3045.84	4435.55	5	-1390

我们深入分析一下亏损病组中RW<0.5的两个病组的具体情况。

（1）DT19中耳炎及上呼吸道感染，入组的病例数最多（137例），虽然亏损金额不高，但这样的低权重患者是否符合医院的战略定位，是否考虑分级诊疗转入更低级别的医院收治。

（2）EX25百日咳及急性支气管炎，不伴并发症或合并症，入组的病例数42例，这样的患者是否考虑门诊治疗，是否属于轻症入院。

再来看盈利病组，重点分析RW≥2的高权重盈利病组（表5-51），具体分析这些病组盈利的原因。

以"BE29脑血管介入治疗"为例，重点分析该病组盈利的原因，BE29权重为10.1101，支付价为109664.25元，例均费用为98666.10元，例均盈利约10998元。通过DRG病组开包DIP病种分析，发现脑血管介入治疗包括三种方式：第一种是急性大血管闭塞性脑梗死急诊介入取栓手术，平均费用10万～12万元；第二种是脑血管狭窄择期支架置入手术，平均费用6万～8万元，第三种是颅内动脉瘤弹簧圈填塞手术，平均费用15万元。三种手术方式不同，手术费用亦不同，并且差距明显，但都分入BE29病组。如果该医院入组BE29的脑血管狭窄择期支架置入手术的病例占比偏高，则该病组会出现明显盈利；如果该医院入组BE29的颅内动脉瘤弹簧圈填塞手术的病例占比偏高，则该病组会出现明显亏损。

一方面，医院需要对这些高权重的病组做开包DIP的细分分析，不要对盈利盲目乐观；另一方面，建议国家医保局尽快对这些病组进行适度的细分，从源头解决高权重病组的盈亏问题。

表5-51 RW≥2的高权重盈利病组分析

DRG编码	DRG名称	权重	费率/元	支付标准/元	例均费用/元	人次	例均盈亏/元
BE29	脑血管介入治疗	10.1101	10847	109664.25	98666.10	15	10998
AH19	气管切开伴呼吸机支持≥96小时或ECMO	8.8363	10847	95847.35	84797.00	6	11050
IC19	髋、肩、膝、肘和踝关节体翻修/修正手术	6.5224	10847	70748.47	45045.41	1	25703
IB29	脊柱融合手术	6.1825	10847	67061.58	60412.38	50	6649
IC29	髋、肩、膝、肘和踝关节置换术	5.5883	10847	60616.29	52923.03	10	7693
FM29	其他经皮心血管治疗	5.5463	10847	60160.72	34482.72	15	25678
BB29	除创伤之外的其他开颅术	5.3643	10847	58186.56	36113.44	11	22073
BB19	脑创伤开颅术	5.3160	10847	57662.65	15538.78	4	42324
HB19	腹、肝切除和/或分流手术	5.3065	10847	57559.61	55228.62	7	2331
FU12	严重心律失常及心脏停搏（14天以上）	5.1520	10847	55883.74	46282.32	1	9601
FM19	经皮冠状动脉支架置入	5.1174	10847	55508.44	47911.74	140	7597
EB19	胸部大手术	4.8870	10847	53009.29	25185.17	2	27824
FK19	永久性起搏器置入	4.7706	10847	51746.7	47344.88	1	4402
SB11	全身性感染的手术，伴严重并发症或合并症	4.7525	10847	51550.37	13622.90	5	37927
ZD19	多发性重要创伤的腹腔手术	4.7131	10847	51123.00	26059.77	1	25063
LA19	肾、输尿管及膀胱恶性肿瘤的手术	4.3992	10847	47718.12	37631.22	4	10087
HC29	胆总管手术	4.3770	10847	47477.32	31851.05	9	15626

续表

DRG编码	DRG名称	权重	费率/元	支付标准/元	例均费用/元	人次	例均盈亏/元
BL19	脑血管病溶栓治疗	3.9619	10847	42974.73	32248.98	3	10726
FN15	外周动脉经皮血管内检查和/或治疗，不伴并发症或合并症	3.9617	10847	42972.56	35808.21	1	7164
KF19	因内分泌、营养、代谢疾患的植皮和/或清创术	3.9456	10847	42797.92	5405.40	1	37393
EC19	纵隔手术	3.8288	10847	41530.99	15205.69	1	26325
RB12	急性白血病化学治疗和/或其他治疗（14天以上）	3.7560	10847	40741.33	28203.02	59	12538
QB19	脾切除术	3.7494	10847	40669.74	26443.53	1	14226
HC19	胆囊切除术伴胆总管手术	3.6811	10847	39928.89	24725.23	2	15204
IF39	股骨手术	3.6471	10847	39560.09	36863.97	11	2696
FN21	外周静脉经皮血管内检查和/或治疗，伴严重并发症或合并症	3.5287	10847	38275.81	8224.12	1	30052
GC29	小肠、大肠（含直肠）的其他手术	3.1069	10847	33700.54	11604.47	4	22096
IB39	与脊柱有关的其他手术	3.0624	10847	33217.85	32991.80	47	226
GG19	腹腔/盆腔内粘连松解术	3.0289	10847	32854.48	19020.19	1	13834
HJ19	与肝、胆或胰腺疾患有关的其他手术	2.9733	10847	32251.39	27398.23	37	4853
KB19	肾上腺手术	2.9600	10847	32107.12	24316.41	1	7791
DA19	头颈恶性肿瘤大手术	2.8799	10847	31238.28	6900.48	1	24338
ZJ15	与多发重要创伤诊断有关的其他手术室操作，不伴并发症或合并症	2.7224	10847	29529.87	24282.11	1	5248
FF21	外周动脉其他手术，伴严重并发症或合并症	2.6171	10847	28387.68	17943.03	1	10445

续表

DRG编码	DRG名称	权重	费率/元	支付标准/元	例均费用/元	人次	例均盈亏/元
QD13	血液、造血器官及免疫系统其他手术，伴并发症或合并症	2.4815	10847	26916.83	18836.18	1	8081
IF49	除股骨以外的下肢骨手术	2.4752	10847	26848.49	16817.05	26	10031
JA29	乳房恶性肿瘤根治性切除术	2.4650	10847	26737.86	20889.31	19	5849
SB13	全身性感染的手术，伴并发症或合并症	2.4407	10847	26474.27	6631.14	4	19843
IE19	骨盆髋臼手术	2.4349	10847	26411.36	15400.70	3	11011
IC39	除置换/翻修外的髋、肩、膝、肘、踝的关节手术	2.4014	10847	26047.99	24656.37	52	1392
ER31	肺水肿及呼吸衰竭，伴严重并发症或合并症	2.3800	10847	25815.86	11379.28	1	14437
WC15	其他烧伤伴植皮，不伴并发症或合并症	2.3407	10847	25389.57	4693.30	2	20696
FF25	外周动脉其他手术，不伴并发症或合并症	2.2577	10847	24489.27	8649.93	5	15839
LD19	经尿道输尿管、膀胱手术	2.2070	10847	23939.33	19502.27	22	4437
KD19	甲状腺大手术	2.1921	10847	23777.71	18221.36	33	5556
LL19	肾透析	2.1795	10847	23641.04	7961.74	7	15679
HC39	胆囊切除手术	2.1456	10847	23273.32	17698.20	14	5575
IF19	上肢骨手术	2.1449	10847	23265.73	19254.86	16	4011
IR23	股骨颈骨折，伴并发症或合并症	2.1268	10847	23069.40	3900.10	4	19169
LC19	肾、输尿管、膀胱其他手术	2.1103	10847	22890.42	17771.34	15	5119
BR11	颅内出血性疾患，伴严重并发症或合并症	2.0781	10847	22541.15	18887.29	5	3654

三、BR23病组开包主要诊断多发性脑梗死的临床路径建立与优化

表5-52为某三甲医院神经内科DRG下2022年3月收治病例数前十位的病组情况。对BR23病组进行开包DIP分析，具体数据见表5-53。

BR23同样主要诊断：大脑动脉狭窄脑梗死，其他诊断都是高血压，手术操作都是经颅磁刺激治疗（TMS），可以看到不同的病例之间药费差异很大（表5-54）。重点看病例1和病例2，西药费分别为12091元和1235元，中成药费分别为618元和82元。

BR23同样主要诊断：多发性脑梗死（表5-55），先看病例3和病例4，其他诊断都是高血压2级，手术操作都是经颅磁刺激治疗（TMS），可以看到院内总费用差不多，病例3是22169元，病例4是22165元，这个数据反过来也说明，DRG下开包DIP后是可以实现标准化的。再看病例1和病例2，都是康复十七病区的病例，其他诊断都是高血压3级，手术操作都是毫针治疗，但两个病例的费用差距很大，病例1的院内总费用是47229元，实际住院天数是33天，病例2的院内总费用是35314元，实际住院天数是25天，也就是说病例1多住了8天，增加了11915元；再看西药费加中成药费，病例1比病例2增加了4106元，也就是说增加的总费用中，药费占比为34.46%，除去药品和耗材的增加，有效医疗收入的增加为7384元，平均一天增加的有效医疗收入为923元，从医院全成本角度看是增加了收入，其实是亏损的。

在BR23病组中，取主要诊断同为多发性脑梗死、无手术操作、住院天数都是8天的两个病例，具体用药情况如表5-56和表5-57所示。

DRG下，病组临床路径中关于药品合理性选择的建议如下。

（1）西药　零加成，属于纯成本，必须严格控制。选择原则：安全、有效、经济。选择顺序：基本药物、国家集中采购与国家谈判品种、通过一致性评价的国产药品、原研药（国产、进口）。

（2）中成药　属于公立医院绩效考核指标内容，原则上能吃中药汤剂的，不再用中成药。避免重复用药，不合理用药，降低用药成本。对不适宜中药汤剂的、出院带药的、一般门诊慢性病巩固疗效或维持疗效的，可选用。

表5-52 某三甲医院神经内科收治病例数前十位的病组分析

DRG编码	DRG名称	CMI	计数	平均住院天数	总结算点数	基准点数	DRG组均次费用/元	平均住院费用/元	例均盈亏/元
BR23	脑缺血性疾患，伴并发症或合并症	1.11	67	9	7941	7452	7519	8675	-1156
BR21	脑缺血性疾患，伴严重并发症或合并症	1.33	33	10	4697	4383	8979	8011	968
BZ13	神经系统其他疾患，伴并发症或合并症	0.75	23	7	1885	1723	5065	4600	465
BR25	脑缺血性疾患，不伴并发症或合并症	0.98	16	8	1553	1574	6651	5158	1493
BL19	脑血管病溶栓治疗	2.03	11	8	2447	2236	13744	12365	1379
BZ11	神经系统其他疾患，伴严重并发症或合并症	0.93	11	8	1039	1023	6285	4966	1319
BV39	头痛	0.70	9	8	685	626	4704	5184	-480
BZ15	神经系统其他疾患，不伴并发症或合并症	0.61	8	8	537	491	4146	4105	41
BT13	病毒性脑、脊髓和脑膜炎，伴并发症或合并症	1.64	3	11	420	491	11072	7932	3140
BU25	神经系统变性疾患，不伴并发症或合并症	0.75	2	7	164	150	5079	3440	1639

表5-53　BR23病组进行开包DIP分析

DRG编码	DRG名称	DRG组均次费用/元	主要诊断名称	计数	平均住院天数	总结算点数	住院均费/元	例均盈亏/元	总盈亏/元
BR23	脑缺血性疾患，伴并发症或合并症	7519	脑梗死	15	9	1825	8370	-851	-12765
			多发性脑梗死	10	10	1227	8294	-775	-7750
			大脑动脉狭窄脑梗死	9	11	1097	10182	-2663	-23967
			大面积脑梗死	7	8	723	8400	-881	-6167
			腔隙性脑梗死	6	10	730	8253	-734	-4404
			脑干梗死	6	11	730	9585	-2066	-12396
			基底节脑梗死	5	10	608	10242	-2723	-13615
			短暂性大脑缺血性发作	4	9	487	7492	27	108
			小脑梗死	2	5	243	6715	804	1608
			颈内动脉狭窄脑梗死	1	9	122	7280	239	239
			颈内动脉狭窄	1	16	122	9652	-2133	-2133
			出血性脑梗死	1	2	26	3728	3791	3791

表5-54　BR23同样主要诊断：大脑动脉狭窄脑梗死病例分析

病例编码	主要诊断名称	其他诊断名称	手术及操作名称	权重	居民DRG支付标准/元	院内总花费/元	DRG盈亏/元	实际住院天数	西药费/元	中成药费/元	卫生材料费/元
1	大脑动脉狭窄脑梗死	高血压	经颅磁刺激治疗（TMS）	0.9992	6190.26	31008	-24818	14	12091	618	512
2						9815	-3625	9	1235	82	179
3						10553	-4363	7	4254	0	190
4						10965	-4775	9	1699	237	185
5						12132	-5942	12	3365	144	202
6						12495	-6305	10	3227	0	291

表5-55　BR23同样主要诊断：多发性脑梗死病例分析

病例编号	出院科室	主要诊断名称	其他诊断名称	手术及操作名称	权重	居民DRG支付标准/元	院内总费用/元	DRG盈亏/元	实际住院天数	西药费/元	中成药费/元	卫生材料费/元
1	康复十七	多发性脑梗死	高血压3级	毫针治疗	0.9992	6190.26	47229	-41039	33	14529	864	852
2	康复十七		高血压3级	毫针治疗			35314	-29123	25	11008	279	427
3	神内三区（十）		高血压2级	经颅磁刺激治疗（TMS）			22169	-15978	13	6735	88	231
4	神内五区（十）		高血压2级	经颅磁刺激治疗（TMS）			22165	-15974	13	12281	281	206
5	神内五区（十）		高血压2级	胃镜检查			8257	-2067	4	1537	0	189
6	小儿神外		高血压2级	腰椎穿刺术			15905	-9715	14	3164	105	602
7	康复十七		高血压3级	穴位贴敷治疗			59044	-52854	38	12029	1165	1267
8	神内五		高血压3级				5019	1171	4	882	0	76

表5-56　病例一的药品使用明细

医嘱项	数量	金额/元
0.9%氯化钠注射液（双阀直立式）（250ml/瓶）	9瓶	40
复方苁蓉益智胶囊（0.3g×24粒/盒）	13盒	650
[国采1]阿托伐他汀钙片（立普妥）（10mg×28片/盒）（一致性评价）	3盒	33
[省联采1]胞磷胆碱钠注射液（2ml：0.25g）	4支	2
维生素C注射液（2ml：0.5g×10支/盒）	16支	3
维生素B_6注射液（2ml：0.1g）	4支	3
脑心清胶囊（0.15g×36粒/盒）	10盒	353
肠溶阿司匹林片（0.1g×30片/盒）（拜阿司匹灵）	2盒	30
【院监】烟酸注射液（2ml：20mg）	6支	214
胞磷胆碱钠片（0.1g×24片/盒）	4盒	152
多巴丝肼片（0.25g×40片/盒）	5盒	386

表5-57　病例二的药品使用明细

医嘱项	数量	金额/元
0.9%氯化钠注射液（双阀直立式）（250ml/瓶）	17瓶	76
复方苁蓉益智胶囊（0.3g×24粒/盒）	5盒	250
[国采1]阿托伐他汀钙片（舒迈通）（10mg×28片/盒）（一致性评价）	3盒	11
[省联采1]胞磷胆碱钠注射液（2ml：0.25g）	22支	11
硝苯地平控释片（30mg×12片/盒）（欣然）	2盒	55
吲哚布芬片（0.2g×7片/盒）	32片	409
银丹心脑通软胶囊（0.4g×36粒/盒）	6盒	179
[国谈]注射用丹参多酚酸（0.13g：100mg）	1支	59
[国采1]硫酸氢氯吡格雷片（75mg×14片/盒）（一致性评价）	2盒	68
[国谈]丁苯酞软胶囊（0.1g×24粒/盒）	9盒	594
[国谈]丁苯酞氯化钠注射液（100ml/瓶）	10瓶	1390
【院监】复方曲肽注射液（2ml：80mg曲克芦丁，1.0mg总氮，0.6mg单唾液酸四己糖神经节苷脂）	6支	816
碘帕醇注射液［37g（I），100ml/瓶］	1瓶	298
[国谈]丹红注射液（10ml）	24支	416

（3）中药饮片　公立医院绩效考核激励性指标（门诊中药饮片外方比例≥30%，门诊患者中药饮片使用率≥60%），医院中药制剂：（自有、调配的）按中药饮片管理。

（4）中药配方颗粒　暂按中药饮片管理，但要求中药饮片占比≤30%。

（5）中医非药物疗法　公立医院绩效考核激励性指标（出院患者以中医治疗为主治疗的费用比例≥60%）。

药师是审方的第一责任人，应充分尊重临床药师的建议。

可以看到，病例2使用了丁苯酞软胶囊和丁苯酞注射液（商品名：恩必普），这样的产品是否应该使用？笔者认为在DRG下并不是要求只使用最便宜的产品，便宜的产品没有疗效也不行，无法快速控制病情，或者延长患者的住院时间一样会增加病组的成本，我们应该使用最优性价比的产品，要通过药物经济学评价，选择价廉物美的药物，恩必普是国家一类新药，2009年获得国家科技进步二等奖，经过2020年医保谈判后，恩必普注射液每瓶为139元，2022年继续医保谈判后，降为116.76元/瓶，可以显著降低卒中患者的药费负担。

沈阳药科大学完成一项药物经济学评价，试验采用多中心、随机、双盲、双模拟阳性药对照试验方法，分为：A1组，丁苯酞注射液＋丁苯酞软胶囊；A2组，丁苯酞注射液＋阿司匹林；B组，奥扎格雷注射液＋阿司匹林。根据mRS评分确定的病程建立经济学模型，通过转归寻找患者达到稳态的周期，并预计长期成本及成本-效果比。结果显示，采用恩必普序贯治疗方案治疗的患者，比对照组早一个周期（60天）进入稳态，患者更早获益，减轻了家庭照顾负担。药物经济学评价，恩必普序贯治疗组最优。

结合指南推荐及药物经济学评价，对于BR23脑缺血性疾患，伴并发症或合并症，恩必普注射液加软胶囊序贯治疗是高性价比的选择。

四、神经内科病组的存量结构调整和增量计划（从行业对标出发，重塑科室学科定位）

案例分享：某三甲医院神经内科打造省级重点专科。

该院的神经内科经过40多年临床发展，拥有一支专业梯队层次合理的团队，配置了5个功能检查治疗室，2021年被评为省级重点专科，重点专科评审提交"五官"数据答卷，选取了该专科2021年部分数据，见表5-58。

表5-58　某三甲医院神经内科指标分析

五官	序号	指标	数据	省数据均值
"体重""量"方面	1	出院人数/例	2011	
"身高""组"方面	2	治愈率/%	57.78	
	3	平均住院日/天	8.1	
	4	人均费用/元	39396.29	
"身高""组"方面	5	住院药占比/%	22.84	
"五官""DRG五大指标"	6	DRG组数	152	106
	7	总权重	6930.37	2898
	8	CMI	1.18	0.96
	9	费用/时间指数	0.87/1.03	0.98/1.04
	10	中低风险死亡率/%	0.37	0.27

DRG下临床科室评价的总体目标："三高两低"，即DRG组数要多，RW权重要高，CMI疑难程度要高，费用/时间要低，死亡率要低。

1. 合理病种诊疗

学科办对科室收治病种的CMI值进行详细分析，在DRG/DIP医保付费的改革之下，科室要提前谋划，整合病房和门诊的医疗资源，优化病种结构，丰富治疗内涵。

内科医技化模式对病种结构的影响分析，以神经内科的脑梗死（非手术）患者为例（表5-59）。

表5-59　神经内科的脑梗死（非手术）患者的成本结构

四种模式	例数占比/%	药品收入占比/%	卫生材料收入占比/%	化验收入占比/%	检查收入占比/%	治疗收入占比/%	床位收入占比/%	护理收入占比/%	其他收入/%
传统组	16	59.17	3.40	18.67	6.01	3.52	3.94	2.20	3.09
康复组	78	34.90	2.12	29.06	15.58	7.15	3.92	3.40	3.87
介入组	1	35.19	36.52	10.96	5.10	5.82	3.12	1.58	1.71
介入+康复组	5	35.33	30.02	12.01	8.31	7.93	2.03	1.90	2.47

去除病因影响，按照治疗方案的不同，分为传统组、康复组、介入组以及介入+康复组，脑梗死（非手术）病种药占比最低的是康复组，同时治疗占比得到有效提升，通过内科医技化程度的提升，降低了对药品的依赖性，提高了病种内涵质量。

DRG下临床科室学科发展，以重点病组为抓手，确立自身差异化竞争力：①高权重，符合三级综合医院发展定位，权重均≥2，同比是否有增幅；②高支付标准和高支付差距，确保医院发展动力与技术提升空间；③高难度，契合医院重点扶持方向，是否符合医院战略定位，是否符合国家级与省级重点专科发展，是否有利于推进MDT、ERAS等工作；④高回报，精益运营管理见成效，病组住院日及费用双降低，病组平均住院日与例均费用是否有下降。

2. 提升科研水平

利用好名医工作室资源为科研助力，在现有的良好科研工作基础上，冲刺重量级奖项；对科研人才的培养持鼓励态度，充分利用好科室的8%绩效，培养优秀的科研好苗子。

3. 扩大学科影响力

扩大宣传专科联盟活动，提升区域影响力和外埠患者占比；在以疾病为中心的大趋势下，做好与神经外科、康复科的学科融合。

4. 人才分层次培养

在现有人员梯队下，科主任、科副主任、学科骨干如何各司其职，加强科室年轻队伍培养，形成多个方向的优秀团队。

5. 各职能部门配合做好神经内科学科建设工作

设备处关注眩晕诊疗中心的治疗设备采购进度，科研处充分挖掘各专科科研人才并着力培养，门诊部协助科室做好专科门诊规划和设置，培训处配合科室对人员进修做出整体规划，充分利用好医联体资源实现分级诊疗下的高质量发展。

第五节　典型病种临床路径实施与优化案例分享

一、LD13经尿道输尿管、膀胱手术，伴一般并发症或合并症病组临床路径的建立与优化

1. 某三甲医院LD13病组的收治情况

该病组权重为1.24，当地居民医保患者费率为9274.00元，该病组DRG支付价为11499.76元，平均住院日为7天，具体如表5-60所示。

表5-60　LD13病组入组明细

DRG编码	DRG名称	权重	费率/元	DRG支付价/元	总费用/元	盈亏/元	病例类型	年龄	住院天数
LD13	经尿道输尿管、膀胱手术，伴一般并发症或合并症	1.24	9274.00	11499.76	14710.44	-3210.68	正常病例	54	7
					17833.94	-6334.18	正常病例	57	7

主要诊断编码	主要诊断名称	其他诊断编码1	其他诊断名称1	手术及操作编码1	手术及操作名称1	手术及操作编码2	手术及操作名称2		
N13.301	肾盂积水	N05.201	膜性肾病	59.8x03	经尿道输尿管支架置入术	56.3100	输尿管镜检查		
N20.100	输尿管结石	N13.201	肾积水伴肾结石	56.0x00x005	经尿道输尿管支架置入术	59.8x03	经尿道输尿管支架置入术		

2. LD13病组涉及的主要诊断和主要手术

确定LD13病组的核心领域，选择如下病种来做病组临床路径，主要诊断：肾输尿管结石；主要手术：尿道外口切开术；其他诊断：尿道结石；其他手术：经尿道输尿管镜激光碎石术，输尿管支架置入术，见表5-61。

2021年1~6月期间某医院收治500例泌尿系结石类患者，采用泌尿道碎石术，其中男性350例，女性150例，费用最高65000元/例（2次不同的手术），最低3200元/例。此核心领域平均费用为15000元，药品耗材占比合计50%，检查检验占比合计30%，医疗服务收入占比20%。具体费用结构如下：药品费2550元（17%），材料费4950元（33%），化验费1500元（10%），检查费3000元（20%），诊查费（含治疗费、诊费、护理费、床位费）1350元（9%），手术费1650元（11%），合计15000元（100%）。

DRG支付价为11500元，如果保持该病组的费用结构不变，则每一个费用类别的目标值如下：药品费1955元（17%），材料费3795元（33%），化验费1150元（10%），检查费2300元（20%），诊查费（含治疗费、诊费、护理费、床位费）1039元（9%），手术费1265元（11%），合计11500元（100%）。

（1）药品费用要从2550元下降到1955元，降低595元。这595元的药费是否可以让患者从院外药房购药，或者在门诊自费开了拿到病房来使用呢？当然不可以。总费用15000元的方案中含药品费2550元，麻醉药费1530元，占比为60%，治疗药费145.7元×7天＝1020元，占比为40%。麻醉药费要从1530元下降到1173元，看看该医院使用麻醉镇痛药物的具体明细，见表5-62。

这里面的很多药品已经集采了，如盐酸右美托咪定注射液、氟比洛芬酯注射液、盐酸托烷司琼注射液、丙泊酚中/长链脂肪乳注射液，当然是优先选择集采中标的产品，这样价格有大幅下降，降低病组中药品的成本。DRG使得医院、支付方和患者三方的利益从博弈变成了共识。这将释放医院使用集采产品的自主性，让临床医生使用集采产品从强制变成主动共识。一边是DRG/DIP付费改革，另一边是政府主导带量采购压缩药品和耗材的虚高，压缩的是医院纯利润，真正实现"腾笼换鸟"，把原来虚高的价格空间转成医生的劳务收入，DRG与带量采购是协同，单一改革大家会不情愿，但是协同起来会给大家产生新的动力。

表5-61　LD13病组涉及的主要诊断和主要手术明细

DRG分组名称	住院总费用/元	住院天数	主要诊断编码	主要诊断名称	主要手术编码	主要手术名称	其他诊断（编码1|名称1，编码2|名称2……）	其他手术
经尿道输尿管、膀胱手术，伴一般并发症或合并症	15000	7	n20.200x001	肾输尿管结石	58.1x01	尿道外口切开术	n21.100|尿道结石	56.0004|经尿道输尿管镜激光碎石术，59.8008|输尿管支架置入术
	9791	12	n35.900	尿道狭窄	58.3905	尿道狭窄切除术	n39.000|泌尿道感染	58.6002|尿道扩张术
	11302	11	n35.900	尿道狭窄	58.3905	尿道狭窄切除术	n13.202|肾积水伴输尿管结石，n39.000|泌尿道感染，n40.x00|前列腺增生	57.91001|经尿道膀胱颈电切术
	13149	6	n35.900	尿道狭窄	58.3905	尿道狭窄切除术	n39.000|泌尿道感染，n40.x00|前列腺增生	60.29002|经尿道前列腺切除术[turp手术]
	7187	11	n36.200	尿道肉阜	58.3901	尿道病损切除术	e11.900|2型糖尿病，i10.x00x002|高血压，k59.000|便秘，n39.000|泌尿道感染	45.2401|乙状结肠镜检查
	7545	11	n35.900	尿道狭窄	58.6x00x001	尿道-膀胱连接处扩张术	k63.500|结肠息肉，n43.301|睾丸鞘膜积液，n45.903|附睾炎，n50.809|睾丸结石，r94.500x001|肝功能异常	45.4300x008|结肠镜下结肠病损电凝术
	13321	15	n35.900	尿道狭窄	58.6x00x001	尿道-膀胱连接处扩张术	e78.500|高脂血症，i10.x00x002|高血压	58.4900x003|尿道修补术，86.6000|游离皮肤移植

除了集采产品，再看几个金额高的重点品种，如地佐辛注射液、注射用盐酸瑞芬太尼，对于LD13肾输尿管结石，伴一般并发症或合并症的患者，是否有必要使用？这些需要听临床药师的意见，药师是审方的第一责任人。

表5-62　麻醉镇痛药物使用明细

麻醉药品名称	规格	单价/元	使用数量	新用量	用法	费用/元	新费用/元
注射用顺苯磺阿曲库铵	10mg/支	84.54	4支	—	静推	338.16	—
吸入用七氟烷（丸石）	250ml/瓶	9.13	4ml	2ml	吸入	36.52	18.26
枸橼酸芬太尼注射液	50mg：1ml/支	49.90	1支	1支	静推	49.90	49.90
注射用盐酸瑞芬太尼	1mg/支	93.20	2支	2支	微量泵入	186.40	186.40
地佐辛注射液	50mg：1ml/支	126.10	2支	1支	小壶入	252.00	126.10
咪达唑仑注射液	10ml：2ml×5支	19.00	1支	1支	静推	19.00	19.00
丙泊酚中/长链脂肪乳注射液	20ml：0.2g/支	90.00	4支	4支	静推	359.00	359.00
盐酸麻黄碱注射液	30ml：1ml×2支	42.00	1支	—	备用	42.00	—
盐酸右美托咪定注射液	2ml：0.2mg/瓶	133.00	1瓶	1瓶	微量泵入	133.00	133.00
氟比洛芬酯注射液	5ml：50mg/支	65.54	1支	1支	小壶入	65.54	65.54
盐酸托烷司琼注射液	5ml：5mg/支	12.00	1支	1支	小壶入	12.00	12.00
复方利多卡因乳膏	10g/支	30.00	1支	—	局麻	30.00	—
地塞米松磷酸钠注射液	5mg：1ml×10/盒	1.20	1支	2支	小壶入	1.20	2.40
硫酸阿托品注射液	0.5mg：1ml×10支	6.00	1支	1支	小壶入	6.00	6.00

（2）材料使用情况见表5-63，材料费要从4950元降到3795元，下降1155元。

表5-63 材料使用及费用明细

项目	单价/元	2021年数量	实际执行时间	2021年情况	DRG付费后数量	DRG付费后执行时间	DRG付费后情况
安全留置针	28.1	2	入院、术后	√	2	入院、术后	√
导尿包	25.9	1	术后	√	1	术后	√
干式胶片	22.5	2	术后	√	2	术后	√
抗返流引流袋	15.1	1	术后	√	1	术后	√
密闭输液接头	43.1	2	入院、术后	√	1	术后	√
球囊导管（UPJ封堵）	2646.0	1	术后	√	—	—	—
输尿管支架（镍钛诺导丝）	1575.0	1	术后	√	1	术后	√
输尿管支架（亲水钢导丝）	1029.0	1	术后	√	—	—	—
体外循环套件（三通接头）	4.6	1	术后	√	1	术后	√
血气针	28.8	1	入院	√	1	入院	√
一次性采血管	1.6	5	入院	√	5	入院	√
一次性采血针	0.4	2	入院	√	2	入院	√
吸氧面罩	23.0	1	术后	√	1	术后	√
一次性便壶	4.0	1	术后	√	1	术后	√
医用喉罩	346.5	1	术后	√	1	术后	√

球囊导管（UPJ封堵），2646.0元一个，是否一定要用？输尿管支架（镍钛诺导丝），目前用的是1575.0元一个，是否有便宜的产品？导尿包、干式胶片是否需要常规使用？需要综合评价，选择最优性价比的产品。

（3）化验项目情况见表5-64，化验费要从1500元降到1150元，降低350元。

表5-64 化验项目及费用明细

项目	单价/元	实际执行时间	2021年实际情况	DRG付费后执行时间	DRG付费后情况
全血细胞分类＋五分类	21	第1天，术后，出院前	√×3	第1天，术后，出院前	√×3
尿常规（含镜检）	12	第1天，术后，出院前	√×3	第1天，术后	√×2
血清乳酸脱氢酶测定法（速率法）	4	第1天	√	第1天	√
肝功能全套	109	术后1天，出院前	√×2	术后1天	√
血清肾功	89	术后	√	术后，出院前	√×2
血清离子系列分类	70	术后	√	术后	√
血糖系列（空腹）	7	术后	√	术后	√
术前凝血功能检测（含血栓风险评估）	231	第1天，术后1天	√×2	第1天	√
人免疫缺陷病毒抗体测定	81	第1天	√	第1天	√
快速血浆反应试验	33	第1天	√	第1天	√
甲、乙、丙全套＋乙肝前S1抗原	103	第1天	√	第1天	√
血气分析	98	第1天	√	—	—
血型测定（玻璃柱法）	128	第1天	√	第1天	√
生化全套	336	第1天	√	—	—
尿培养	45	第1天	√	—	—
常规药敏定量试验	60	第1天	√	—	—

DRG下需要优化检验组合，赋能疾病管理。临床按照疾病诊断进行DRG付费相关分组，检验也应从服务临床疾病诊疗的本质出发，实现由单个检测项目到整体疾病管理的能力提升。一方面，检验项目组合要在符合疾病管理的基础上进行更加合理的设置，避免过度诊疗或有所缺失，力争实现组合设置的优化。另一方面，检验技师应朝着检验医师的方向不断发展，多与临床医师沟通，甚至参与到MDT会诊中，从而进一步加深对疾病管理的认知。

医院应加强临床与检验的沟通。在制定本院诊疗规范时，检验科需与各临床科室充分沟通，明确各检测项目的临床意义、检验项目的开展、项目组合等情况，进而对DRG下各种疾病分组在不同阶段的检测项目、检测组合、检测频率等进行匹配、优化，参与建立标准化临床路径。

要进一步分析化验类每一个项目的试剂成本占总成本的比例，如表5-65所示部分化验项目的成本结构，可以看到不同的化验项目，检测试剂成本占比差别挺大，检测试剂成本占比较高的项目要合理管控。

表5-65 部分化验项目的成本明细

序号	项目	现行价格/元	标化价值/元	物耗成本占比/%	人力成本占比/%	间接成本占比/%	检测试剂占总成本比例/%
1	免疫球蛋白亚类定量测定（散射比浊法）	100	169.47	98.39	0.65	0.95	55.54
2	化疗药物-紫杉醇（血浆）检测	200	245.27	92.27	7.07	0.66	52.76
3	血同型半胱氨酸检测	120	129.85	97.9	0.85	1.24	67.95
4	血游离脂肪酸检测	60	58.91	95.38	1.88	2.74	59.91
5	免疫固定电泳分析（琼脂糖电泳分析）检测	220	209.15	98.9	0.33	0.77	78.75
6	血清脂蛋白α（散射比浊）检测	60	56.31	95.17	1.97	2.86	75.21
7	抗内因子抗体测定（透射法）	80	69.18	96.07	1.60	2.33	68.02

（4）检查项目情况见表5-66，检查费要从3000元降到2300元，降低700元。

表5-66 检查项目及费用明细

项目	单价/元	实际执行时间	2021年实际情况	DRG付费后执行时间	DRG付费后情况
数字化摄影	43	第1天	√	第1天	√
床旁常规心电图检查（十二通道）	26	第1~3天	√	第1~3天	√
常规肺功能	151	第1~3天	√	第1~3天	√
泌尿系彩超（男性/女性）	120	第1~3天	√	第1~3天	√
心脏彩超	280	第1~3天	√	第1~3天	√
螺旋CT单次多排扫描	272	术后	√	第1~3天	√
磁共振泌尿系统水成像	547	第1~3天	√	第1~3天	√
双源CT扫描加增强扫描	663	第1~3天	√	—	—
数字机X线静脉泌尿系造影	216	第1~3天	√	第1~3天	√
肾CFR显像	274	第1~3天	√	第1~3天	√
肾ERPF显像	274	第1~3天	√	—	—

随着成本测算的精细化，医院还需要建立相应的激励机制。对病理而言，就需要对病理医生的价值进行重估，进而对病理的收费结构加以调整。在病理的收费标准中，其实没有凸显医生的专业知识价值。如，在陕西省，一个胃镜的蜡块诊断费为140元，但其中的病理医生诊断费所占的比重很低，主要是蜡块和切片制备的费用。

（5）诊查项目情况见表5-67，诊查费要从1350元降到1039元，降低311元。

表5-67　诊查项目及费用明细

项目	单价/元	2021年数量	2021年实际情况	DRG付费后数量	DRG付费后情况
院内会诊	12	1	√	1	√
住院诊查费	8	1	√	1	√
床位费	35	10	√	7	√
导尿	7	1	√	1	√
动脉采血	13	2	√	2	√
静脉采血	2	1	√	1	√
静脉穿刺置管	26	1	√	1	√
静脉输液	4	12	√	12	√
留置导尿	3	1	√	1	√
皮试	2	1	√	1	√
清洁灌肠	20	1	√	1	√
雾化吸入	8	1	√	—	—
吸氧	7	13	√		
动静脉置管护理	12	6	√	3	√
擦浴	15	1	√	—	—
会阴冲洗	15	2	√	1	√
口腔护理	15	2	√		
吸痰护理	12	2	√		
一级护理	18	7	√	1	√
二级护理	12	3	√	6	√
精密避光输液器加收	25	4	√	3	√

诊查费整体偏低，不仅不要下降，还应该快速上升。

（6）平均住院日需要快速降低，从原来的7天降到5天，甚至到4天。

如果LD13病组费用结构不调整，其实很难达到从15000元到11500元的降费目标，合理调整费用比例结构后的成本预算如下：药品费1000元（8.7%），材料费3000元（26.1%），化验费1500元（不变）（13.0%），检查费3000元（不变）（26.1%），诊查费（含治疗费、诊费、护理费、床位费）1350元（不变）（11.7%），手术费1650元（不变）（14.3%），合计11500元（100%）。

对比一下原来的比例结构，药耗费合计占比从50%降低到约35%，检查检验费占比从30%提升到约39%，医疗服务费占比从20%提升到26%。

3. 实施LD13病组临床路径关键要点

（1）要进行DRG病组开包DIP病种，确定了LD13病组的核心领域为：主要诊断是肾输尿管结石，主要手术是尿道外口切开术；其他诊断是尿道结石；其他手术是经尿道输尿管镜激光碎石术，输尿管支架置入术，对符合以上特征的DIP病种实施病组临床路径。

（2）病组临床路径中成本管控的优先顺序是：药品＞耗材＞检验检查＞医疗服务，其中手术费是官方定价，且是必须和主要的治疗手段和方法，该项目成本无法调整；药品与耗材零加成是无效收入，选择国产替代材料是可能实现的，尽量降低药耗费的占比。

（3）减少使用麻醉药品的数量和档次，这也是医院能力、水平与技术的体现，关注围手术期的管理，医生、麻醉、临床药师和护理人员要联合一起关注患者感受，提升患者满意度。

（4）要让临床药师全程参与临床路径的设计、实施、评价和持续改进，尤其与药物相关部分，建议将国家基本药物目录、带量采购药品及相同作用机制中有经济学优势的药品加入在药品目录中，临床药师在病组临床路径中选择有经济优势的用药方案。对一些预防用药（如抗菌药物、PPI），在药物选择、剂量及疗程上应相对固化，避免治疗不足的问题出现，同时开展治疗药物监测，降低不良反应的发生率。临床药师的日常工作（如医嘱审核、用药宣教、不良反应监护等）要纳入临床路径中，充分发挥用药方案制定和药学监护的作用，保证临床路径的质量。

（5）要让营养师参与临床路径中患者的营养评定，《中华临床营养杂志》2020

年12月发表的《营养风险筛查与营养不良诊断标准共识》强调营养风险是疾病名称，有相应的ICD-10编码。营养风险和/或营养不良（包括中度、重度蛋白质能力营养不良）都应记录在病案首页上，按照CHS-DRG 1.1版的规定营养风险、营养不良均属于"一般并发症或合并症"，中度蛋白质能量营养不良、重度蛋白质能量营养不良是"严重并发症或合并症"。通过营养师的营养评定，既可以避免病案首页营养相关诊断漏诊，也充分体现肠外肠内营养药物使用的合理性，同时通过影响DRG分组和权重，获得正确合理的DRG支付价。

（6）开展个案管理，促进多科协作MDT，加大病房服务，提高护理质量，减少HACs，实施术后快速康复外科等新理念。

二、KD19甲状腺大手术临床路径的建立与优化

1. 某大型三甲医院A KD19病组盈亏分析

该病组在当地权重为1.57，居民医保费率为8950元，KD19病组DRG支付价为14062元。该医院2021年KD19病组正常倍率病案合计397例，涉及9名医生、4个科室：耳鼻喉科150例，肿瘤外科68例，甲乳外科171例，普外科8例，其中耳鼻喉科和肿瘤外科为亏损，甲乳外科和普外科为盈利，具体如表5-68所示。

表5-68　KD19在不同科室的费用明细

病组	出院科室	例数	例均费用/元	例均成本/元	例均盈亏/元	费用最大值/元	费用最小值/元
KD19甲状腺大手术	耳鼻喉科	150	34146	35336	−1190	41062	14369
	肿瘤外科	68	31019	34518	−3499	41258	16311
	甲乳外科	171	25034	19590	5444	39952	6540
	普外科	8	24296	15866	8430	41688	12221

耳鼻喉科和肿瘤外科亏损，是否应该扣绩效呢？不能简单这么做，还需要开包DIP，看看不同科室入组到KD19病组的具体病例结构。

2. 某三甲医院B KD19病组的主要手术和主要诊断

1）KD19病组盈亏情况

入KD19病组例数最多的是甲乳外科，看看整个甲乳外科的病组分布情况（表5-69）。

表5-69 KD19在甲乳外科的病组分布情况

DRG编码	DRG名称	主要诊断名称	例数	权重	费率/元	DRG支付标准/元	医疗费用总额/元	盈亏总额/元
KD19	甲状腺大手术	甲状腺恶性肿瘤 甲状腺多处恶性肿瘤 甲状腺毒症伴有毒性多结节性甲状腺肿 非毒性多结节性甲状腺肿 甲状腺交界性肿瘤 非毒性多个甲状腺结节 桥本甲状腺肿 结节性甲状腺肿 桥本甲状腺炎	30	1.57	8950	14062	878520	−456660
JB19	乳房成型手术	乳房良性肿瘤 乳腺交界性肿瘤 乳腺纤维囊性增生 乳腺腺病 乳管扩张症	19	1.00	8950	8912	163963	5365
RU19	与化学和/或靶向、生物治疗有关的恶性增生性疾患（7天内）	手术后恶性肿瘤化学治疗	12	0.75	8350	6284	12775	62633
KJ15	因内分泌、营养、代谢疾患的其他手术，不伴并发症或合并症	甲状腺肿物 甲状腺良性肿瘤 甲状腺肿肿瘤	4	0.60	8350	5044	23689	−3513
JB29	乳腺切除手术	乳房上外象限恶性肿瘤 乳房上内象限恶性肿瘤 急性乳腺炎	3	1.81	8350	15105	43056	2259
JJ15	皮肤、皮下组织的其他手术，不伴并发症或合并症	会阴脓肿 躯干脂肪瘤	2	0.54	8950	4850	10373	−673
KD29	甲状旁腺、甲状舌管及甲状腺其他手术	甲状腺恶性肿瘤 甲状腺旁良性肿瘤	2	1.66	8950	14830	31681	−2021

可以看到，KD19是甲乳外科的核心病组，JB19乳房成型术以及RU19与化学和/或靶向、生物治疗有关的恶性增生性疾患（7天内）在该科室也收治了较多病例，接下来重点分析KD19病组涉及的主要手术和主要诊断。

2）KD19病组开包（主要手术和主要诊断）做DIP分析

KD19涉及十个主要手术操作，具体例数及盈亏分析如表5-70所示。

选择例数最多的主要手术：单侧甲状腺切除伴甲状腺峡部切除术，涉及的主要诊断情况如表5-71所示。

可以看到，主要诊断最多的是结节性甲状腺肿。结节性甲状腺肿，多数有单纯性甲状腺肿病史，至晚期多形成多发结节，发病率较高。多数是在单纯性弥漫性甲状腺肿基础上，由于病情反复进展，导致滤泡上皮由弥漫性增生转变为局灶性增生，部分区域出现退行性病变，最后由于长期的增生性病变和退行性病变反复交替，腺体内出现不同发展阶段的结节。其病变实际上是单纯性甲状腺肿的一种晚期表现。结节性甲状腺肿患者，其中5%～8%可出现毒性症状，即Plummer病，或称毒性结节性甲状腺肿。有些结节性甲状腺肿，由上皮细胞的过度增生，可以形成胚胎性腺瘤或乳头状腺癌，也可形成甲状腺癌。

DRG分组是比较粗的，以上的主要手术和主要诊断都是入同一个病组KD19，而DIP的分组更细，在DIP病种分值表中，甲状腺手术患者可以细分到60个病种，其中39个为核心病种，21个为综合病种，不同的病种有不同的分值，支付标准也不一样。涉及手术的24个核心病种明细见表5-72，可以看到不同主要诊断和主要手术组合的病种分值差别很大，相应的DIP支付价也会有很大差异。

3. 问题讨论

某三甲医院C KD19病组权重2.4471，该地区居民医保费率6092元，DRG支付价14908元，平均住院天数8天，该医院KD19全部病例平均住院费用12900元，例均盈利2008元，是好事情吗？

该医院KD19病组的整体数据盈利，说明总体成本控制得好，应该是好事情，但如果开包DIP，就会发现盈利的真正原因不是成本控制得好，是KD19中相对轻的患者收治增加，长期下去，医院的学科发展和科室CMI值都会受影响。具体数据分析如表5-73所示。

表5-70 KD19涉及十个主要手术操作的盈亏分析

主要手术名称	例数	平均住院日	该病组平均住院日	均费/元	该病组均费/元	DRG支付价/元	盈亏/元
单侧甲状腺切除伴甲状腺峡部切除术	47	7.23		21426			-7364
单侧甲状腺次全切除术	44	7.21		20554			-6492
单侧甲状腺部分切除术	37	6.41		31599			-17537
单侧甲状腺叶切除术	31	7.61		21976			-7914
甲状腺全部切除术	14	7.03	6.95	27256	29284	14062	-13194
双侧甲状腺部分切除术	6	9.83		26894			-12832
双侧甲状腺次全切除术	6	6.67		32468			-18406
单侧甲状腺切除伴他叶部分切除术	4	6.50		22295			-8233
单侧甲状腺切除伴峡部和其他叶部分切除术	3	6.67		24078			-10016
腔镜下甲状腺部分切除术	1	8.00		34270			-20208

表5-71 主要手术：单侧甲状腺切除伴甲状腺峡部切除术下不同主要诊断的盈亏分析

主要诊断名称	例数	平均住院日	该病组平均住院日	均费/元	该病组均费/元	DRG支付价/元	盈亏/元
结节性甲状腺肿	28	7.21		20490			-6428
甲状腺良性肿瘤	10	7.80		20853			-6791
甲状腺结节	4	6.00		21377			-7315
甲状腺恶性肿瘤	2	7.00	6.95	31555	29284	14062	-17493
甲状腺炎	1	8.00		22363			-8301
甲状腺肿物	1	5.00		21596			-7534
淋巴细胞性甲状腺肿	1	9.00		32202			-18140

表5-72 甲状腺病种DIP入组分析

序号	疾病编码	疾病名称	手术编码	手术名称	CV	分值
1	C73.X	甲状腺恶性肿瘤	06.4x00 + 40.4100	甲状腺全部切除术 + 根治性颈淋巴结清扫，单侧	0.152210060	2628
2	C73.X	甲状腺恶性肿瘤	04.0405 + 06.2x02 + 40.1900x002 + 40.3x00x002	喉返神经探查术 + 单侧甲状腺切除伴甲状腺峡部切除术 + 纳米炭淋巴结示踪及负显影 + 淋巴结区域性切除术	0.071161994	2386
3	C73.X	甲状腺恶性肿瘤	06.1101 + 06.4x00	超声引导下经皮甲状腺活组织检查术 + 甲状腺全部切除术	0.105029965	2215
4	C73.X	甲状腺恶性肿瘤	06.2x02 + 40.4100	单侧甲状腺切除伴甲状腺峡部切除术 + 根治性颈淋巴结清扫，单侧	0.126348494	1379
5	C73.X	甲状腺恶性肿瘤	06.2x04	单侧甲状腺切除伴峡部和其他叶部分切除术	0.157481626	1511
6	C73.X	甲状腺恶性肿瘤	06.4x00	甲状腺全部切除术	0.139927105	1483
7	C73.X	甲状腺恶性肿瘤	06.4x00 + 40.3x00x002	甲状腺全部切除术 + 淋巴结区域性切除术	0.166939090	1820
8	C73.X	甲状腺恶性肿瘤	06.4x00 + 40.3x00x005	甲状腺全部切除术 + 功能性颈淋巴结清扫术	0.161358356	1830
9	C73.X	甲状腺恶性肿瘤	06.4x00 + 40.4200	甲状腺全部切除术 + 根治性颈淋巴结清扫，双侧	0.161833881	1874
10	C73.X	甲状腺恶性肿瘤	06.4x00 + 40.4000	甲状腺全部切除术 + 根治性颈淋巴结清扫	0.176152907	1704
11	D34.X	甲状腺良性肿瘤	06.1101	超声引导下经皮甲状腺活组织检查术	0.409403437	303
12	D34.X	甲状腺良性肿瘤	06.3900x003	单侧甲状腺部分切除术	0.160980671	1132

续表

序号	疾病编码	疾病名称	手术编码	手术名称	CV	分值
13	D34.X	甲状腺良性肿瘤	06.3901	甲状腺大部切除术	0.155668319	1143
14	E04.1	非毒性单个甲状腺结节	06.1101	超声引导下经皮甲状腺活组织检查术	0.387970167	358
15	E04.1	非毒性单个甲状腺结节	06.3100	甲状腺病损切除术	0.139433576	1404
16	E04.1	非毒性单个甲状腺结节	06.9800	甲状腺其他手术	0.099845597	1512
17	E04.2	非毒性多结节性甲状腺肿	06.1101＋06.9800	超声引导下经皮甲状腺活组织检查术＋甲状腺其他手术	0.044263018	1609
18	E04.2	非毒性多结节性甲状腺肿	06.3900x012	双侧甲状腺部分切除术	0.078342843	1066
19	E04.9	未特指的非毒性甲状腺肿	06.1101	超声引导下经皮甲状腺活组织检查术	0.256947190	344
20	E04.9	未特指的非毒性甲状腺肿	06.3900x012	双侧甲状腺部分切除术	0.138980336	1334
21	E07.9	未特指的甲状腺疾患	06.3901	甲状腺大部切除术	0.133945014	1378
22	E07.9	未特指的甲状腺疾患	06.3100	甲状腺病损切除术	0.337119573	784
23	E07.9	未特指的甲状腺疾患	06.1101	超声引导下经皮甲状腺活组织检查术	0.338607295	335
24	E07.9	未特指的甲状腺疾患	06.9800	甲状腺其他手术	0.079716683	1430

表5-73　KD19病组开包分析

主要诊断名称	手术及操作名称	计数	平均住院费用/元	平均住院天数	例均盈亏/元	总盈亏/元
甲状腺恶性肿瘤	甲状腺全部切除术	2	17005	11	−2097	−4194
甲状腺良性肿瘤	甲状腺全部切除术	1	13297	7	1612	1612
结节性甲状腺肿	甲状腺全部切除术	2	11654	6	3254	6508
	单侧甲状腺切除伴甲状腺峡部切除术	6	9244	7	5663	33978
	单侧甲状腺叶切除术	1	10438	9	4469	4469

可以看到，甲状腺恶性肿瘤＋甲状腺全部切除术，该医院当月做了2例，每例亏损2097元，做的最多的是结节性甲状腺肿＋单侧甲状腺切除伴甲状腺峡部切除术，总共6例，每例盈利5663元。也就是说，要想KD19病组盈利，多做结节性甲状腺肿＋单侧甲状腺切除伴甲状腺峡部切除术，但如果医院真的这么做，短期内DRG是盈利的，长期发展会影响医院的学科发展。

表5-74为该医院收治病组的总体结构，从RW 2.0～3.0（不含）的区间比例来看，该医院比例明显偏低，证明医院需要提高深度诊断分析能力，加大对疑难病例的收治，对于特殊病例，药品和耗材的使用可以适当增加。

表5-74　医院收治病组的总体结构

序号	病组权重（RW）	医疗行为	占出院患者的比例（一般三甲医院）/%	占出院患者的比例（优秀三甲医院）/%	2020年实际比例/%	2021年实际比例/%
1	RW<0.5	原则上尽量减少住院收治机会；住院日减少或门诊治疗	25～30	3～5	9.77	8.86
2	0.5～1.0（不含）	降低每权重单价的药品与耗材；增加操作治疗比例	30～35	15～25	20.99	16.96
3	1.0～2.0（不含）	扩大收治样本量；医技护管一体化；专科中心化收治模式	20～25	25～30	51.09	53.59
4	2.0～3.0（不含）	积极收治；深度诊断分析能力；指数单价药品耗材适当增加	15～20	35～40	10.80	11.90
5	3.0～5.0（不含）	学科品牌；医生实力和技能；医院的特色	5～8	10～15	4.39	4.98
6	≥5.0	罕见病、少见病；体现复合手术；联合脏器切除	2～4	8～12	2.96	3.53

4. 确定KD19病组的核心领域

在DRG付费体系下，不同医院的治疗过程与患者停留时间经常存在很大差异，建议对不同医院某一特定DRG病组确定适合自己的"核心领域"。确定核心领域的目的是给出同质患者组的定义，并为该同质患者组开发临床路径。

核心领域是指相同病例组内具有特定病症的同质患者组，特定病症具体指该病例的主要诊断、其他诊断、主要手术、其他手术。这个同质患者组内的患者具有相同的诊断分组、相同的（诊断、治疗）处理程序、相同的平均住院日。核心领域精确地归属于一个DRG组，并且应该比医院中该DRG组的其他病症出现的频率更高，换句话说，核心领域病例的占比更高，或者是该核心领域获得的收益最大，或者具有特别重要的战略意义。

其实每一个核心领域，都对应DRG病组开包DIP病种三段论的某一段，比如，我们确定的KD19病组核心领域为主要手术（单侧甲状腺全切除伴甲状腺峡部切除术）+ 主要诊断（甲状腺恶性肿瘤），这就是KD19病组三段论的上段，对诊断KD19病组的上段做成本结构分析（表5-75）及临床路径的建设与优化。

表5-75　KD19病组核心领域（上段）的成本结构分析

手术医生	例数	次均费用/元	平均住院日	CMI	次均分值	次均结余/元	加权结余/元	次均药费/元	次均材料费/元	材料费占比/%	次均手术费/元
A	1	18517	2			−368	−368	2742	3127	16.89	8384
B	4	27692	6.5			−9856	−39424	3869	8086	29.20	10593
C	1	29724	4			−11574	−11574	6302	6633	22.31	11151
D	2	32137	5.5	1.379	1379	−13988	−27976	8035	7812	24.31	9596
E	3	26975	3.67			−8826	−26478	3992	5944	22.03	9965
F	5	25037	4.6			−6888	−34440	4493	5865	23.42	9606
G	1	24570	6			−6421	−6421	3801	6172	25.12	10202
H	4	18113	2.75			−4786	−19144	3039	3854	21.28	7174

可以看到，材料费最高的是B医生，次均材料费8086元，材料费占比为29.20%，药费最高的是D医生，次均药费为8035元。

1）病组核心领域的确定方法

核心领域包含的主要诊断和其他诊断往往会引起患者治疗路径出现偏差，如果出现这种情况，有效的解决方案就是创建一种偏差性副路径。前提是要算清楚对这种副路径涉及的患者数量而言是否划算。

确定核心领域的途径有两种：一种是通过与路径主管医生进行单独交谈而确定，另一种是通过合适的专题研讨会来确定。在具体确定核心领域时，可通过高度结构化的"核心领域确定表"来进行，这样才能收集和确定质量高且具有可比性的核心领域。在此过程中，还应确保为临床路径的模块预配置调查到所有重要信息。

2）核心领域确定的具体内容

（1）要将与该病症相关的主要诊断和其他诊断记录在案。可供选择的诊断项目有多种，但在选择时，这些检查项目是否由于出现的频率足够高而必须加以考虑。对这些问题的界定越精确详尽，随后的路径模块配置越容易完成。

（2）要规定最短、平均和最长的平均住院日。另外，如果年龄和性别因素能影响临床治疗过程，最好明确同质患者组内的平均年龄和性别构成。

（3）对一般诊断项目和化验室诊断项目，还应该加以准确规定。为了达到对一般诊断项目和化验室诊断项目的确切定义，还要对编码信息进行完善。另外，应该记录诊断项目和化验室诊断项目的具体日期和医院诊断人员的姓名。

（4）要将与病区相关的服务项目记录在案。例如，与病区相关的服务项目包括预防措施（如预防血栓形成），或特殊护理措施与预防、诊断和治疗措施相结合（如伤口护理、与孔道有关的医疗措施、引流、导管放置、探针使用等）。必须注意，包含的服务项目不能过于细致繁琐，因为只有在完善模块预配置的过程中才全面提出各护理细节。

（5）如果开药，还要对药物的选择范围加以界定，除了要明确药物一般信息外，还要记录药物有效成分含量和计量单位。另外，需要指定用药的其他信息，如用药方式、剂量及给药疗程及用药频率。

5. 对标国家卫健委结节性甲状腺肿临床路径（2019年版）

（一）适用对象：第一诊断为结节性甲状腺肿（ICD-10：E04.902/E04.903），行单侧甲状腺腺叶切除术（ICD-9-CM-3：06.2），甲状腺病损切除术（ICD-9-CM-3：06.31），甲状腺部分切除术（ICD-9-CM-3：06.39），甲状腺次全切除术（ICD-9-CM-3：06.39），甲状腺全部切除术（ICD-9-CM-3：06.4），胸骨后甲状腺切除术（ICD-9-CM-3：06.5）。

（二）诊断依据：根据《临床诊疗指南　外科学分册》（中华医学会编著，人民卫生出版社，2006年，第1版）。

1.病史：颈部肿物。

2.体格检查：触诊发现肿物随吞咽移动。

3.实验室检查：甲状腺功能、甲状旁腺激素、降钙素、甲状腺球蛋白、肿瘤标志物。

4.辅助检查：甲状腺及颈部淋巴结超声。

5.鉴别诊断：必要时行甲状腺核素扫描、ECT、CT（排除胸骨后甲状腺肿及甲状腺癌的证据）检查。

（三）选择治疗方案的依据：根据《临床诊疗指南　外科学分册》（中华医学会编著，人民卫生出版社，2006年，第1版）。

1.甲状腺肿物造成气管压迫症状；可疑恶变；伴随甲亢表现；影响外观或正常生活；胸骨后甲状腺肿。

2.患者的全身状况良好，无手术禁忌证。

3.征得患者同意。

（四）标准住院日为≤10天。

（五）进入路径标准。

1.第一诊断符合ICD-10：E04.902结节性甲状腺肿疾病编码。

2.年龄≤70岁。

3.需要进行手术治疗。

4.当患者同时具有其他疾病诊断时，在住院期间不需特殊处理也不影响第一诊断的临床路径流程实施时，可以进入路径。

5.对伴有甲状腺功能亢进、甲状腺癌变可能等病情复杂的病例，不进入路径。

（六）术前准备（术前评估）1～4天，所必须的检查项目。

1.血常规、尿常规、凝血功能。

2.甲状腺功能T3，T4，TSH，TG，PTH，TPOAb等。

3.肝功能、肾功能、血糖、离子。

4.血清术前八项（乙肝表面抗体、乙肝表面抗原，乙肝E抗原、乙肝E抗体，乙肝核抗体，丙肝抗体，艾滋病病毒抗体，梅毒抗体）。

5.胸部X线片。

6.心电图。

7.甲状腺及颈部淋巴结超声。

8.声带功能检查，必要时行电子喉镜检查。

（七）预防性抗菌药物选择与使用时机。

1.按《抗菌药物临床应用指导原则》（卫医发〔2015〕43号）执行。

2.无特殊情况，术后24小时停用预防性抗菌药物。

（八）手术日为住院第2～5天（依术前准备完成情况而定）。

1.麻醉方式：颈丛神经阻滞麻醉或全身麻醉。

2.手术方式：甲状腺（部分、次全、全）切除术。

3.手术内置物：根据术中情况决定是否切口引流。

4.病理：术中冰冻切片病理检查＋术后石蜡切片病理检查。

5.术中应用纳米炭进行甲状旁腺负显影及淋巴结示踪。术中应用"神经监测仪"进行喉返神经监测。

（九）术后住院恢复≤6天。

术后必须复查甲状腺功能、甲状旁腺激素、血生化（包括血清钙）。

（十）出院标准（围绕一般情况、切口情况、第一诊断转归）。

1.一般情况良好。

2.无引流管或引流管拔除。

3.可门诊拆线，切口愈合良好。

（十一）有无变异及原因分析。

1.因患者术后出现严重并发症而延期出院。

2.术后诊断甲状腺机能亢进或甲状腺恶性肿瘤等情况。

以下为国家卫健委结节性甲状腺肿临床路径的具体表单。

患者姓名：_____性别：__年龄：__门诊号：____住院号：_____

住院日期：____年__月__日　出院日期：____年__月__日　标准住院日：≤10天

时间	住院第1~4天	住院第2~5天（手术日）
主要诊疗工作	☐ 询问病史、体格检查、初步诊断 ☐ 完成住院志和首次病程记录 ☐ 开具常规实验室检查单和辅助检查单 ☐ 上级医师查房、术前评估、确定手术方案 ☐ 完成术前小结和上级医师查房记录 ☐ 向患者及家属交代病情，签署手术知情同意书 ☐ 术前准备 ☐ 麻醉科医师术前访视，评估并记录，签署麻醉知情同意书 ☐ 签署术中病理冰冻检查及输血知情同意书 ☐ 下达术前医嘱	☐ 实施手术 ☐ 下达术后医嘱 ☐ 完成手术记录和术后当天病程记录 ☐ 向家属交代术中情况及注意事项 ☐ 上级医师查房 ☐ 完成上级医师查房记录 ☐ 麻醉科医师术后随访 ☐ 交班前医师查看术后患者情况并记录交班
重点医嘱	**长期医嘱** ☐ 三级护理（生活不能完全自理患者予以二级护理） ☐ 普通饮食 **临时医嘱** ☐ 血常规＋血型、尿常规＋镜检 ☐ 血生化、血糖、肝肾功能、离子、凝血功能、感染性疾病筛查、甲状腺功能 ☐ 声带检查、耳鼻喉科会诊 ☐ 颈部X光片行米瓦氏试验 **手术医嘱** ☐ 在颈丛神经阻滞麻醉或全身麻醉下行甲状腺（部分、次全、全）切除术 ☐ 如用普鲁卡因麻醉，应予皮试 ☐ 抗菌药物皮试 ☐ 必要的术前用药 ☐ 必要时术前备血	**长期医嘱** ☐ 术后护理常规 ☐ 一级护理 ☐ 术后6小时半流质饮食 ☐ 观察呼吸、切口渗血、有无声嘶 **临时医嘱** ☐ 心电监护、吸氧、静脉补液 ☐ 备气管切开包
主要护理工作	☐ 入院介绍、入院评估 ☐ 健康宣教、心理护理 ☐ 指导患者完成相关辅助检查 ☐ 术前准备 ☐ 定时巡视病房	☐ 观察病情变化 ☐ 术后生活护理、饮食指导、心理护理、疼痛护理 ☐ 定时巡视病房
病情变异记录	☐无　☐有，原因： 1. 2.	☐无　☐有，原因： 1. 2.
护士签名		
医师签名		

时间	住院第3~6天（术后第1天）	住院第4~7天（术后第2天）
主要诊疗工作	□ 上级医师查房：进行手术切口、并发症的评估，确定是否可以拔除切口引流管或引流条 □ 完成日常病程记录和上级医师查房记录	□ 医师查房 □ 完成病程记录
重点医嘱	**长期医嘱** □ 二级护理 **临时医嘱** □ 切口换药	**长期医嘱** □ 二级护理
主要护理工作	□ 观察患者病情变化 □ 健康宣教	□ 观察患者病情变化 □ 健康宣教
病情变异记录	□无 □有，原因： 1. 2.	□无 □有，原因： 1. 2.
护士签名		
医师签名		

时间	住院第5~8天（术后第3天）	住院第6~10天（术后第4~6天）
主要诊疗工作	□ 医师查房 □ 完成病程记录	□ 上级医师查房，确定患者出院日期 □ 完成上级医师查房记录 □ 出院日完成出院总结和病历首页的填写 □ 切口换药，切口评估 □ 向患者交代出院注意事项、复诊时间 □ 通知出院
重点医嘱	**长期医嘱** □ 二级护理	**临时医嘱** □ 住院日切口换药 □ 通知出院 □ 出院日切口拆线
主要护理工作	□ 观察患者病情变化 □ 健康宣教	□ 观察患者病情变化 □ 健康宣教 □ 协助患者办理出院手续 □ 出院指导
病情变异记录	□无 □有，原因： 1. 2.	□无 □有，原因： 1. 2.
护士签名		
医师签名		

6. 结合确定的核心领域，进行成本数据的清洗标化

1）标化工作内容

标化基础：《国家医保药品目录》、《全国医疗服务项目》2019年医保版、《医疗器械分类目录》等。

标化目标：还原收费项目至临床应用场景，使分析结合医务工作过程，帮助医院实行费用精细化管理，在提供高质量住院诊疗护理的同时管控资源的使用。标签库分类表见表5-76。

标化结果示例（以低值耗材为例，具体见表5-77）。

表5-76　标签库分类表

标签库	范例	意义
临床场景	手术、麻醉、检查、检验……	临床场景还原，判断治疗方案和资源消耗合理性
临床操作	气管插管、缝/吻合、雾化、输注……	
同类药品/近似耗材	碘帕醇、丙泊酚 创面敷料、吻合器、术中止血装置……	药品/耗材归类，结合实际情况制定控费方案

表5-77　低值耗材分类明细

临床场景	临床操作	同类药品/近似耗材	收费项目
手术	缝/吻合	缝合线	带针不可吸收外科缝线
			带非吸收性外科缝线缝合针
			带非吸收性外科缝线缝合针
		吻合器	一次性腔内切割吻合器及钉仓
	术中止血	可吸收止血材料	可吸收止血纱布
		术中止血装置	外科术中止血装置
	导尿	导尿包	一次性使用导尿包

2）KD19病组核心领域临床路径之药品标化

基于有效药品标签，可用低成本药品置换高成本药品以达到控费目的，如厄贝沙坦/氢氯噻嗪，可以优先选择南京正大天晴生产的，属于国家集采中标品种，根据现有数据计算，如使用替代药品，该病种可节省近万余元，具体如表5-78所示。

表5-78 药品使用明细

有效成分	标化分类	收费项目	单价/元	有效单位	方案一项目人数	使用总量	方案二项目人数	使用总量
孟鲁司特钠	用药阻塞性气道疾病的药物	孟鲁司特钠（齐鲁制药）	3.88	10mg	—	—	1	5
孟鲁司特钠	用药阻塞性气道疾病的药物	顺尔宁（原研）	5.76	10mg	2	14	—	—
甲钴胺	抗贫血药	弥可保（原研）	1.40	0.5mg	12	333	18	1088
甲钴胺	抗贫血药	怡神保	0.68	0.5mg	1	40	2	114
骨化三醇	维生素类	盖三淳	3.63	0.25μg	42	666	26	470
骨化三醇	维生素类	罗盖全（原研）	5.01	0.25μg	22	568	45	1058
厄贝沙坦/氢氯噻嗪	作用于肾素-血管紧张素系统的药物	安博诺（赛诺菲原研）	3.67	150mg:12.5mg	1	15		
厄贝沙坦/氢氯噻嗪	作用于肾素-血管紧张素系统的药物	依伦平（正大天晴集采）	1.09	150mg:12.5mg	1	7		

3）KD19病组核心领域临床路径之耗材标化

耗材使用金额前三名如表5-79所示。

表5-79 高值耗材使用明细

耗材名称	价格/元	数量	费用占比/%
神经监护气管插管（进口）	4200.00	371	5.15
针形高频电极（国产）	2793.00	482	4.45
一次性使用水冷不沾电凝镊（国产）	2100.00	381	2.64

可吸收外科止血材料的使用，不同科室之间费用差异巨大，具体如表5-80和表5-81所示。可以看到，肿瘤外科可吸收外科止血材料的费用最高2528.87元，其中主要是胶原蛋白海绵1，该产品598.00元/片，该科的使用比例最高，需要调整优化。

表5-82为某甲状腺手术患者具体使用的耗材，可以看到使用胶原蛋白海绵一片，价格为598.00元，可以不用。

表5-80　可吸收外科止血材料使用汇总

科室	可吸收外科止血材料费用均值/元
甲乳外科	17.81
肿瘤外科	2528.87
普外科	625.87

表5-81　可吸收外科止血材料使用明细

收费项目	单价/元	收费单位	甲乳科使用率/%	肿瘤外科使用率/%	普外科使用率/%
可吸收止血纱布1	1482.43	片	0	0	12.75
可吸收止血纱布2	1277.00	片	0	0	17.65
止血材料1	890.00	袋	0	2.00	0.98
止血材料2	549.92	片	0	4.00	0.98
可吸收止血材料	674.48	片	0	2.00	0
胶原蛋白海绵1	598.00	片	0	94.00	0
胶原蛋白海绵2	451.00	片	1.02	0	25.49

表5-82　某甲状腺手术患者的耗材使用明细

耗材类型	数量	单价/元	总金额/元
一次性使用全麻组件/包	1	120.00	120.00
一次性使用采血针/XY0.7×25TW/支	3	0.35	1.05
密闭式静脉留置针（86315）/Y型24#/支	2	12.78	25.56
医用皮肤保护剂/瓶	1	137.20	137.20
纳米银创伤贴/片	5	14.78	73.90
一次性使用高压造影注射器及附件/支	2	95.00	190.00
电凝镊（一次性使用滴水双极电凝镊）/个	1	600.00	600.00
不可吸收性外科缝线（普理灵）/包	1	88.58	88.58
可吸收性缝线（抗菌薇乔）/包	1	54.20	54.20
无菌保护套/张	1	3.50	3.50
一次性使用吸引管/支	1	1.50	1.50
一次性使用高负压引流套装/套	1	420.00	420.00
胶原蛋白海绵/片	1	598.00	598.00
一次性无菌保护套/张	1	5.20	5.20
超声刀具/把	1	1300.00	1300.00

通过数据清洗标化，分科室、分医生对比分析，找到控费点以及该控费点涉及的具体病案，通过耗材的合理化，实现病组例均费用下降的目标（表5-83、表5-84）。

表5-83　控费点明细

控费点	涵盖收费项目	涉及病案数	例均控费目标/元
术中止血材料	7	167	937
缝合线	21	171	494
无菌负压引流球	3	162	421
输液用三路开关	3	171	160
……	……	……	……

表5-84　分科室控费目标表

项目	甲乳外科	肿瘤外科	甲乳外科	耳鼻喉科
例均节省费用/元	1061	993	391	2470
控费后例均费用/元	23994	30015	23108	31634

4）KD19病组核心领域临床路径之亏损项目分析

亏损项目分析见表5-85，亏损项目集中在医疗服务小项目上，其成本高、次数多是导致亏损较大的原因。

表5-85　亏损项目分析

医疗服务项目名称	单价/元	单位成本/元	数量/次	例均收益/元	总收益/万元
静脉输液（注药）加收	2	72.66	36484	−70.66	−257.80
静脉输液（每增加一组）加收	2	65.82	15687	−63.82	−100.11
氧气吸入	5	77.36	13405	−72.36	−97.00
静脉输液（使用微量泵，输液泵）加收	2	58.63	13269	−56.63	−75.14
负压引流	23	122.42	4414	−99.42	−43.88
雾化吸入	6	77.61	5884	−71.61	−42.14
静脉注射	4	67.82	6348	−63.82	−40.51
静脉输液	12	74.31	4917	−62.31	−30.64
氧气吸入（加压给氧加收）	3	50.82	3733	−47.82	−17.85
大换药	30	102.97	1879	−72.97	−13.71
肌内注射	3	72.10	1244	−69.10	−8.60
静脉采血	4	45.73	1860	−41.73	−7.76
更换引流装置加收	8	59.41	621	−51.41	−3.19

7. KD19病组临床路径实施体会与总结

（1）不同的科室，项目成本和DRG患者例均成本不同，要做好同一项目在各科室成本的标化，采取具体措施优化收入成本结构。

表5-86为某三甲医院KD19病组的科室收入成本结构。

表5-86　某三甲医院KD19病组的科室收入成本结构

年份	DRG组	DRG组名	例数	平均住院天数	收入结构			成本率	
					药耗占比/%	检查检验占比/%	操作类占比/%	医护成本率/%	管理成本率/%
2019	KD19	甲状腺大手术	1400	11	46	15	37	28	22
2020			1500	10	44	14	38	31	18
2021			1800	9	43	13	39	32	17

优化KD19病组收入成本结构举措见表5-87。

表5-87　KD19病组收入成本结构调整表

项目	采取的管理策略
缩短术前等待日	（1）加强手术指征管理
	（2）加急报告24小时出具制
	（3）强化手术排期
	（4）加大上述三项指标的绩效考核权重
资源投入倾斜	（1）针对新技术、新项目的开展，加大资源投放力度
	（2）协同其他科室资源，配合开展MDT患者快速康复治疗
加大耗材管理力度	（1）对该病组手术类耗材的二维码管理
	（2）对该病组不可收费耗材进行定额、定包管理
	（3）组织外科专家进行"耗材点评"
	（4）将耗材比纳入科室考核
合理用药指导	（1）依托临床药师，开展处方点评
	（2）对于不合理用药，路径外用药进行考核，并与绩效挂钩

（2）确定好DRG病组的核心领域，DRG要开包DIP，一定要具体到不同的主要诊断和主要手术，同时明确病组的三段：上段、中段、下段，若病组上段的入组病例数多，则病组亏损的可能性更大。

（3）病种临床路径的制定包括如下具体项目：住院天数、药品费、手术费、麻醉费、卫生材料费、治疗费、护理费、床位费等。在手术麻醉成本控制方面，医院应通过合理安排手术时间，加快手术进程，提升手术效率，减少麻醉时间，进而降低麻醉成本。在治疗护理等成本控制上，医院应通过开展新技术、新业务，减少术后康复时间，加快病床周转速度。

（4）在药品成本控制方面，医生应当尽量选用已纳入国家集中采购目录内的药品，减少临床诊疗非必要药品的使用，仅保留与诊疗行为最相关的药品。

（5）在化验成本控制方面，医院对于必须使用的卫生材料，选择质量更优、价格更低的卫生材料；医生应当减少临床诊疗非必要的卫生材料使用，提高不可收费卫生材料使用效率，减少浪费。在检查成本控制方面，医院应当通过对检查预约流程的优化，提高服务效率，缩短检查预约等候的时间。医生应以病例筛查和为手术做必要准备为依据，通过减少非必要的检查项目，降低检查成本。

（6）标签库分析：术中止血装置和可吸收止血材料在各科室使用情况不同，产生费用较大差异，可结合临床实际分析原因，制订替代方案；在手术场景下，不同方案中各科室、各医师的医疗资源消耗差异显著，应重点关注耗材使用的必要性和替代性。

（7）通过标杆值的比较，找到院内控费点：缝合线、术中止血装置、可吸收止血材料、创面敷料等，明确后，给出最优性价比方案。

（8）DRG病组临床路径的实施需要系统支持，如需要嵌入病历系统、医嘱提示及限制，将药品或者耗材的选择设置为必选、可选、不选。

第六章
DRG下病组开包DIP病种
三段论细分从理论到实践

第一节 DRG下病组开包DIP病种三段论细分的理论基础

对DRG下病组开包DIP病种进行三段论细分，有两个方面的原因。

一是DRG和DIP本身分组的不足。

DRG分组比较粗，1.1版本有376个ADRG，628个DRG分组，各地进行分组器本地化后通常为700～1000个病组，由于其分组打包了多个疾病和多个手术操作，虽然整体上的资源消耗同质，但其内部存在局部异质的可能性，从而引发道德风险和"撇奶油"现象。具体来说，大医院可能会虹吸更多轻症患者，以实现对收治重症患者的"亏损"补偿；小医院则可能多选择轻症患者进行救治，以确保获得足够的"结余"，这样可能会降低新技术新项目及学科的发展动力。

DIP分组比较细，国家医疗保障局给出的11553个病种，各地进行本地化后通常为6000～8000个病种，DIP讲求一病一治疗的方式，同一疾病存在多个资源消耗异质的病种，这样会导致大医院有动机向患者提供技术水准更高、价格更贵（分值更高）的医疗服务，而小医院虽然有充分的发展技术和提供服务的经济动机，但由于"分蛋糕"的能力相对较弱，无法有效应对大医院的竞争压力，大医院的虹吸效应可能无法得到转变。

采用DRG权重与DIP分值进行融合，从而实现DRG和DIP两者特性的扬长避短，既避免DRG分组比较粗，无法充分细化表现医疗服务的层级和技术难度差异，又避免DIP分组比较细，无法有效约束诱导需求的问题，DRG下病组开包DIP病种实现一种"大"权重嵌套"小"分值的应用效果。

二是医院高质量发展的内生需求。

我们知道医院应对DRG最难的是平衡问题：成本控制、学科发展、有效收入三者之间的平衡，如同ICU的患者，上着呼吸机，一般需要镇痛镇静治疗，一方面可以减少氧气消耗，另一方面能够降低患者的痛苦。但镇静药（安定）有弊端，其中之一是导致血管舒张，引发低血压，为了对抗低血压，医生又不得不用升压药（去甲肾上腺素）。这微妙的平衡不是那么好把握。DRG开包DIP的三段论细分正是为了实现三者的平衡。

举例：BE29脑血管介入治疗。

某实施权重费率法地区，以某三甲医院的神经内科、神经外科DRG盈亏分析为例，神经内科的CMI为1.42，结付比为85%，科室亏损209025元，前十位病组盈亏分析如表6-1所示。重点看BE29脑血管介入治疗，神经内科共收治9例，平均住院日为14天，该病组权重为9.03，费率为9435元，该医院系数为1.02，BE29支付价 = 9.03×9435×1.02 = 86902元，平均住院费用为79963元，例均盈利6939元，总盈利62451元。

神经外科的CMI为2.04，结付比为80%，科室亏损290377元，前十位病组盈亏分析如表6-2所示。神经外科也有BE29病组，入组3例，平均住院费用为144494元，平均住院日为10天，例均亏损57592元，总亏损为172776元。

针对BE29病组，汇总的数据如表6-3所示。

如果不对BE29进行三段论的细分，我们或许可以得出结论：同一个病组在不同科室的费用差异很大，说明神经内科药耗成本控制得好，神经外科药耗成本控制得不好。其实不是成本控制的问题，是入组的问题。

先来看看哪些主要手术操作会入BE29病组。根据CHS-DRG1.1版本的入组规则，BE29涉及如下主要手术操作：

（1）00.5501　锁骨下动脉药物洗脱支架置入术；

（2）00.6100x008　经皮颈总动脉球囊扩张成形术；

（3）00.6301　脑保护伞下颈动脉支架置入术；

（4）00.6400x009　经皮椎动脉支架置入术；

表6-1　神经内科前十位病组盈亏分析

DRG编码	DRG分组名称	入组病例	平均住院天数	权重	费率/元	系数	DRG支付标准/元	平均住院费用/元	例均盈亏/元	总盈亏/元
BR2A	脑缺血性疾患，伴严重或一般并发症或合并症	174	9	1.25	9435	1.02	12030	13303	-1273	-221502
BR25	脑缺血性疾患，不伴并发症或合并症	29	9	0.97			9335	11953	-2618	-75922
DS1A	平衡失调及听觉障碍，伴严重或一般并发症或合并症	25	8	0.70			6737	8615	-1878	-46950
BM1B	脑血管介入检查术，不伴严重并发症或合并症	17	10	1.58			15205	16893	-1688	-28696
BZ13	神经系统其他疾患，伴并发症或合并症	17	8	0.86			8276	10848	-2572	-43724
BE29	脑血管介入治疗	9	14	9.03			86902	79963	6939	62451
BV13	癫痫，伴并发症或合并症	6	8	0.90			8661	8374	287	1722
DS15	平衡失调及听觉障碍，不伴并发症或合并症	4	6	0.57			5486	7589	-2103	-8412
BL19	脑血管病溶栓治疗	3	9	3.65			35127	25933	9194	27582
BU21	神经系统变性疾病，伴严重或合并症	3	11	1.61			15494	10406	5088	15264

表6-2 神经外科前十位病组盈亏分析

DRG编码	DRG分组名称	入组病例	平均住院天数	权重	费率/元	系数	DRG支付标准/元	平均住院费用/元	例均盈亏/元	总盈亏/元
BR1A	颅内出血性疾患，伴严重或一般并发症或合并症	11	12	2.17			20883	17532	3351	36861
BR15	颅内出血性疾患，不伴并发症或合并症	9	10	1.41			13569	13165	404	3636
BM1B	脑血管介入检查术，不伴严重并发症或合并症	8	8	1.58			15205	9442	5763	46104
XJ15	其他接触健康服务的诊断伴手术室操作，不伴并发症或合并症	7	6	0.56			5389	6822	-1433	-10031
BY15	颅脑损伤，不伴并发症或合并症	6	7	0.87	9435	1.02	8373	6032	2341	14046
BZ15	神经系统其他疾患，不伴并发症或合并症	4	16	0.67			6448	5122	1326	5304
BE29	脑血管介入治疗	3	10	9.03			86902	144494	-57592	-172776
JJ15	皮肤、皮下组织的其他手术，不伴并发症或合并症	3	14	0.33			3176	2296	880	2640
BB2A	除创伤之外的其他开颅术，伴严重或一般并发症或合并症	2	22	10.23			98450	167881	-69431	-138862
BR25	脑缺血性疾患，不伴并发症或合并症	2	14	0.97			9335	12579	-3244	-6488

表6-3 BE29病组的神经内科和神经外科对比分析

DRG编码	DRG分组名称	科室	入组病例	平均住院天数	权重	费率/元	系数	DRG支付标准/元	平均住院费用/元	例均盈亏/元	总盈亏/元
BE29	脑血管介入治疗	神经内科	9	14	9.03	9435	1.02	86902	79963	6939	62451
		神经外科	3	10					144494	-57592	-172776

（5）39.7400x001　经皮颅内静脉取栓术；

（6）39.7400x002　经皮颅内动脉取栓术；

（7）39.7400x002　经皮颅内动脉取栓术；

（8）00.6400x013　经皮椎动脉药物洗脱支架置入术；

（9）00.6400x014　经皮椎动脉覆膜支架置入术；

（10）39.7501　经导管颅内血管裸弹簧圈栓塞术；

（11）39.7502　经导管入脑前血管裸弹簧圈栓塞术；

（12）39.7503　经导管颅内动脉瘤裸弹簧圈栓塞术。

脑血管介入治疗包括血管内的拉栓治疗、机械取栓治疗、球囊扩张治疗、经皮椎动脉支架置入术治疗、经导管颅内动脉瘤弹簧圈栓塞术等，这些不同的手术操作费用差别是比较大的，最贵的是针对颅内动脉瘤的经导管颅内动脉瘤弹簧圈栓塞术，费用通常在15万～20万元，而最便宜的是经皮椎动脉支架置入手术治疗，费用通常在5万～6万元，但这些不同的手术操作都入BE29病组，支付价都是86902元。这样，经皮椎动脉药物洗脱支架置入术肯定盈利，而针对颅内动脉瘤的经导管颅内动脉瘤弹簧圈栓塞术肯定亏损。如果您是临床科主任，怎么选择？为了不亏损，不做颅内动脉瘤的手术了？肯定不行，那是您的学科，那是您的未来，亏了也要做。

给大家普及一下脑血管介入治疗的相关知识。

经皮颅内动脉取栓术：经皮颅内动脉取栓术是一项尖端的微创介入治疗方法，该手术通过在大腿内侧切开一个约2mm的小口子，将新型的取栓装置送入动脉达血栓阻塞部位，直接通过取栓支架将脑动脉中的血栓取出，使血管迅速再通，挽救脑组织。

经导管颅内动脉瘤弹簧圈栓塞术（脑血管介入治疗领域费用最高，手术难度最大）：颅内动脉瘤是一种常见的脑血管疾病，病程隐匿，起病突然，一旦发病，病死率和致残率极高，被称为"不定时炸弹"，是危险的脑血管病之一，手术难度大，对手术医师的手术技巧及心理素质要求非常高。以介入方式实施的颅内动脉瘤栓塞术，技术要求高，但手术安全性高、创伤小、恢复快、预后佳，比较适合岁数偏大、体质较弱、患有严重的器质性疾病以及不能承受开颅手术的患者，已经成为动脉瘤治疗的主要手术方式。

为了更精准地进行病组的成本管控，做好成本控制与学科发展的平衡，我们进行了DRG下病组开包DIP病种的三段论细分，具体见表6-4。

我们把经导管颅内动脉瘤栓塞术和经导管颅内动脉瘤支架辅助栓塞术列为BE29病组的上段，共4例，平均费用为158433元，亏损71531元；把经皮颅内动脉支架置入术和经皮颅内动脉取栓术列为BE29病组的中段，共25例，平均费用为110258元，略亏23357元；把经皮大脑中动脉球囊扩张成形术和经皮椎动脉药物洗脱支架置入术列为BE29病组的下段，共5例，平均费用为69833元，盈利17069元。

通过DRG病组开包DIP病种三段论的细分，上段技术难度大，处于学科发展的考虑，可以战略性亏损；中段技术难度中等，DRG略亏；下段相对技术难度最低，确保DRG盈利。

DRG分组比较粗，没有考虑微创手术的问题，无论是微创手术还是普通开放性手术，都是分入同一病组，支付价一样。有的情况下微创手术整体费用是下降的，而有的情况下普通开放性手术的费用更低，通常把微创手术分为优势微创病组和劣势微创病组。

优势微创病组如下：

（1）EB1组　肺大手术；

（2）HC2组　胆囊切除术；

（3）HB1组　胰、肝切除和/或分流手术；

（4）GB2组　小肠、大肠（含直肠）的大手术；

（5）KD1组　甲状腺大手术。

劣势微创病组如下：

（1）GC2组　小肠、大肠（含直肠）的其他手术；

（2）GE2组　疝其他手术；

（3）GE1组　单侧腹股沟疝及腹疝手术；

（4）GE1组　双侧腹股沟疝及腹疝手术；

（5）GD1组　伴穿孔、化脓、坏疽等阑尾切除术。

以优势微创病组HC29和劣势微创病组GE19为例分别进行三段论细分，某三甲医院肝胆胰外科DRG病组盈亏分析如表6-5所示。

表6-4 BE29病组开包DIP病种的三段论分析

主要诊断名称	主要手术操作名称	三段论细分	例数	平均住院天数	平均住院费用/元	例均盈亏/元	分段例数	分段均费/元	分段盈亏/元	平均西药费/元	平均检查费/元	平均检验费/元	平均治疗费/元	平均材料费/元
颅内动脉瘤	经导管颅内动脉瘤栓塞术	上段	2	10	161609	-74707	4	158433	-71531	3061	1180	1912	8806	145787
	经导管颅内动脉瘤支架辅助栓塞术		2	8	155256	-68354				2371	707	907	6638	143936
大脑动脉闭塞脑梗死	经皮颅内动脉支架置入术	中段	5	11	116616	-29714	25	110258	-23356	3567	908	1619	8965	100694
大脑动脉栓塞脑梗死引起脑梗死			9	10	99480	-12578				11344	5024	3179	10301	69619
大脑动脉闭塞脑梗死	经皮颅内动脉取栓术		5	9	126159	-39257				16416	9906	9169	16818	73674
大脑动脉栓塞脑梗死			2	5	108866	-21964				11158	3652	7281	11651	74947
大脑动脉狭窄脑梗死			2	11	88613	-1711				9990	4225	2438	8411	63445
基底动脉闭塞脑梗死			2	9	126143	-39241				22140	10654	4768	14646	73936
大脑动脉闭塞脑梗死	经皮大脑中动脉球囊扩张成形术	下段	3	6	80862	6040	5	69833	17069	15382	6176	4027	8246	46953
椎动脉闭塞脑梗死	经皮椎动脉药物洗脱支架置入术		2	6	53290	33612				12517	6283	3389	15124	15862

表6-5 某三甲医院肝胆胰腺外科DRG病组盈亏分析

DRG编码	DRG名称	计数	结算点数	DRG每点数费用/元	DRG支付标准/元	平均住院费用/元	例均盈亏/元	平均住院天数	总盈亏/元
HC29	胆囊切除手术	40	159.56		10000	12107	-2107	6	-84280
HR19	肝胆胰系统恶性肿瘤	6	108.86		6822	6513	309	10	1854
FF19	大隐静脉和小隐静脉手术	5	128.64		8062	7977	85	6	425
GD15	伴穿孔、化脓、坏疽等阑尾切除术，不伴并发症或合并症	5	152.58		9562	8759	803	5	4015
GV13	消化道梗阻或腹痛，伴并发症或合并症	5	81.28	62.67	5094	7510	-2416	6	-12080
HU15	急性胆道疾患，不伴并发症或合并症	5	75.89		4756	4369	387	6	1935
HC15	胆总管手术，不伴并发症或合并症	4	307.24		19255	19225	30	17	120
GE15	腹股沟及腹疝手术，不伴并发症或合并症	3	109.47		6860	7175	-315	5	-945
GZ13	其他消化系诊断，伴并发症或合并症	3	81.38		5100	5300	-200	6	-600
HT23	急性胰腺炎，伴并发症或合并症	3	133		8335	9937	-1602	9	-4806
HZ14	其他肝脏疾病，不伴并发症或合并症	3	91.13		5711	6875	-1164	7	-3492
GC12	食管、胃、十二指肠其他手术，伴发症或合并症	2	379.02		23753	16276	7477	8	14954

收治病例数最多的病组是HC29胆囊切除手术，该病组支付价为10000元，平均住院费用为12107元，例亏2107元。

对HC29病组进行开包DIP病种的三段论细分，明细如表6-6所示。可以看到，同样是腹腔镜下胆囊切除术，主要诊断为胆囊结石伴有急性胆囊炎、胆汁型急性胰腺炎、未特指的急性胰腺炎的费用最高为24618元，此为HC29病组的上段，从DIP的角度，这些病种的DIP分值和支付价也是最高的。

从DIP分组的角度，主要诊断都是胆囊结石伴有急性胆囊炎，开放性手术：胆囊切除术，病种基准分值为231.6分，DIP支付价为14529.4元，而腹腔镜下胆囊切除术的病种基准分值为164.2分，DIP支付价仅为10303.4元（表6-7）。

主要诊断都是胆囊结石伴有其他胆囊炎，腹腔镜下胆囊切除术的病种基准分值为126.9，DIP支付价为7960.2元，而开放性手术胆囊切除术的病种基准分值为192.7，DIP支付价为12089.3元，比腹腔镜下胆囊切除术的支付价高了4129.1元（表6-8）。而在DRG分组中，无论是腹腔镜手术还是开放性手术，都是入HC29病组，支付价都是10000元，对于HC29病组来说，微创手术的整体费用更低，所以该病组属于优势微创病组。

再看一个劣势微创病组GE19的案例。表6-9是某二甲医院普外一科DRG病组前十二位盈亏分析。该科室CMI为1.12，结付比85%，科室整体亏损286203元。GE19腹股沟及腹疝手术，权重0.84，费率7788元，调节系数0.79，DRG支付价5168元。该科室共入组24例，平均住院日5天，平均住院费用6147元，例亏979元，整体亏损23496元。

如果不对GE19病组进行三段论细分，则无法明白亏损的真正原因。进行三段论细分后的明细如表6-10所示。

主要诊断为双侧腹股沟疝，腹腔镜下双侧腹股沟疝无张力修补术为GE19病组的上段，均费为9560元，DRG亏损4392元。主要诊断为单侧腹股沟疝，开放性手术单侧腹股沟疝无张力修补术为GE19病组的中段，均费为5573元，DRG略亏405元。主要诊断为单侧腹股沟疝，开放性手术单侧腹股沟斜疝疝囊高位结扎术为GE19病组的下段，均费为4317元，DRG盈利851元。同一病组总费用和细分组费用构成有明显差异，不同细分组不具有可比性，只有进行DRG病组开包DIP病种三段论划分后才可比较，确保组内更具有同质性（CV），组间更具有可比性（RIV）。

表6-6 HC29病组开包DIP病种的三段论分析

病种组合代码	病种组合名称	总例数	DIP分值	DIP支付价/元	病种结构分段	分段例数	分段例数占比/%	分段均费/元	分段盈亏/元
K80.0: 51.2300 + 54.1903	胆囊结石伴有急性胆囊炎: 腹腔镜下胆囊切除术 + 腹腔切开引流术	33	4539	28808	上段	98	1.66	24618	−14618
K85.1: 51.2300	胆汁型急性胰腺炎: 腹腔镜下胆囊切除术	25	3703	23505					
K85.9: 51.2300	未特指的急性胰腺炎: 腹腔镜下胆囊切除术	40	3394	21541					
K80.0: 51.2300 + 54.5100	胆囊结石伴有急性胆囊炎: 腹腔镜下胆囊切除术 + 腹腔镜下腹膜粘连松解术	21	2682	17024					
K80.0: 51.2300 + 54.5100X005	胆囊结石伴有急性胆囊炎: 腹腔镜下胆囊切除术 + 腹腔镜下腹膜粘连松解术/腹腔镜下盆腔粘连松解术	91	2590	16439					
K80.2: 51.2300 + 54.5101	胆囊结石不伴有胆囊炎: 腹腔镜下胆囊切除术 + 腹腔镜下肠粘连松解术	16	2451	15559	中段	4441	75.18	13415	−3415
K80.1: 51.2300 + 54.5100X005	胆囊结石伴有其他胆囊炎: 腹腔镜下胆囊切除术 + 腹腔镜下腹膜粘连松解术/腹腔镜下盆腔粘连松解术	380	2274	14437					
K80.1: 51.2300 + 54.5100	胆囊结石伴有其他胆囊炎: 腹腔镜下胆囊切除术 + 腹腔镜下腹膜粘连松解术	110	2256	14318					
K80.0: 17.91210 + 51.2300	胆囊结石伴有急性胆囊炎: 耳针治疗 + 腹腔镜下胆囊切除术	289	2251	14289					
K80.0: 51.2200	胆囊结石伴有急性胆囊炎: 胆囊切除术	193	2231	14159					
K80.0: 51.2300 + 54.5101	胆囊结石伴有急性胆囊炎: 腹腔镜下胆囊切除术 + 腹腔镜下肠粘连松解术	221	2189	13896					
K81.0: 51.2200	急性胆囊炎: 胆囊切除术	21	2073	13157					

续表

病种组合代码	病种组合名称	总例数	DIP分值	DIP支付价/元	病种结构分段	分段例数	分段例数占比/%	分段均费/元	分段盈亏/元
K80.0：51.2300	胆囊结石伴有急性胆囊炎：腹腔镜下胆囊切除术	1887	2027	12866					
K82.8：51.2300＋54.5101	胆囊其他特指的疾病：腹腔镜下胆囊切除术＋腹腔镜下肠粘连松解术	45	1917	12166					
K80.1：51.2300＋54.5101	胆囊结石伴有其他胆囊炎：腹腔镜下胆囊切除术＋腹腔镜下肠粘连松解术	1075	1884	11962					
K81.0：51.2300	急性胆囊炎：腹腔镜下胆囊切除术	71	1874	11898	中段	4441	75.18	13415	−3415
D13.5：51.2300	肝外胆管良性肿瘤：腹腔镜下胆囊切除术	21	1866	11847					
K80.2：51.2300	胆囊结石不伴有胆囊炎：腹腔镜下胆囊切除术	908	1812	11505					
K80.2：51.2200	胆囊结石不伴有胆囊炎：胆囊切除术	75	1802	11439					
K80.1：51.2300	胆囊结石伴有其他胆囊炎：腹腔镜下胆囊切除术	3798	1748	11098					
K80.1：51.2200	胆囊结石伴有其他胆囊炎：胆囊切除术	235	1730	10980					
K80.0：51.2300＋54.5901	胆囊结石伴有急性胆囊炎：腹腔镜下胆囊切除术＋腹腔镜粘连松解术	313	1717	10902					
K82.8：51.2300＋54.5901	胆囊其他特指的疾病：腹腔镜下胆囊切除术＋腹腔镜粘连松解术	17	1635	10378	下段	1368	23.16	10063	−63
K80.1：51.2300	胆囊其他伴有胆囊炎：腹腔镜下胆囊切除术	322	1599	10151					
K80.1：51.2300＋54.5901	胆囊结石伴有其他胆囊炎：腹腔镜下胆囊切除术＋腹腔镜粘连松解术	372	1589	10084					
K80.4：51.2300	胆管结石伴有胆囊炎：腹腔镜下胆囊切除术	16	1576	10003					
K80.2：51.2300＋54.5901	胆囊结石不伴有胆囊炎：腹腔镜下胆囊切除术＋腹腔镜粘连松解术	17	1556	9879					
K81.1：51.2300	慢性胆囊炎：腹腔镜下胆囊切除术	76	1280	8127					

表6-7 主要诊断为胆囊结石伴有急性胆囊炎的DIP分值表

ICD-10名称	操作编码	操作名称	病种基准分值	DIP支付价/元
胆囊结石伴有急性胆囊炎	—	—	51.2	3212.1
	51.2300 + 54.5901	腹腔镜下胆囊切除术 + 腹腔粘连松解术	155.8	9778.4
	51.2300	腹腔镜下胆囊切除术	164.2	10303.4
	51.2300 + 54.1903	腹腔镜下胆囊切除术 + 腹腔切开引流术	179.6	11268.4
	51.2300 + 54.5100/54.5100x005/54.5100x009	腹腔镜下胆囊切除术 + 腹腔镜下腹膜粘连松解术/腹腔镜下腹腔粘连松解术/腹腔镜下盆腔粘连松解术	182.3	11439.1
	51.2300 + 54.5101	腹腔镜下胆囊切除术 + 腹腔镜下肠粘连松解术	184.4	11571.8
	51.2300 + 54.5903	腹腔镜下胆囊切除术 + 肠粘连松解术	189.9	11912.9
	50.0x03 + 51.2300	腹腔镜下肝囊肿开窗引流术 + 腹腔镜下胆囊切除术	220.9	13863.3
	51.2200	胆囊切除术	231.6	14529.4
	51.2200 + 54.5903	胆囊切除术 + 肠粘连松解术	234.9	14736.1
	51.0102	经皮经肝胆囊置管引流术	256.5	16096.6

表6-8 主要诊断为胆囊结石伴有其他胆囊炎的DIP分值表

ICD-10名称	操作编码	操作名称	病种基准分值	DIP支付价/元
胆囊结石伴有其他胆囊炎	51.2300＋54.5901	腹腔镜下胆囊切除术	126.9	7960.2
	51.2200	胆囊切除术	192.7	12089.3
	51.2300/51.4900x002	腹腔镜下胆囊切除术/胆管切开取石术	140.7	8827.0
	51.2300＋54.5903	腹腔镜下胆囊切除术＋肠粘连松解术	150.5	9442.9
	51.2300＋54.5101	腹腔镜下胆囊切除术＋腹腔镜下肠粘连松解术	152.0	9538.3
	51.2300＋54.5100/54.5100x005/54.5100x009	腹腔镜下胆囊切除术＋腹腔镜下腹膜粘连松解术/腹腔镜下腹腔粘连松解术/腹腔镜下盆腔粘连松解术	155.7	9771.2
	51.0405	腹腔镜下胆囊切除取石术	157.5	9883.3
	51.2300＋54.1903	腹腔镜下胆囊切除术＋腹腔切开引流术	159.8	10025.2
	51.2200＋54.5903	胆囊切除术＋肠粘连松解术	169.6	10644.0
	50.0x03＋51.2300	腹腔镜下肝囊肿开窗引流术＋腹腔镜下胆囊切除术	195.1	12240.1

表6-9 某二甲医院普外一科DRG病组盈亏分析

DRG组编码	DRG组名称	入组病例	平均住院天数	权重	费率/元	调节系数	DRG支付标准/元	平均住院费用/元	例均盈亏/元	总盈亏/元
HC29	胆囊切除手术	36	8	1.77			10890	12792	-1902	-68472
HZ26	胆道其他疾患，不伴有严重并发症或合并症	26	6	0.70			4307	4340	-33	-858
GE19	腹股沟及腹疝手术（1岁以上）	24	5	0.84			5168	6147	-979	-23496
HT19	急性胰腺炎	22	9	1.12			6891	7916	-1025	-22550
GZ19	其他消化系诊断	21	5	0.59			3630	2981	649	13629
GD29	阑尾切除术	20	6	1.19	7788	0.79	7321	8736	-1415	-28300
GV15	消化道梗阻或腹痛，不伴并发症或合并症	17	5	0.51			3138	3622	-484	-8228
GD19	伴穿孔、化脓、坏疽等阑尾切除术	15	6	1.29			7937	9957	-2020	-30300
JB29	乳腺切除手术	15	4	0.76			4676	3840	836	12540
JJ15	皮肤、皮下组织的其他手术，不伴并发症或合并症	12	6	0.55			3384	3657	-273	-3276
GV13	消化道梗阻或腹痛，伴并发症或合并症	11	3	0.62			3815	3022	793	8723
FF39	静脉系统复杂手术	7	8	1.31			8060	7131	929	6503

表6-10　GE19病组开包DIP病种的三段论分析

主要诊断	手术及操作名称	入组病例	平均住院天数	平均住院费用/元	分段病例数	分段均费/元	分段盈亏/元	平均西药费/元	平均治疗费/元	平均化验费/元	平均卫生材料费/元
双侧腹股沟疝	腹腔镜下双侧腹股沟疝无张力修补术（上段）	2	5	9560	4	9720	-4552	358	400	770	1901
单侧腹股沟疝	腹腔镜下单侧腹股沟斜疝无张力修补术（上段）	2	5	9879				1686	34	474	2528
单侧腹股沟疝	单侧腹股沟疝无张力修补术（中段）	6	4	5233	12	5573	-405	537	267	385	1405
单侧腹股沟斜疝		3	7	5891				579	400	960	1072
单侧腹股沟斜疝		3	8	6291				834	400	707	1241
单侧腹股沟疝	单侧腹股沟斜疝疝囊高位结扎术（下段）	16	3	4425	20	4317	851	387	25	380	770
单侧腹股沟斜疝		2	2	3713				295	25	461	672
腹嵌顿疝		1	4	4024				785	25	523	690
嵌顿性腹股沟斜疝		1	2	4097				309	25	184	499

总结一下，DRG下病组开包DIP病种三段论的划分标准主要考虑以下层面。

第一个层面是该病组主要诊断和主要手术操作涉及DIP病种分值，原则上，DIP分值高为上段，DIP分值低为下段，其他为中段；兼顾考虑该DIP病种例数占所在DRG病组入组总例数的比例，以及该DIP病种在本院历史数据中的均费高低。

第二个层面是结合国考指标进行三段论的划分：①是否四级手术；②是否微创手术；③是否日间手术；④是否转科；⑤是否死亡。

第三个层面是结合DRG分组不足之处进行三段论的划分。我们知道DRG的分组无法体现高龄患者的资源消耗差异，而出院患者年龄与平均费用存在明显正相关关系，不论是全病种还是内科病种，医疗资源消耗随着年龄升高而增加，目前DRG分组仅对17岁以下患者设置分组，未对高龄患者设置分组。综合考虑如下细分指标：①是否高龄（65岁以上）；②是否低龄（17岁以下）；③单双侧或近远端操作手术；④合并症及并发症程度（CC/MCC）。

通过以上DRG病组开包DIP病种三段论的划分，可以更好地实现病组成本控制、学科发展、科室有效收入提升的平衡。

第二节　DRG/DIP下三段论九分法临床路径实战训练

在临床路径实施的过程中可能会遇到如下问题。

（1）医院一直在做临床路径，但是执行得不好，非常容易变异，深受卫健版临床路径的影响，我们还能做好病种下的临床路径吗？

（2）DRG/DIP来了，大家都知道要做好临床路径，病组临床路径要怎么做？特别是病组费用控制在多少是合适的？比如：HC29胆囊切除手术，该病组的DRG支付价15716元，那么控制在14000元可以吗？多少才是最优？

（3）如何解决临床路径变异和监管的问题？

（4）领导想要推进临床路径，医务科建议每个临床科室提交3～5个病种表单给医务科，然后讨论，经过听证会后执行……这样的流程可行吗？

（5）通过临床路径实现标准化，控制病组成本，是否会影响学科发展？是否影响临床医师创新的积极性？如何平衡成本控制、学科发展、有效收入提升三者的关系？

（6）临床路径的执行怎么结合医院内部的绩效管理？

基于以上问题，我们特设计了DRG/DIP下临床路径实施与优化实战训练营，具体项目分步实施。

第一步：实施一天定制化培训"DRG/DIP下三段论九分法临床路径全解析"。

通过一天定制化培训，帮助医院统一思想：为什么要做病种临床路径；DRG/DIP下的临床路径与原来临床路径的异同；临床路径实施与优化的具体流程。讲清楚何谓"三段论九分法"，真正实现病组内部的同质性（CV）和可比性（RIV），这是病组临床路径落地执行的底层逻辑。

病组三段论划分的三大核心标准。

（1）该病组主要诊断和主要手术操作涉及DIP病种分值：该DIP病种例数，占所在DRG病组入组病例总例数的比例；该DIP病种在本院历史数据中的均费。

（2）结合国考指标进行三段论划分：是否四级手术；是否微创手术；是否日间手术；是否转科；是否死亡。

（3）结合DRG分组不足之处进行三段论划分：是否高龄（65岁以上）；是否低龄（17岁以下）；单双侧操作手术；合并症或并发症程度。

期间，同步做好四件事情。

（1）与医院领导访谈，时间为1.5小时，明确医院高质量发展的战略方向及如何看待DRG/DIP盈亏、学科发展、有效收入提升三者的平衡问题，通常会问如下问题。

①院长的名字必定会写入院史，您希望在您的名字下面的那段话写什么内容？

②您计划在任期内准备哪些可以上墙的成绩？（所谓上墙，就是在一段时间内值得骄傲的事情，或者有阶段性意义的事情）

③您如何看待高质量发展？您心目中的高质量发展医院具备哪些特征？

④您希望分管院长和中层干部如何像院长一样思考？（中层干部如何建立院长思考思维）

⑤您觉得精细化管理应该包括哪些方面？如何实现？

⑥DRG/DIP与国考指标如何结合？

⑦您如何看待"一人一病种，病种医生"？如何提高优势病组占比？如何打造优势学科？

⑧如何做好DRG/DIP盈亏、学科发展、有效收入提升三者的平衡？

⑨医院绩效的调整思路和方向是什么？您期待的好绩效具备哪些特征？

⑩您对我们这次训练营有什么期望？对我们团队还有哪些具体要求？

（2）与分管该项目的院领导访谈，明确项目的具体实施流程、规划进度及人员分工。

（3）团队和医院临床路径实施与优化项目组全体成员对接，明确具体分工。

（4）赠送团队专著《DRG/DIP下三段论九分法临床路径全解析》5本，供项目核心人员提前学习，其他临床路径实施建议相关人员自行购买学习。

第二步：制作用于临床路径听证会的表单。

本项目的关键是制作好用于临床路径听证会的表单，具体过程如下。

（1）确定做临床路径的病种。

①基于DRG/DIP临床科室精细化运营管理实战训练营已经完成的病组分类，针对竞争病组和基层病组，开包DIP病种分析，做临床路径病种的第一次筛选。以神经内科为例，具体如表6-11所示。

将竞争病组BR23开包后分为上段、中段、下段（表6-12），上段均费最高，下段均费最低，如果该病组的中、上段病种例数占比高，则该病组亏损的可能性比较高，如果该病组的中、下段病种例数占比高，则该病组盈利的可能性比较高。

②基于院内前三年历史数据分析，完成临床路径病种的第二次筛选：院内病例数前三十病种；院内总金额前三十病种；院内平均住院费用前三十病种；院内重点学科涉及的前三十病种。

③结合DRG/DIP支付价及多地区DIP分值表，基于ABC分类法，完成临床路径病种的第三次筛选。

ABC分类法又称帕累托分类法，即主次因素分析法，也被称为"80对20"规则，是运用数量统计的方法对事物或管理构成因素进行分析排序，以抓住事物主要矛盾的一种定量科学分类管理技术。ABC分类管理法的分类原则是：A、B、C类具体DIP病种的主要诊断和手术操作的例数占比分别为该DRG病组总入组病例数的70%～80%、10%～20%、5%～10%，A类为重点病种，属于该病组的核心领域，需要做病种临床路径，在保证医疗质量的前提下严格管控成本。

表6-11　DRG下临床科室病组分类

科室名称	病组类型	DRG分组编码	DRG分组名称	开包DIP（病种）	
				主要诊断	主要手术操作名称
神经内科	优势病组	BM19	脑血管介入检查术	大脑动脉血栓形成引起的脑梗死	脑动脉造影术
				脑动脉供血不足	脑动脉造影术
				脑动脉供血不足	脑血管造影
				大脑动脉血栓形成引起的脑梗死	脑血管造影
		BE29	脑血管介入治疗	大面积脑梗死	经皮颅内动脉取栓术
				大脑动脉闭塞脑梗死	经皮颅内动脉取栓术
				前交通动脉瘤破裂蛛网膜下腔出血	经导管颅内动脉瘤支架辅助栓塞术
				颅内动脉狭窄	经皮颈总动脉球囊扩张成形术
				大脑动脉闭塞脑梗死	经导管颅内血管血栓去除术
	竞争病组	BR23	脑缺血性疾患，伴并发症或合并症	多发性脑梗死	
				脑梗死	
				颈内动脉供血不足	
				短暂性大脑缺血发作	
				后循环缺血	
	基层病组	BZ15	神经系统其他疾患，不伴并发症或合并症	脑梗死后遗症	
				陈旧性脑梗死	
				脑梗死恢复期	

表6-12 DRG下病组开包DIP病种三段论分析

DRG分组编码	DRG分组名称	例数	DRG权重	DRG支付价/元	DIP分组名称	DIP分组编码	例数	DIP分值	DIP预算单价/元	DIP支付价/元	病种结构分段
BR23	脑缺血性疾患，伴一般并发症或合并症	6655	0.79	7070	人脑前动脉未特指的闭塞或狭窄引起的脑梗死	I63.2	46	928	10	9280	上段
					人脑前动脉栓塞引起的脑梗死	I63.1	8	760	10	7600	
					大脑动脉栓塞引起的脑梗死	I63.4	70	756	10	7560	
					大脑动脉未特指的闭塞或狭窄引起的脑梗死	I63.5	389	700	10	7000	中段
					人脑前动脉血栓形成引起的脑梗死	I63.0	62	663	10	6630	
					大脑动脉血栓形成引起的脑梗死	I63.3	730	613	10	6130	
					未特指的脑梗死	I63.9	3825	575	10	5750	
					未特指的短暂性大脑缺血性发作	G45.9	366	443	10	4430	下段
					其他脑梗死	I63.8	606	368	10	3680	
					其他短暂性大脑缺血性发作和相关的综合征	G45.8	7	246	10	2460	

6655病例，1个DRG组，费率8950元，DRG病组支付价7070元 ｜ 6655个病例，10个DIP病种，DIP支付价最高9280元，最低2460元 ｜ 三段论

结合不同地区DIP分值表,对地区病种的大数据进行分析,明确同一病组下不同具体DIP病种主要诊断和手术操作的比例;兼顾考虑地区同城同病同价的基层病种。

④整理上述三次筛选的病种明细表,合并同类项,结合院领导调研访谈的情况,综合考虑确定好最终做临床路径的病种名单,上报医院审核。

(2)根据院方审核制作临床路径的病种名单,汇总分析该病种的医嘱病案资料,分十大类(检验费用、检查费用、护理费用、手术费用、治疗费用、麻醉费用、麻醉药品、药品费用、高值耗材、低值耗材)进行统计分析。

①需要院方提供确定做临床路径病种三年所有入组病例的明细资料,笔者团队提供模板,并负责做典型病种分析(通常选择10个病种),手把手把分析方法教给院方具体对接人。

②根据国家卫健委给出的针对第一诊断的临床路径表单,梳理关键流程和节点,分类统计对标。

③完成内科病种和外科病种分布统计,其中外科病种的麻醉药品费用和麻醉非药品费用分开统计。

④药品费用可以拆分为:西药费用、中成药费用、中草药费用。

⑤明确某一病种不同类别项目的平均值、最高值和最低值,给出院外标杆值,填写病种分类汇总表格,具体如表6-13所示。

(3)对一个病种的表单分十大类别与院内外标杆值作对比,找出差异点,临床路径听证会重点讨论。

(4)如何降低该病种的平均住院日?通过听证会前后平均住院日的对比,确定该病种的标准平均住院日,作为运营管理和流程优化的单项讨论。

(5)做好DRG下病组开包DIP病组临床路径的六径(药径、耗径、护径、技径、麻径、日径),具体见表6-14。

第三步:需要对参加临床路径听证会的典型科室调研访谈。

(1)遴选做调研访谈的科室,建议原则如下:已经确定做临床路径病种涉及的科室;有明确意愿、积极配合的科室;医院重点关注的科室。

(2)相关行政职能科室必须参加,如医务科、病案室、医保办、质控科、药剂科、设备科、绩效办、财务科。

表6-13 某病种分类标杆值统计

病种名称	DRG/DIP支付价/元	实际均费/元	平均住院天数	分类明细	费用/元	占病种总费用比率/%	最高值/元	最低值/元	院外标杆值/元	本院听证会后值/元	本院听证会后比率/%
				检验							
				检查							
				护理							
				手术							
				治疗							
				麻醉							
				麻醉药品							
				药品							
				高值耗材							
				低值耗材							
合计											

表6-14　临床路径六径统计表

病组名称	病种名称	三段论九分法	DRG支付价/元	病组实际均费/元	平均住院天数（日径）	临床路径	分类明细	听证会前			听证会后			费用前后对比差额/元	前后对比比率/%	听证会后住院天数（日径）
								费用/元	有效收入/元	有效收入占比/%	费用/元	有效收入/元	有效收入占比/%			
						药径	药品									
							中草药									
						耗径	高值耗材									
							低值耗材									
						护径	护理									
						技径	检验									
							检查									
						麻径	麻醉									
							麻醉药品									
							手术									
							治疗									
合计																

（3）对每个科室调研访谈的时间为1小时，调研前需要准备的材料如下。

①科室运营分析报告，包括科室人员结构及亚专业分析、科室医疗收入分析、门诊与住院相关医疗数据分析、科室病种结构分析、科室学科战略规划。

②科室用于临床路径听证会的表单。打印好临床路径的表单、标杆值汇总分析表，所有参会人员每人一份。

第四步：召开病种临床路径听证会。

（1）第一场听证会需要医院一把手和相关院领导参加，其他场次建议相关院领导参加。

（2）分内科场和外科场进行，根据二八原理，明确核心的差异点，药品费用、高值耗材、低值耗材、检验费用和检查费用为重点，求同存异，总体平衡。

（3）听证会内容全程视频录制，对于未及时讨论的问题，可以会后再看视频回放进行分析。

（4）要进行行政部门及临床多科室MDT讨论，特殊病种临床路径需要全院综合评估。

（5）完成临床路径听证会后进行该病种有效收入的对比分析，基于最佳临床实践实现病种最优有效收入比。

第五步：总结、反馈、落地、推广。

（1）会后及时总结，DRG/DIP项目组（或医务处）将讨论结果反馈给相关临床科室。

（2）形成本院专属的DRG/DIP病种临床路径。

（3）与当地学会沟通，由医保局牵头，形成当地的病种临床路径，为下一步价值医疗付费做好准备。

（4）运用确定好的院内版病种临床路径标准表单，作为病种成本测算的基线，结合每一条医嘱数据，完成病种成本的测算。

（5）本实战训练无须专业软件的支持，就能让医院管理者掌握DRG/DIP大数据分析方法，运用数据驱动医院精细化管理，助力医院高质量发展。运用实际案例教学，资深顾问采用"手把手"的方法，帮助大家洞悉底层逻辑，给出完整表格，形成一个流程，固化一套系统。

参考文献

[1] 左华. 像院长一样思考：DRG下非临床服务的实战技能十八式[M]. 北京: 化学工业出版社, 2020.

[2] 邓小虹. 北京DRGs系统的研究与应用[M]. 北京: 北京大学医学出版社, 2015.

[3] 周民伟, 赖永洪, 袁勇. 医院按病种与病组分值付费基础理论与应用[M]. 广州: 中山大学出版社, 2019.

[4] 袁向东, 陈维维, 欧凡. 按病种付费下医院管理策略[M]. 广州: 暨南大学出版社, 2019.

[5] 戴小喆, 等. 医院DRG/DIP成本管理：方法、场景及案例[M]. 北京: 中国财政经济出版社, 2021.

[6] 王冬, 黄德海. 非营利性医院的企业式经营：向长庚医院学管理[M]. 北京: 化学工业出版社, 2013.

[7] 杨长青, 王克霞. 再造医管——专科经营实战技能全解析[M]. 北京: 化学工业出版社, 2018.

[8] 蒋欣, 余秀君. 医联体建设引领下的县级医院精细化运营管理[M]. 成都: 四川大学出版社, 2020.

[9] 钱庆文. 经营好医院[M]. 北京: 光明日报出版社, 2018.

[10] 钱庆文. 医院财务管理[M]. 北京: 中译出版社, 2021.

[11] 傅天明. 医院永续经营[M]. 北京: 中译出版社, 2018.

[12] （德）迈克尔·格莱林, 迈克尔·欧赛格斯著；沈文正译. 开启流程管理: 医院流程路径与临床成本管理[M]. 北京: 光明日报出版社, 2015.

[13] 薄世宁. 薄世宁医学通识讲义[M]. 北京: 中信出版社, 2019.

后　记

我和吴军老师——关于三段论九分法临床路径的缘起与未来

在DRG下病组开包DIP病种三段论九分法临床路径的辅导过程中，有一个问题始终很难解决：在临床路径表单中，大量的可选择项目如何处理，尤其是检验检查项目，很多是可选择项目。过去在开临床路径听证会时，我们遇到可选择项目，就问临床主任，从现有的患者使用情况看，根据二八原则，是80%的患者在使用，还是20%？如果是80%就保留，20%就不保留，这样有点武断且不严谨，如果是40%，或者50%，怎么办呢？直到2023年3月16日我们在山东省临沂市临沭县与吴军老师讨论这个问题时，得到了很好的解决，就是在做临床路径时，需要建立诊疗项目系数化。

吴军老师详细阐述了他们从2020年开始做的《张家港市医疗保险"清单式"按病种付费病种目录和结算标准（2020版）》，实施143个病组249个病种642个疾病1913个医保支付结算标准。

大家知道，2009年开始实施国家卫健委医政版的临床路径，医政版临床路径里有个情况是检验检查项目中有可选择项目。如急性阑尾炎临床路径（县医院版）里规定的检验检查项目，根据患者病情可选择检查项目为：血淀粉酶、尿淀粉酶、胸透或胸部X光片、腹部立位X光片、腹部超声检查、妇科检查等，必需的检查项目为：血常规、尿常规+镜检，电解质、血糖、凝血功能、肝功能、肾功能、感染性疾病筛查（乙肝、丙肝、艾滋病、梅毒等）。

再如胆囊结石合并急性胆囊炎临床路径（2019版）中涉及检验检查的内容，根据患者病情可选择检查项目为：血气分析、肺功能测定、超声心动图、MRCP、腹部CT等，必需的检查项目为：血常规、肝肾功能、电解质。

对于根据患者病情可选择的检查项目，有的要做，有的不要做，其界限是什么？血气分析、肺功能测定、超声心动图、MRCP、腹部CT等如何选择？患者应用的比例如何确定？比如说急性阑尾炎，要不要去查肿瘤指标；是有的人需要查，有的人不需要查？没有明确。如何解决上述问题，诊疗项目系数化是非常好的方法。

过去是按项目后付制，对于可选择检验检查项目，我们通常是尽量选择做，一是考虑现在的医患关系，尤其是一些防御性检验检查项目，从2010年7月1日起实施的《侵权责任法》举证责任倒置引发医务人员反射性保护，导致检验检查类及服务类项目的运用加倍提升；二是考虑医院的有效收入，从药耗零加成以来，检验检查成为医院重要的收入来源。

如何测定诊疗项目的系数，吴军老师也毫无保留地介绍了他们在2020年年初成立张家港市医保局"清单式"按病种付费工作专班时做的具体工作。

诊疗项目系数测定的总体原则如下：

一是结合国家卫健委医政版临床路径，以及医疗事故及医疗损害鉴定中诊疗不足的评定要求，将规定必须使用的项目（包括检查、诊疗、药物、耗材等），其费用按项目实施概率100%测算，诊疗项目系数为1。

二是将国家卫健委医政版临床路径中规定可选的项目，结合属地医疗机构的诊疗习惯，利用大数法则得出可选项目的实施概率，其费用按项目实施概率30%～90%测算，诊疗项目系数为0.3～0.9。

三是参考本院过去一年来临床实际对诊疗过程中因个体差异导致的变异率、并发症等，可能增加的项目，其费用按项目实施概率10%～30%测算，诊疗项目系数为0.1～0.3。

四是考虑部分患者住院治疗前高血压、糖尿病等基础疾病发生率以及疾病需要出院后维持一段时间的药物治疗，给予100～200元出院带药作为补充。

根据吴军老师的建议，结合实施临床路径听证会辅导的经验，我们在诊疗项目系数化测定中的具体使用方法如下：

首先根据某一家医院一年的大数据测算，针对选定做临床路径的病种，对某一诊疗项目通过大数据分析测算该诊疗项目使用的比例，所有病例全部使用的项目，诊疗项目系数为1，所有病例一半在使用的项目，诊疗项目系数为0.5。然后在病种临床路径听证会的时候，结合个体差异导致的并发症、合并症等本院临床实际，运用德尔菲法广泛征求所有相关临床科室主任的意见，科学测算疾病临床路径中诊疗项目的实施系数。

所谓德尔菲法，又称专家意见法，是采用背对背的通信方式征询专家小组成员的预测意见，经过几次反复征询和反馈，专家小组成员的意见逐步趋于集中，最后获得具有很高准确率的集体判断结果。德尔菲法采用匿名发表意见的方式，即专家之间不得互相讨论，不发生横向联系，只能与调查人员发生联系。它是一种应对复杂任务难题的管理技术，适用于在专家一致性意见基础上，在风险识别阶段进行定性分析。

德尔菲法的优点：①由于观点是匿名的，因此更有可能表达出那些不受欢迎的看法；②所有观点有相同的权重，避免重要人物占主导地位的问题；③专家不必聚集在某个地方，实施比较方便；④这种方法具有广泛的代表性。德尔菲法的缺点：过程比较复杂，花费时间较长。

通过以上方法，我们做出DRG下病组HC35，开包DIP病种腹腔镜下胆囊切除术+胆囊结石伴慢性胆囊炎急性发作三段论，临床路径表单中的诊疗项目系数见下表。

腹腔镜下胆囊切除术+胆囊结石伴慢性胆囊炎急性发作表单中的诊疗项目系数

诊疗项目系数	项目名称	物价名称
常规1	超敏C反应蛋白	超敏C反应蛋白测定（速率散射比浊法）
	降钙素原检测	降钙素原检测
	全胸片	数字化摄影（DR）
		热敏胶片
一级医院0，二级医院0.3	肿瘤标记物	糖类抗原测定（化学发光法、荧光免疫法）
血糖异常检查0.3	血糖异常检查	糖化血红蛋白测定（色谱法）
		血清胰岛素测定（化学发光法、荧光免疫法）
		血清C肽测定（化学发光法、荧光免疫法）
月经史不详0.1	血清人绒毛膜促性腺激素测定	血清人绒毛膜促性腺激素测定
心电图异常+年龄>70岁+上腹痛，一级医院0，二级医院0.6	心超	心脏彩色多普勒超声
		左心功能测定
		室壁运动分析
		计算机图文报告
心血管病史检查，一级医院0，二级医院0.3	心肌酶谱4项	血清天门冬氨酸氨基转移酶测定（干化学法）
		血清肌酸激酶测定（干化学法）
		血清肌酸激酶-MB同工酶活性测定（干化学法）
		乳酸脱氢酶测定（干化学法）
心血管病史检查，一级医院0，二级医院0.05	B型钠尿肽前体测定（PRO-BNP）	B型钠尿肽前体PRO-BNP测定
常规1+复查0.3	静脉采血	静脉注射

诊疗项目系数化也暗合了三级医院查房制度：项目系数为1的表单由住院医师查房时明确，项目系数为0.3～0.9的表单由主治医师查房时明确，项目系数为0.1～0.3的表单由科室主任、主任医师、副主任医师查房时明确。还要强调，某个诊疗项目系数为0.3，即该项目的实施概率为30%，并不是要求30%的比例必须做这个项目，而是说如果实施这个项目的病例数超过了30%，则该病组在DRG下亏损的可能性很大。

诊疗项目系数化的同时，做好项目收费规范化和结算标准动态化。

在制定结算标准的过程中，医保局、医疗机构、第三方监管等多部门共同参与，梳理诊疗项目，研究价格，整理组合，明确了合理的诊疗和规范的收费。通过DRG下病组三段论临床路径和结算标准制定以及网络信息化查询监管，对医疗机构的收费行为进行全方位规范和监督。DRG下病组开包DIP病种三段论临床路径：通过项目收费规范化，实现病组成本管控，针对医疗中"该不该做"、医价中"该不该收"、医保中"该不该报"进行了统一，从源头上规范临床诊疗行为和价格收费，实现医院从被动控费到主动控费，减少医疗资源浪费，确保医保基金合理支出和最佳使用效能，实现医药价格监管由事后向事前和事中前移。

DRG下病组临床路径需要结合DRG/DIP支付价进行每年调整，同时根据相关价格调整政策，实时对临床路径清单项目价格进行调整，还要结合临床实际及新项目、新技术应用等情况，对按病种付费清单中所含的诊疗项目进行优化。

我与吴军老师相识于我的第一本书《像院长一样思考：DRG下非临床服务实战技能十八式》，各位读者现在看到的第二本书《DRG/DIP下三段论九分法临床路径全解析》正是缘起于吴老师在2020年年初开始撰写的《张家港市医疗保险"清单式"按病种付费病种目录和结算标准（2020版）》，在写成本书到出版的两年内，我与吴军老师多次交流，我们"亦师亦友"，有很多的共同理念和思考。

中医医院可以做DRG下病组开包DIP病种三段论临床路径吗？DRG期望标准化，中医更强调个性化，标准化与个性化可以统一吗？

答案是肯定的。在本书即将付梓之际，2023年4月10—11日我们完成了江苏省昆山市中西医结合医院首次临床路径听证会，该医院需要参加国家二级公立中医医院绩效考核：如何在临床路径表单中兼顾中医类指标考核，如何在"能中不西，先中后西"下兼顾成本控制和DRG的盈亏。感谢医院方东书记和医保办钱承娟主任的支持与协助，两天时间完成了DRG开包DIP后的10个病种临床路径表单。举一个典型病种案例：中医适宜技术的应用及相应的诊疗项目系数，以飨读者。

IU2A 颈腰背疾患，伴严重或一般并发症或合并症，主要诊断为：神经根型颈椎病

项目	收费项目名称	单价/元	计数	小计/元	诊疗项目系数
中医适宜技术	普通针刺	32.00	6	192.00	1.00
	红外线治疗	5.00	6	30.00	1.00
	低频脉冲电治疗	16.00	6	96.00	0.50
	拔罐治疗	21.00	6	126.00	1.00
	中药熏药治疗	52.00	6	312.00	1.00
	中频脉冲电治疗	48.00	6	288.00	1.00
	雷火灸	66.00	6	396.00	0.80
	手指点穴	21.00	4	84.00	1.00
	颈椎病推拿治疗	55.00	2	110.00	1.00
	整脊治疗	98.00	1	98.00	1.00
	牵引治疗	25.00	6	150.00	1.00

最后我要说：在过去两年具体的实践辅导过程中，基于循证医学，与临床达成共识并成功实施DRG/DIP临床路径远非易事。为了确保临床路径管理成功实施，需要医院管理层的坚持和决心，需要临床科室和相关部门共同参与。

在开发临床路径的过程中，以临床实践为导向的临床技术和相应的历史数据经验，对临床路径实施标准化是必不可少的。工作流程：筛选做临床路径的病种（病种目录院端化），组建对应专科的路径团队，而后通过分析对应的DRG/DIP历史数据，结合循证临床指南、临床专家多轮临床路径听证会讨论以达成共识，提供标准诊断/治疗模板来支持制定和实施临床路径。

我们辅导的很多医院在成功实施临床路径后，实现了临床流程的持续改进：减少重复工作，缩短等待和治疗时间，有效利用资源，提高医疗质量，提高患者和医务人员的满意度。尤其是引入DRG下病组开包DIP病种三段论临床路径后，通过提供明确的信息让患者参与治疗过程，从而提高患者的满意度。从患者及其需求的角度出发，从患者入院到诊断、麻醉、手术、护理到出院，整个临床路径"六径"的实施，确实促使各个治疗阶段都能系统地发挥效率和效能。同时，临床路径突破了临床科室、行政部门之间的孤岛思维，转向由医生、护士、医疗技术专家和外部专家团队组成的共同一致、精心协调的跨学科合作。

DRG/DIP下三段论临床路径的实施是医院精细化管理的抓手，它极大地实现了医学和卫生经济学的融合管理，显著改善了临床科室和行政职能科室之间的协作。精细化的数据和报告加强了跨部门的沟通和合作，促进了多学科诊疗模式发展，管理人员和临床人员都意识到了未来的挑战，认识到医院更应该追求"成本效能"，通过精细化管理实现医院的高质量和可持续性发展。

2023年6月6号于武汉

附录 DRG/DIP下精细化运营管理和临床路径实施与优化实战训练营项目实施十问十答

一问：为什么要分为六个组？

1. 从训练营的时间安排来考虑（训练营为期3天）

一是第三天下午的汇报，左华老师需要讲1小时，六个组长汇报，每人15分钟，加上点评互动10分钟，每组需要25分钟，六组用2.5小时，合计3.5小时。

二是对科室的调研访谈，对每个科室辅导1小时，六个科室计6小时，需要1天时间来完成。

三是院领导访谈及数据沟通半天，定制化培训半天，对科室调研访谈一天，院领导及行政职能科室汇报半天，训练营汇报半天，合计3天时间。

2. 从科室数量来考虑

以点带面，分为六组，除了组长科室，其他临床科室都需要做汇报的幻灯片，第三天的训练营只选取六位主任来汇报，其他未汇报的临床科室可以由医院再组织内部的分享汇报。

二问：为什么会场要摆成鱼骨式？

中间六个组，摆成鱼骨式；周围摆一圈，坐行政职能科室人员。代表意义：临床科主任最重要，是全院的核心，行政职能科室人员围一圈，服务好临床，面对讲台的是临床科主任的六个组，左、右各三组，后面一排坐院领导。

每组安排五个临床科室，坐科主任和DRG/DIP专员，有利于组长带领组员一起讨论。

三问：为什么要在训练营开场时第一时间单独和医院一把手访谈一个半小时？

了解医院战略规划和目前存在的主要问题，明确本次训练营想要达到的目标。

DRG/DIP实战训练营关注的不仅仅是DRG/DIP，汇报的五个核心内容涉及医院的方方面面，如如何提高优势病组的占比，其实是学科建设的问题，需要和院领导沟通医院学科规划；如成本控制和提高有效收入的问题，其实是医院运营管理的问题。

以DRG/DIP作为切入点和着力点，是重要的抓手，可以助力公立医院高质量发展，推动国考排名上升，落实医院精细化管理，通过与院领导的访谈，明确在训练营过程中如何与上述目标结合。

四问：为什么对临床科室调研辅导时需要相关职能部门参加？

哪些行政职能科室必须参加对临床科室的调研辅导？有医务、医保、病案、药剂（临床药学）、设备耗材、护理、绩效、财务、运营等科室，调研时充分互动，形成管理MDT。

必须参加的三个原因：一是可以现场对临床科主任提出的问题及时给出指导和建议，这样可以更好地帮助和激励科主任做好训练营汇报的幻灯片；二是对临床科主任提出的无法现场回答的问题，相关科室可以在调研结束后整理相关数据，行政职能科室也可以做好相应的准备，在第三天训练营的现场给出具体的回答；三是结合临床科主任提出的问题，有时可反馈出院内管理流程或机制的问题，后续可以立项去讨论或者解决。

调研辅导的过程也是一次现场的模拟演练，提前参与沟通，可以确保实战训练营的效果。

五问：为什么要求临床科主任自己做病组分类？

1. 为什么不由医务部、医保办等行政科室给出一个标准，进行病组分类？

很难做到全院统一一个标准，全院一个标准会导致内科优势病组很少，甚至没有；即使内、外科各有一个标准，也会出现部分科室，如内分泌科、风湿科、血液科等没有优势病组。笔者认为每一个临床科室都应该有优势病组，优势应该是相对的，而不是绝对的。当然，我们给出了病组评分的十项标准，首先由科室主任主导先分，然后用标准进行综合评判，这样最合理。

2. 为什么临床科主任只分优势病组、竞争病组、基层病组三类？

曾经考虑分为战略病组、优势病组、竞争病组、基层病组四类，在实际的操作过程中，战略病组和优势病组在临床科主任层面很难区分，所以就分为三类。同时基层病组比较好分，这样只要分好优势病组，剩下的就是竞争病组。

战略病组由医院层面来进行分类，医务处结合医院新技术新项目申报。明确哪些病组的缺少确实是学科建设的问题，从而确定科室的战略病组，报院领导审定，高看一级进行填报。战略和优势是相对的：某些技术填补了院内空白，也是战略病组，要结合医院战略定位来思考确定。

基层病组重点参考当地DRG支付政策给出的同等费率病组（同城同病同价），同等费率病组全部可以分入基层病组，当然也可以结合医院和科室的发展定位，另外选择部分权重低的病组分入基层病组，基层病组包括同等费率病组，但不局限于同等费率病组。

3. 是否担心科主任把过多的病组分为优势病组？

管理大师彼得德鲁克说过管理的本质是激发善意，我们相信科主任一定可以分好，他们更了解具体每一个病组的难易程度，倒逼科主任结合"十四五"期间学科规划来思考未来的学科定位。常常在实践中发现，科主任通常不会多分优势病组，反而有可能少分，科主任们都太谦虚了。我们最后会全院总体平衡，根据每一个病组的评分标准，重新给科主任建议。

4. 由临床科主任自己给科室病组分类的获益。

可以解决科室主任常常提到的特殊病例的亏损问题。我们知道病例特征越多，解决亏损问题的概率越低，通常这些特殊病例会被临床科主任分入优势病组，采用优势病组的绩效考核方案。另外，对于转科的病例，如果严格执行转科的考核，这些病例理论上也会大部分分入优势病组。

优势病组、竞争病组、基层病组的分类也会作为绩效方案调整的基础，让科室主任自己做好病组分类，也更有利于绩效考核方案的落地执行。

科室主任自己做病组分类，可以有效避免低标入院，因为这些低标病例如果入院，肯定会进入竞争病组和基层病组，从绩效考核角度，这两类病组亏了是要被处罚的。同时，可以有效避免推诿复杂、成本难以控制的高风险患者，这些病例会进入优势病组，这样能避免因为DRG的到来，影响学科发展；同时从绩效考核角度，即使亏损也会由医院承担。

六问：为什么要求组长做竞争和基层病组成本控制分析时给出典型案例分析？

规避做幻灯片时仅仅讲理论的问题，从理论的角度来说，每一个科室都差不多。

通过选择竞争病组里面的典型案例，倒逼主任学会DRG病组开包DIP病种，知道哪些主要诊断和手术操作入到对应的组，同时学会分析MCC和CC，明确其他诊断，这样在汇报的时候每一个科室都可以有差异化。

要求主任把典型病例的所有费用成本罗列出来，做成本饼图，对应具体药品、耗材、检查检验的明细进行分析，有问题的点立刻进行现场MDT讨论互动。

七问：为什么提高有效收入需要分为医生版和护士版？

既要控制病组成本，又要提高有效收入，最好两个目标同时达成，如果需要平衡，往往更倾向于提高有效收入。

从临床医生角度如何提高有效收入：关注技术提升，关注更多操作和治疗的项目。

从护理的角度如何提高有效收入：关注物价收费的问题、中医护理的问题、专科护理的问题。

八问：为什么一定要临床科主任亲自做幻灯片？

"听过很多道理，依然过不好这一生"，这句话出自韩寒电影《后会无期》，电影中的原句是"从小听了很多大道理，可依旧过不好我的生活"。同样，"听过了很多线上或线下DRG/DIP培训，依然拿不出自家医院或者科室的针对性方案"。王阳明说：知行合一，在"知道"与"得到"之间，还有一个绕不开的词——做到，DRG/DIP实战训练营正是陪着大家一起做到！如何检验临床科主任是否掌握了DRG/DIP，并且做了认真思考，让科主任做一下汇报的幻灯片是最好的检验方法，实战训练营就是让临床科主任从学中做，在做中学。

很多的科主任通常安排DRG/DIP专管员来做幻灯片，汇报的时候效果会大打折扣。自己做幻灯片的过程也是独立思考的过程，可以有很多具亮点的思路。

自己做幻灯片倒逼科主任看很多数据，自己做数据分析，比如优势、竞争、基层病组的分类，需要科主任结合科室实际情况做充分的思考和比较；比如本科室从CMI和有效收入两个维度的定位，我们故意没有特别给出是和谁比，是全院比较，还是所在地级市的比较，还是全省的比较，还是全国的比较，其实也是检验科主任是如何定位自己的科室。

九问：为什么要在第三天上午单独安排向院领导和行政职能科室汇报内容？

考虑到对六个科室的调研访谈，不是所有院领导和行政职能科室负责人都能够全程参与，需要集中时间汇报一下科室调研访谈的总体情况及六个临床科室可能提出的问题，让各位领导提前了解，提前思考和准备。

对于像绩效、人员等比较敏感且不方便全院讨论的话题，提前请大家讨论，同时给出顾问团队的意见。

对于临床科主任提到的个性化的问题，可以小范围讨论。

通过DRG实战训练营发现医院运营管理中更多深层次问题，为后续给医院长期深入辅导做好准备。

十问：为什么需要医院提供相关核心数据，并且明确专门的对接人？

我们需要对于访谈的六个临床科室做非常详细的病组结构分析，选择部分DRG病组做开包DIP分析。

对于细分析发现的问题，需要打开病组成本结构做详细分析，也需要医院配合给出具体的药品使用清单和耗材使用清单。

临床科室核心指标改善分析。引导临床科主任学会通过看数据，找出差距，对标自己科室提升改善的空间，引导科主任关注学科定位、关注国考指标推进、关注提升有效收入。

病组结构的情况。通过统计病组结构占比，看到医院整体情况，也让科主任关注CMI值，对标院外的标杆，重塑自己科室学科建设。

由于前期不仅需要医保局反馈模拟数据，还需要与院内HIS系统里面的数据进行相应的匹配；对接人需要经过院方的授权，为本次活动做所有的协调事宜，如对前期的临床科室分组、选取组长，协调团队为本次训练营所需要用到的表格资料进行完善；对接人在院外与团队对接所有事宜，在院内需要请相应的行政职能科室辅助完成相应的表格，需要及时请示和汇报上级领导。